主 编 唐华平 郭凯敏 戚 明 冯俊飞

呼吸内科
疾病诊治

HUXI NEIKE
JIBING ZHENZHI

科学技术文献出版社
SCIENTIFIC AND TECHNICAL DOCUMENTATION PRESS
·北 京·

图书在版编目（CIP）数据

呼吸内科疾病诊治 / 唐华平等主编. — 北京：科学技术文献出版社，2018.5
ISBN 978-7-5189-4474-3

Ⅰ. ①呼… Ⅱ. ①唐… Ⅲ. ①呼吸系统疾病—诊疗 Ⅳ. ①R56

中国版本图书馆CIP数据核字(2018)第104414号

呼吸内科疾病诊治

策划编辑：曹沧晔　　责任编辑：曹沧晔　　责任校对：赵　瑷　　责任出版：张志平

出 版 者　科学技术文献出版社
地　　址　北京市复兴路15号　邮编　100038
编 务 部　(010) 58882938，58882087（传真）
发 行 部　(010) 58882868，58882874（传真）
邮 购 部　(010) 58882873
官方网址　www.stdp.com.cn
发 行 者　科学技术文献出版社发行　全国各地新华书店经销
印 刷 者　济南大地图文快印有限公司
版　　次　2018年5月第1版　2018年5月第1次印刷
开　　本　880×1230　1/16
字　　数　345千
印　　张　11
书　　号　ISBN 978-7-5189-4474-3
定　　价　148.00元

前　言

　　随着医学科学的快速发展和我国医疗卫生服务重点的转移，呼吸治疗专业已经更加成熟，呼吸科医师所需要的知识也更加系统和规范。本书是各位编者在参阅国内外相关研究进展的基础上，结合自身丰富的临床经验编写的，系统地介绍了呼吸系统常见疾病的常规诊疗临床思维。

　　本书首先介绍了呼吸系统疾病检查及诊断的基础理论，然后详细讲述了呼吸系统常见疾病的病因、病理、临床表现及诊疗方法，该书博众才之长，反映了现代呼吸系统疾病的诊治的新观点，希望能满足各级医院诊疗之需，对临床呼吸专业医师及其他相关专业医务人员，在进一步提高呼吸系统疾病的诊治水平上有所帮助。本书是由全国各地具有丰富临床经验的有关专家、教授和高年资医师共同编写而成，作者们在繁忙的临床、教学、科研工作中，以严谨的治学态度，为本书的编写倾注了大量的心血和精力，在此，一并致以衷心的感谢。

　　在本书编写过程中，我们虽力求做到写作方式和文笔风格一致，但由于编者较多，加之篇幅和时间有限，因此难免有一些疏漏和缺点错误，恳请广大读者予以批评指正。

编　者
2018 年 4 月

目　录

第一章

呼吸系统病史采集和体格检查

第一节　呼吸系统疾病的病史采集

一、概述

病史是指疾病的发生、发展及健康状况有关的病史，可为诊断或进一步检查提供线索。临床医生必须在深入了解病史的基础上，详细查体并结合必要的实验室检查和其他检查所见，综合分析后方能做出正确的临床诊断。有些疾病通过患者所提供的典型病史即可做出初步诊断。病史采集临床上主要是通过问诊来实现的，呼吸系统的病史采集与其他系统的疾病问诊有其共同的特点和规律，我们要注意问诊的内容和技巧。

问诊应直接询问对自己病情最清楚、体会最深刻的患者。当病情危重、意识不清、小儿、精神失常、聋哑等情况不能亲自叙述时，则由最了解其病情者代述。病史采集不仅限于查体以前进行，在体格检查中、检查后及诊治过程中都应根据需要加以补充询问或深入追问，以充实病史内容。问诊完毕后，将患者所述按时间先后、症状主次加以整理，对患者所提出的病名、治疗用药的记录，应冠以引号。

询问病史时首先要有高度的同情心和责任感，言语通俗，避免医学术语。恶性疾病对患者应保密，但必须对其家属或领导说明病情与预后。应专心听患者叙述，对患者的俗语、方言要细心领会其含义，但记录时须应用医学术语。对有精神病或性病史可婉转、间接询问与该病有关的症状，使患者容易接受，以得到真实的材料。对危重患者需紧急处理时，应简单询问主要症状及经过，结合必要的体格检查，首先给予急救处理，待病情稳定后再作详细问诊，注意保守患者的隐私。

问诊一般以主诉症状为重点，由简易问题开始，然后深入进行有目的、顺序、层次询问，把主诉问深问透，再对与鉴别诊断相关的阳性或阴性症状询问。问诊内容包括一般项目、主诉、现病史、既往史、个人史、家族史。

一般项目包括姓名、性别、年龄、婚否、籍贯、民族、部别（工作单位）、职业（详细的职业及工种）、现住址、就诊或入院日期、病史记录日期、病史叙述者等。若病史陈述者非本人，则应注明其与患者的关系。这些项目在疾病的诊断和治疗上有一定的意义，如性别可以帮助诊断结缔组织病所致的肺间质纤维化，该病女性较男性好发；许多疾病与年龄有一定的关系，如肺结核病多见于青年，癌多见于中年以上者；籍贯、民族可以帮助了解生活习惯，作为诊断某些疾病的参考，如长江流域的血吸病等；职业中某些工种应写清楚从事工作的年限，可供诊断参考，如矿井工作与矽肺等可能有关。

主诉是患者就诊的主要原因，是感觉最明显、最痛苦的症状，包括一个或数个主要症状及持续时间。主诉记载应简练、扼要，用 1～2 句话，反映疾病的突出问题或概貌，同时注明主诉自发生到就诊的时间。如病程长、病情复杂、主要症状不突出时，医生可根据其病史中主要的症状或就诊的主要原因加以整理记录。主诉必须包括症状、部位、时间。

现病史是病史中最重要的部分，应包括从所患疾病的开始至本次就诊时整个阶段的发生、发展、演变的全过程。起病情况包括起病时间、发病时的环境、急缓、诱因或原因；症状的部位、性质、持续时间和程度等；症状出现、减轻或加重与时间的关系；症状与所发生部位的生理功能关系；病情发展与演变；起病后主要症状的变化是持续性还是发作性，是进行性加重还是逐渐好转，并注意描述缓解或加重的因素；伴随症状应详细询问各种伴随症状出现的时间、特征及其演变情况，并了解伴随症状与主要症状之间的关系。此外，某些疾病应该有而实际并未出现的一些重要症状，也应询问清楚，并加以记录。如考虑为大叶性肺炎患者，未出现铁锈色痰，病历中也应记录为无铁锈色痰，以资鉴别诊断。诊治经过应问清楚此次发病后曾在何时、何处诊治；曾做过哪些检查、结果如何；曾用过什么药，剂量、疗效如何。除对呼吸系统疾病的症状及时间要全面了解外，应对呼吸系统以外的症状进行了解，可能与呼吸系统疾病密切相关。如肺癌的骨转移可能叙述有腰腿痛等局部转移处骨痛；肺动脉血栓栓塞症多并存有下肢不对称的肿痛；肺间质纤维化可能有结缔组织病的表现。此外，对每个患者都应询问病后的饮食、大小便、睡眠、精神、体力状态及体重增减等一般情况。

既往史即指患者此次就诊前的健康与疾病情况，有助于正确全面诊断，重点应放在与现在疾病有密切关系的问题上。儿童时期的哮喘可经过无病症的青春期到成年后再发。

个人生活史、旅居史、职业史与某些疾病、传染病或地方病可能有关，如长江流域的血吸病等；吸烟嗜好的程度、每日用量及持续时间可能影响慢性阻塞性肺疾病或肺癌的发病和进程；饲养鸽子等易引起肺间质纤维化；矿井工作与矽肺、接触石棉与间皮瘤等可能有关。应了解接触时间、工作环境、工作防护等情况。

家族史应询问患者的父母、兄弟、姐妹及子女的健康状况，患病病况及死亡原因。对变态反应性疾病、结核病等，应询问家属中有无相似患者。家属成员的遗传性疾病对后代有影响，必要时追问家谱情况，如囊性纤维化和纤毛不动综合征有明显的家族遗传征象。此外，家族成员密切接触可出现多数成员患病，近年的 SARS 等重大呼吸道传染病可累及家庭内多数成员。

二、主要症状病史采集

针对呼吸系统常见的症状，病史采集应当注意相关的重点以达到诊断和鉴别诊断的目的。

（一）咳嗽与咳痰

咳嗽是一种反射性防御动作，当呼吸道黏膜受到异物刺激或由于炎症及其他原因引起的分泌物增多时，即可导致咳嗽，将分泌物排出体外。如为频繁的刺激性咳嗽而致影响休息与睡眠，则失去保护性的意义，成为病理状态。痰是喉以下的呼吸道内生理或病理性分泌物，借助咳嗽将其排出称为咳痰。在病史采集时，应注意咳嗽的性质、时间和节律、音色及其伴发症状。

1. 发病缓急与持续时间　咳嗽按发病急缓和持续时间分为急性咳嗽时间 <3 周、亚急性咳嗽 3~8 周、慢性咳嗽≥8 周。

急性咳嗽常见的病因有上呼吸道感染（包括急性支气管炎），多伴有流涕、鼻黏膜红肿、喉咙痛、精神萎靡；肺炎可由病毒、细菌、真菌、误吸所致，多伴有发热、咳痰、呼吸困难、胸膜炎性胸痛等症状；COPD 急性加重在既往有 COPD 病史的基础上，多伴有呼吸困难、呼吸费力等症状；异物吸入多是在既往没有上呼吸道感染或全身症状的幼儿急性起病；肺栓塞时多伴有胸膜炎胸痛、呼吸困难、心动过速；心力衰竭时多伴有呼吸困难和心脏病的其他表现。

慢性咳嗽在慢性支气管炎（吸烟患者）中最常见，患者既往有 COPD 或吸烟史，1 个月几乎每日咳痰或连续 2 年每年有 3 个月咳痰，多伴有频繁清理喉咙、呼吸困难；咳嗽变应性哮喘可由多种诱因（如过敏源、冷空气、运动）引起的咳嗽，夜间发作为重，可能发生哮鸣和呼吸困难；上气道感染综合征是呼吸道感染缓解后气道高反应性，在急性呼吸道感染后持续数周或数月的干咳。也有鼻后滴漏者多伴有头痛、咽喉痛；胃食管反流多伴有胸部烧灼感或腹痛，在进食、活动或体位改变时加重，反酸尤其在清醒的时候可出现声音嘶哑；血管紧张素转化酶抑制剂所致的咳嗽是在血管紧张素转化酶抑制剂治疗后出现数日或数月干咳；百日咳表现为反复在呼气相出现 >5 次的连续快速的用力咳嗽，紧接着快而深的吸气相或者止咳后的呕吐；恶性肿瘤常伴有不典型症状，如体重下降、发热、咯血等；结核或真菌感染伴有不典型症状，如体重下降、发热、咯血、夜间盗汗，常有结核分枝杆菌或真菌的暴露史，部分患者有免疫抑制状况。

2. 咳嗽性质　分为干咳或湿咳。

（1）干咳：多无痰或痰量极少，干咳或刺激性咳嗽常见于急性或慢性咽喉炎、喉癌、急性支气管炎初期、气管受压、支气管异物、支气管肿瘤、胸膜疾病、原发性肺动脉高压以及二尖瓣狭窄等。

（2）湿咳：伴有咳痰，痰的性质可分为黏液性、浆液性、脓性和血性等。黏液性痰多见于急性支气管炎、支气管哮喘及大叶性肺炎的初期，也可见于慢性支气管炎、肺结核等；浆液性痰见于肺水肿；脓性痰见于化脓性细菌性下呼吸道感染；血性痰是由于呼吸道黏膜受侵害、损害毛细血管或血液渗入肺泡所致。恶臭痰提示有厌氧菌感染；铁锈色痰为典型肺炎球菌肺炎的特征；黄绿色痰提示铜绿假单胞菌感染；痰白黏稠且牵拉成丝难以咳出，提示有真菌感染；大量稀薄浆液性痰中含粉皮样物，提示棘球蚴病（包虫病）；肺阿米巴病痰呈咖啡色；粉红色泡沫痰是肺水肿的特征。日咳数百至上千毫升浆液泡沫痰还需考虑肺泡癌的可能。

3. 咳嗽的时间和体位特征　晨起时咳嗽多见于慢性支气管炎、肺脓肿、肺结核、支气管扩张等；夜间咳嗽多以肺瘀血、咳嗽变异型哮喘为主。肺瘀血所致咳嗽在患者坐起后可明显缓解。白天或直立位咳嗽以胃食管反流为主。进食诱发的咳嗽为吞咽机制紊乱、食管憩室炎或食管支气管瘘。

4. 咳嗽的音色　指咳嗽声音的特点。咳嗽声音嘶哑，多为声带的炎症或肿瘤压迫喉返神经所致；鸡鸣样咳嗽，表现为连续阵发性剧咳伴有高调吸气回声，多见于百日咳及会厌、喉部疾患或气管受压；金属音咳嗽，常见于因纵隔肿瘤、主动脉瘤或支气管癌直接压迫气管所致的咳嗽；咳嗽声音低微或无力，见于严重肺气肿、声带麻痹及极度衰弱者。

5. 咳嗽的伴随症状　伴发热多见于呼吸道感染、肺结核、肺脓肿；伴胸痛多见于肺炎、胸膜炎、支气管肺癌、肺栓塞和自发性气胸等；伴呼吸困难多见于喉水肿、喉肿瘤、支气管哮喘、慢性阻塞性肺疾病、重症肺炎、肺结核、大量胸腔积液、气胸、肺瘀血、肺水肿及气管或支气管异物；伴咯血常见于支气管扩张、肺结核、肺脓肿、支气管肺癌、二尖瓣狭窄、支气管结石、肺含铁血黄素沉着症等；伴大量脓痰常见于支气管扩张、肺脓肿、肺囊肿合并感染和支气管胸膜瘘；伴有哮鸣音多见于支气管哮喘、慢性喘息性支气管炎、心源性哮喘、弥散性泛细支气管炎、气管与支气管异物等。当支气管肺癌引起气管与支气管不完全阻塞时可出现呈局限性分布的吸气性哮鸣音；伴有杵状指（趾）常见于支气管扩张、慢性肺脓肿、支气管肺癌和脓胸等。

（二）咯血

喉部以下的呼吸道出血，经口腔咯出称为咯血，咯血大多数是由于呼吸系统疾病和心血管系统疾病引起。在病史采集时，应注意咯血的鉴别、咯血量、发病年龄、咯血性状及其伴发症状。

咯血首先需与口腔、鼻腔出血和上消化道的呕血相鉴别。咯血前多有喉部痒感、胸闷、咳嗽等，咯血颜色鲜红，血中混合痰、泡沫，咯血后常有血痰数日。呕血的前驱症状多为上腹部不适、恶心、呕吐等，呕血可为喷射状，颜色呈暗红色、棕色，出血量多时可为鲜红色，血中混合食物残渣、胃液，若咽下血液量较多时可有柏油样便，呕血停止后仍可持续数日，但无痰。鼻咽部出血多自前鼻孔流出，若鼻腔后部出血，患者在咽部有异物感。

咯血量每日＜100mL为小量，100～500mL为中等量，＞500mL或一次咯血100～500mL为大量。大量咯血主要见于空洞性肺结核、支气管扩张和慢性肺脓肿。支气管肺癌少有大咯血，主要表现为痰中带血，呈持续或间断性。慢性支气管炎和支原体肺炎也可出现痰中带血或血性痰，但常伴有剧烈咳嗽。

发病年龄及咯血性状对分析咯血病因有重要意义。①如青壮年大咯血多考虑肺结核、支气管扩张、二尖瓣狭窄等；中年以上有长期吸烟史（纸烟每日20支，20年）者间断或持续痰中带血则须高度警惕支气管肺癌的可能；中老年有慢性潜在疾病，出现咳砖红色胶冻样血痰时多考虑克雷白杆菌肺炎等；儿童慢性咳嗽伴少量咯血与低色素贫血，须注意特发性含铁血黄素沉着症的可能。②因肺结核、支气管扩张、肺脓肿和出血性疾病所致咯血，其颜色为鲜红色；铁锈色血痰可见于典型的肺炎球菌肺炎，也可见于肺吸虫病和肺泡出血；砖红色胶冻样痰见于典型的肺炎克雷白杆菌肺炎；二尖瓣狭窄所致咯血多为暗红色；左心衰竭所致咯血为浆液性粉红色泡沫痰；肺栓塞引起咯血为黏稠暗红色血痰。

咯血的伴随症状：咯血伴发热多见于肺结核、肺炎、肺脓肿、流行性出血热、肺出血型钩端螺旋体病、支气管肺癌等。肺结核患者可有低热、乏力、盗汗和消瘦等结核中毒症状；肺炎可有咳嗽、咳痰、呼吸困难和胸膜炎胸痛；肺脓肿可有亚急性发热、咳嗽、夜间盗汗、厌食、体重下降等；恶性肿瘤（支气管肺癌、卡波西肉瘤）可有夜间盗汗、体重下降、重度吸烟史、卡波西肉瘤高危因素（如艾滋病）。咯血伴胸痛多见于肺炎球菌肺炎、肺结核、肺栓塞（梗死）、支气管肺癌等。肺栓塞者常见突然发作尖锐胸痛、呼吸急促和心动过速。咯血伴呛咳多见于支气管肺癌、支原体肺炎等。咯血伴脓痰多见于支气管扩张、肺脓肿、空洞性肺结核继发细菌感染等；其中干性支气管扩张仅表现为反复咯血而无脓痰。咯血伴皮肤、黏膜出血可见于血液病、风湿病及肺出血型钩端螺旋体病和流行性出血热等。咯血伴杵状指多见于支气管扩张、肺脓肿、支气管肺癌等。咯血伴黄疸须注意钩端螺旋体病、肺炎球菌肺炎、肺栓塞等。

咯血其他少见病因还有支气管结石病者、既往有肉芽肿疾病者出现钙化淋巴结；肺出血—肾炎综合征者有疲劳、体重下降、经常血尿、有时伴水肿；韦格纳肉芽肿病者有经常慢性鼻流血和鼻腔溃疡，经常关节痛和皮肤病变（结节、紫癜）、牙龈增厚和牙龈炎、马鞍鼻和鼻中隔穿孔，有时肾功能不全；狼疮性肺炎者有系统性红斑狼疮病史、发热、咳嗽、呼吸困难和胸膜炎胸痛；动静脉畸形者有皮肤、黏膜毛细血管扩张或外周发绀；肺内子宫内膜异位症者在月经期反复咯血；动静脉畸形者可有皮肤、黏膜毛细血管扩张或外周发绀；主动脉瘤漏出至肺实质则有背痛。

（三）呼吸困难

呼吸困难是指患者主观感到空气不足、呼吸费力，客观表现呼吸运动用力，严重时可出现张口呼吸、鼻翼翕动、端坐呼吸，甚至发绀、呼吸辅助肌参与呼吸运动，并且可有呼吸频率、深度、节律的改变。呼吸困难可分为器质性呼吸困难和心因性呼吸困难。心因性呼吸困难主要与紧张和焦虑有关，患者常常出现不自主的、反复进行的深长呼吸，患者呼吸困难发作时常伴有头晕眼花、手足麻木、心悸甚至昏厥等，可能是过度通气引起的呼吸性碱中毒，与自主呼吸调节丧失稳定性有关。器质性呼吸困难表现为深快呼吸，通气量增加或由于通气功能下降造成通气量减低。在病史采集时，应注意呼吸困难发生的诱因及呼吸困难发生的快与慢，呼吸困难与活动、体位的关系，呼吸困难的伴随症状。

呼吸困难发病的年龄、性别可协助诊断。儿童出现的呼吸困难要考虑气道异物、支气管哮喘、先天性心脏病；老年人考虑慢性阻塞性肺疾病、心力衰竭、肿瘤等；孕妇产后考虑羊水栓塞。

呼吸困难发生的诱因指引起呼吸困难的基础病因和直接诱因，如心、肺、肾病，代谢性疾病病史，有无药物、毒物摄入史，有无头痛、意识障碍、颅脑外伤史，有无失血、休克和血液病等。①心脏疾病基础者引起的为心源性呼吸困难，主要是由于左心和（或）右心衰竭引起，尤其是左心衰竭时呼吸困难更为严重。左心衰竭引起的呼吸困难特点为：有引起左心衰竭的基础病因，如风湿性心脏病、高血压性心脏病、冠状动脉硬化性心脏病等；呈混合性呼吸困难，活动时呼吸困难出现或加重，休息时减轻或消失，卧位时明显，坐位或立位时减轻，故而当患者病情较重时，往往被迫采取半坐位或端坐体位呼吸；两肺底部或全肺出现湿性啰音；应用强心剂、利尿剂和血管扩张剂改善左心功能后呼吸困难症状随之好转。急性左心衰竭时，常可出现夜间阵发性呼吸困难，表现为夜间睡眠中突感胸闷气急，被迫坐起，惊恐不安。轻者数分钟至数十分钟后症状逐渐减轻、消失；重者可见端坐呼吸、面色发绀、大汗、有哮鸣音，咳浆液性粉红色泡沫痰，两肺底有较多湿性啰音，心率加快，可有奔马律。此种呼吸困难称心源性哮喘。右心衰竭严重时也可引起呼吸困难，主要见于慢性肺源性心脏病、某些先天性心脏病或由左心衰竭发展而来。另外，也可见于各种原因所致的急性或慢性心包积液。②肺脏疾病基础者引起的为肺源性呼吸困难，分为吸气性呼吸困难、呼气性呼吸困难和混合性呼吸困难。吸气性呼吸困难主要表现为吸气显著费力，严重者吸气时可见"三凹征"，表现为胸骨上窝、锁骨上窝和肋间隙明显凹陷，此时亦可伴有干咳及高调吸气性喉鸣。常见于喉部、气管、大支气管的狭窄与阻塞。呼气性呼吸困难主要表现为呼气费力、呼气缓慢、呼吸时间明显延长，常伴有呼气期哮鸣音。常见于慢性支气管炎（喘息型）、慢性阻塞性肺气肿、支气管哮喘、弥漫性泛细支气管炎等。混合性呼吸困难主要表现为吸气期及呼气期均感呼吸费力、呼吸频率增快、深度变浅，可伴有呼吸音异常或病理性呼吸音。常见于重症肺炎、重症肺结核、大面积肺栓塞（梗死）、弥散性肺间质疾病、大量胸腔积液、气胸、广泛性胸膜增厚等。③肾病、代谢性疾病，如尿毒症、糖尿病酮症等导致的代谢性酸中毒可引起呼吸困难，出现深长而规则的呼吸，可伴有鼾音，称为酸中毒大呼吸（Kussmaul 呼吸）。④药物、毒物摄入可引起呼吸困难。某些药物如吗啡类、巴比妥类等中枢抑制药物和有机磷杀虫药中毒时，可抑制呼吸中枢引起呼吸困难，表现为呼吸缓慢、变浅伴有呼吸节律异常的改变如 Cheyne - Stokes 呼吸（潮式呼吸）或 Biots 呼吸（间停呼吸）。化学毒物中毒可导致机体缺氧引起呼吸困难，常见于一氧化碳中毒、亚硝酸盐和苯胺类中毒、氢化物中毒。⑤神经系统疾病可引起神经性呼吸困难，表现为呼吸变为慢而深，并常伴有呼吸节律的改变，如双吸气（抽泣样呼吸）、呼吸遏制（吸气突然停止）等，临床上常见于重症颅脑疾患，如脑出血、脑炎、脑膜炎、脑脓肿、脑外伤及脑肿瘤等。⑥失血、休克和血液病可引起血源性呼吸困难，表现为呼吸浅快，常见于大出血或休克、重度贫血、高铁血红蛋白血症、硫化血红蛋白血症。

呼吸困难按其发作快慢分为急性、慢性和反复发作性。急性气急伴胸痛常提示肺炎、气胸、肺栓塞、异物、哮喘、左心衰竭、中毒、癔症。慢性进行性气急见于慢性阻塞性肺疾病、弥散性肺间质纤维化疾病。支气管哮喘发作时，出现呼气性呼吸困难，且伴哮鸣音，缓解时可消失，下次发作时又复出现。

呼吸困难与活动、体位、昼夜的关系：呼吸困难在活动时出现或加重，休息时减轻或消失，卧位明显、坐位或立位时减轻，出现夜间阵发性呼吸困难，多为左心衰竭引起的呼吸困难。

呼吸困难的伴随症状表现为：发作性呼吸困难伴有哮鸣音见于支气管哮喘、心源性哮喘；骤然发作的严重呼吸困难见于急性喉水肿、气管异物、大块肺栓塞、自发性气胸等。伴发热见于肺炎、肺脓肿、胸膜炎、急性心包炎、咽喉壁脓肿等。伴有一侧胸痛见于大叶性肺炎、急性渗出性胸膜炎、肺栓塞、自发性气胸、急性心肌梗死、支气管肺癌等。伴咳嗽、咳脓痰见于慢性支气管炎、阻塞性肺气肿合并感染、化脓性肺炎、肺脓肿、支气管扩张症并发感染等；伴大量泡沫痰见于有机磷杀虫药中毒；伴粉红色泡沫样痰见于急性左心衰竭；伴有意识障碍，考虑肺性脑病、中毒性疾病、糖尿病酮症酸中毒、脑出血、脑膜炎、尿毒症等。

（四）胸痛

1. 胸痛原因　胸痛是临床上常见症状，主要由胸部疾病所致，少数由其他疾病引起，其临床意义可大可小，有时起源于局部轻微损害。如由于内脏疾病所致，则往往有重要意义。肺脏是没有感觉神经的，所以肺组织本身的疾病是无痛的，除非累及体层胸膜。在病史采集时，应注意一般资料包括发病年龄、发病急缓、诱因、加重与缓解的方式；胸痛的特点包括胸痛部位、性质、程度、持续时间及其有无放射痛；胸痛的伴随症状。

2. 胸痛的发病年龄　青壮年胸痛多考虑结核性胸膜炎、自发性气胸、心肌炎、心肌病、风湿性心瓣膜病，对年龄 >40 岁者则须注意心绞痛、心肌梗死和支气管肺癌。

3. 胸痛的诱因、加重与缓解的因素　剧烈咳嗽或强力劳动后胸痛可能为肌肉损伤；咳嗽、负重或屏气后出现胸痛伴有呼吸困难考虑气胸；心绞痛、心肌梗死在劳累或情绪激动后出现胸骨后或心前区疼痛，休息后或含服硝酸甘油或硝酸异山梨酯后于 1~2 分钟内缓解，而对心肌梗死所致疼痛则服上药无效；长期卧床、瓣膜病史或下肢静脉血栓患者出现胸痛伴呼吸困难考虑肺栓塞；外伤后考虑肋骨骨折及局部软组织损伤；吞咽异物或腐蚀剂后要考虑急性食管炎，食管疾病多在进食时发作或加剧，服用抗酸剂和促动力药物可减轻或消失；胸膜炎及心包炎的胸痛可因咳嗽或用力呼吸而加剧，胸膜炎在屏气时减轻；心脏神经官能症的胸痛因运动而减轻。

4. 胸痛部位　大部分疾病引起的胸痛常有一定部位特点。胸膜炎引起的疼痛多在胸侧部；肺尖部肺癌引起的疼痛多以肩部、腋下为主，向上肢内侧放射；心绞痛及心肌梗死的疼痛多在胸骨后方和心前区或剑突下，可向左肩和左臂内侧放射，甚至达环指与小指，也可放射于左颈或面颊部；夹层动脉瘤引起的疼痛多位于胸背部，向下放射至下腹、腰部与两侧腹股沟和下肢；食管及纵隔病变引起的胸痛多在胸骨后；肝胆疾病及膈下脓肿引起的胸痛多在右下胸，侵犯膈肌中心部时疼痛放射至右肩部；肋软骨炎引起的胸痛，常在第一、二肋软骨处见单个或多个隆起，局部有压痛、但无红肿表现；带状疱疹所致的胸痛，可见成簇的水泡沿一侧肋间神经分布伴剧痛，且疱疹不超过体表中线；胸壁疾病所致的胸痛常固定在病变部位，且局部有压痛，若为胸壁皮肤的炎症性病变，局部可有红、肿、热、痛表现。

5. 胸痛性质　带状疱疹呈刀割样或灼热样剧痛；食管炎多呈烧灼痛；肋间神经痛为阵发性灼痛或刺痛；心绞痛呈绞榨样痛并有重压窒息感，心肌梗死则疼痛更为剧烈并有恐惧、濒死感；气胸在发病初期有撕裂样疼痛；胸膜炎常呈隐痛、钝痛和刺痛；夹层动脉瘤常呈突然发生胸背部撕裂样剧痛或锥痛；肺梗死亦可突然发生胸部剧痛或绞痛，常伴呼吸困难与发绀。

6. 胸痛程度和时间　胸痛的程度可呈剧烈、轻微和隐痛。持续时间上，平滑肌痉挛或血管狭窄缺血所致的疼痛为阵发性，炎症、肿瘤、栓塞或梗死所致疼痛呈持续性。

7. 胸痛的伴随症状　胸痛伴有咳嗽、咳痰和（或）发热常见于气管、支气管和肺部疾病；胸痛伴呼吸困难常提示病变累及范围较大，如大叶性肺炎、自发性气胸、渗出性胸膜炎和肺栓塞等；胸痛伴咯血主要见于肺栓塞、支气管肺癌；胸痛伴苍白、大汗、血压下降或休克者多见于心肌梗死、夹层动脉瘤、主动脉窦瘤破裂和大块肺栓塞；胸痛伴吞咽困难多提示食管疾病，如反流性食管炎等。

（五）发绀

1. 发绀定义　发绀是指血液中还原血红蛋白增多使皮肤和黏膜呈青紫色改变的一种表现。这种改变常发生在皮肤较薄、色素较少和毛细血管较丰富的部位，如口唇、指（趾）、甲床等。严重时皮肤呈紫色。病史采集中应注意发绀的发病年龄与性别、发绀部位及特点、发绀的诱因及病程、发绀的伴随症状等。

2. 发绀发病年龄与性别　自出生或幼年即出现发绀者，常为发绀型先天性心血管病，多有心脏病的相关表现；先天性高铁血红蛋白血症，自幼即有发绀，而无心肺疾病及引起异常血红蛋白的其他原因，有家族史，身体一般状况较好。

3. 发绀部位及特点　如下所述。

（1）中心性发绀：表现为全身性，除四肢及颜面外，也累及躯干和黏膜的皮肤，但受累部位的皮肤是温暖的。肺性发绀常见于各种严重的呼吸系统疾病，如喉、气管、支气管的阻塞，肺炎，阻塞性肺气肿，弥散性肺间质纤维化，肺瘀血，肺水肿，急性呼吸窘迫综合征，肺栓塞，原发性肺动脉高压等。心性混合性发绀常见于发绀型先天性心脏病，如法洛（Fallot）四联症、Eisenmenger 综合征等。

（2）周围性发绀：常出现于肢体的末端与下垂部位，皮肤冷，按摩或给予加温可使皮肤转暖，发绀消退。瘀血性周围性发绀常见于引起体循环瘀血、周围血流缓慢的疾病，如右心衰竭、渗出性心包炎、心包压塞、缩窄性心包炎、血栓性静脉炎、上腔静脉阻塞综合征、下肢静脉曲张等；缺血性周围性发绀常见于引起心排出量减少的疾病和局部血流障碍性疾病，如严重休克、暴露于寒冷中和血栓闭塞性脉管炎、雷诺（Raynaud）病、肢端发绀症、冷球蛋白血症等。

（3）混合性发绀：是中心性发绀与周围性发绀同时存在，可见于心力衰竭等。

4. 发绀的诱因　须询问有无摄入相关药物、化学物品、变质蔬菜以及在有便秘情况下服用含硫化物病史。苯胺、硝基苯、伯氨喹、亚硝酸盐、磺胺类等中毒引起高铁血红蛋白血症，发绀特点是发绀出现急剧，抽出的静脉血呈深棕色，虽给予氧疗但发绀不能改善，只有给予静脉注射亚甲蓝或大量维生素C，发绀方可消退，用分光镜检查可证实血中高铁血红蛋白存在。由于大量进食含亚硝酸盐的变质蔬菜而引起的中毒性高铁血红蛋白血症也可出现发绀，称肠源性青紫症。便秘或服用某些含硫药物或化学品后，肠内形成大量硫化氢导致硫化血红蛋白血症，发绀持续时间长，可达数月以上，血液呈蓝褐色，分光镜检查可证明有硫化血红蛋白的存在。

5. 发绀的伴随症状　发绀伴呼吸困难常见于重症心肺疾病及急性呼吸道梗阻、大量气胸等；发绀伴杵状指（趾）提示病程较长，主要见于发绀型先天性心脏病及某些慢性肺部疾病；发绀伴意识障碍及衰竭主要见于某些药物或化学物质中毒、休克、急性肺部感染或急性心力衰竭等。

（唐华平）

第二节　呼吸系统疾病查体

呼吸系统查体是呼吸系统疾病诊断的基本功。相当一部分典型的肺部疾病通过问诊和查体就可以得出初步临床诊断，如老年男性，长期吸烟，口唇发绀，桶状胸，双肺呼吸音低，或急性发作时有呼气相干性啰音，可初步诊断为慢性支气管炎或慢性阻塞性肺疾病。查体的准确运用可引导医生选择最恰当的深入检查，避免大包围，缩短就诊至确诊时间。查体与问诊不同，查体具有客观性，用实证取代臆断，用事实取代印象，好的查体是临床诊断的重要依据，一些呼吸系统的查体如肺部的叩诊，肺部的听诊，容易被重复，是目前仪器检查不能取代的。另外简单易行的查体可以帮助医生随访病情变化。

本节呼吸系统查体包括两大部分，一是胸部体表标志：对体表标志的牢固掌握可以帮助医生进行准确的描述和记录，同时也可帮助医师进行有创操作时的定位，如胸腔穿刺、经皮肺穿刺、经纤支镜放置支架等。二是胸膜和肺的查体，是本节的重点，也是呼吸科医师在临床上最常使用的技能。

一、胸部的体表标志和胸壁

（一）骨骼标志

1. 胸骨角　又称路易角（Louis角），为胸骨柄和胸骨体的连接处。它代表：①气管分叉处。②主动脉弓和第4胸椎的水平。③与第2肋软骨相接。是计算肋骨的重要标志。

2. 剑突　位于胸骨体下端，呈三角形，其底部与胸骨体相连。

3. 第7颈椎棘突　位于颈根部的第7颈椎棘突最为突出，其下为第1胸椎，常以此作为计数胸椎的标志。

4. 肩胛下角　为双肩下垂时通过肩胛下角的垂直线。平第7肋间，为计数后肋骨的标志。

（二）自然窝陷

1. 胸骨上窝　即胸骨上方的凹陷处，正常情况下气管位于其正后方，且胸骨上窝富含淋巴结，收集前胸上部的淋巴液。

2. 锁骨上窝　锁骨上方的凹陷处，相当于两肺上叶肺尖的上部，锁骨上窝同样富含淋巴结，收集前胸壁以及乳房的淋巴液。

3. 锁骨下窝　锁骨下方的凹陷处，相当于两肺上叶肺尖的下部，下界为第3肋下缘。

4. 腋窝　上肢内侧与胸壁所形成的凹陷部位。

（三）解剖区域

1. 肩胛上区　为背部肩胛冈以上的区域，其外上界为斜方肌的上缘。相当于上叶肺尖下部。

2. 肩胛下区　背部两肩胛下角连线与第12胸椎水平之间的区域。

3. 肩胛间区　两肩胛骨内侧区域。

（四）垂直线标志

1. 前正中线　即胸骨中线，为通过胸骨的正中线。

2. 锁骨中线　为锁骨肩峰端和胸骨端两者中点所做的与前正中线平行的直线。

3. 腋前线　通过腋窝前皱襞沿前侧胸壁所做的一条垂直线。

4. 腋后线　通过腋窝后皱襞沿后侧胸壁所做的一条垂直线。

5. 腋中线　通过腋前线腋后线连线中点所做的一条垂直线，即由腋窝顶部向下所做的一条垂直线。

6. 肩胛下角线　双臂下垂时，通过肩胛下角部位的垂直线。

7. 后正中线　为通过脊柱棘突的垂直线，它与前正中线相对应。

（五）胸廓与胸壁

1. 正常胸廓　正常胸廓两侧大致对称，呈椭圆形。成年人胸廓左右径较前后径长，比例一般

1.5 : 1。小儿或老年人的胸廓左右径与前后径几乎相等或略长，故呈圆柱形。

2. 异常胸廓 如下所述。

（1）扁平胸（flat chest）：胸廓前后径明显小于左右径，可见于瘦长体形，也可见于慢性消耗性疾病，如肺结核。

（2）桶状胸（barrel chest）：胸廓的前后径增宽，有时甚至超过左右径，呈圆桶状。见于婴儿、老年人、矮胖体形，也可见于肺气肿、COPD 者。

（3）漏斗胸（funnel chest）：胸前壁正中凹陷，形如漏斗，称漏斗胸。多为先天性。

（4）鸡胸（pigeon chest）：胸壁的前后径略长于左右径，侧壁向内凹陷，胸骨向前突出，形如鸡的胸廓。多为佝偻病所致。

3. 胸壁 检查胸壁时，除了一般状态所应注意的如营养、皮肤、脂肪、淋巴结和骨骼发育等情况外，应着重检查以下内容。

静脉：正常的胸壁无明显可见静脉，当上下腔静脉血流受阻时，侧支循环建立和开放。胸壁静脉就会充盈或曲张。当上腔静脉阻塞时，静脉血流方向自上而下，下腔静脉阻塞时，血流方向自下而上。

皮下气肿：胸部皮下组织有气体积存时称为皮下气肿。多由于肺、气管、胸膜受损后，气体自病变部位逸出积存皮下所致，偶见于产气杆菌感染。触诊时，用手按压皮下气肿部位，可有握雪感或捻发感。听诊时，用听诊器按压皮下气肿的部位，可听到似捻动头发的声音，称为皮下气肿捻发音。

胸壁压痛：多见于肋间神经炎，肋软骨炎及肋骨骨折，白血病。需与气胸时的胸部刺痛相鉴别，气胸时，当患者作深吸气时，可有定位不清的胸壁针刺样疼痛，呼气时减轻，严重时可伴有呼吸困难。

二、肺和胸膜检查

肺和胸膜检查是呼吸系统查体的重点，第一步需掌握正常体格检查的步骤和意义，然后通过对患者的检测，发现异常体征，并掌握体征的临床意义。呼吸系统查体一般包括视诊、触诊、叩诊、听诊 4 个部分。

（一）呼吸系统的视诊

1. 呼吸运动 ①男性与儿童为腹式呼吸，女性为胸式呼吸。②运动异常包括：胸式呼吸减弱而腹式呼吸增强，如肋骨骨折、胸膜炎、胸腔积液等。

腹式呼吸减弱而胸式呼吸增强，如腹膜炎腹水、腹腔巨大肿瘤等使膈向下运动受限疾病。呼吸运动减弱或消失，如肺气肿、气胸等。呼吸运动增强，如酸中毒的深大呼吸等。

2. 呼吸频率 正常情况下，成年人呼吸频率为每分钟 16 ~ 20 次，呼吸/脉搏 = 1 : 4；新生儿一般为每分钟 30 ~ 50 次。节律规整。①呼吸频率减慢：每分钟 < 12 次，称为呼吸过缓，见于麻醉剂过量。②呼吸频率加快：每分钟 > 24 次，称为呼吸过速，见于剧烈运动，发热、甲亢及气胸等。

3. 呼吸节律 如下所述。

（1）潮式呼吸（tidal breathing）：呼吸运动的特点为呼吸运动呈波浪状增大或减小，并与呼吸暂停交替出现，即由浅慢→深快→浅慢→停。通常由于呼吸中枢兴奋性降低，常见于中枢系统疾病，如脑炎、脑膜炎、糖尿病酸中毒和巴比妥中毒等。

（2）间停呼吸（Biots breathing）：特点为呼吸与呼吸暂停交替出现，比较有规则，呼吸每次深度相等。机制一般为呼吸中枢兴奋性降低。常见病因为脑膜炎、颅内高压、中毒、尿毒症、临终前等。

（3）叹气样呼吸（sighing breathing）：正常呼吸节律中插入一次深大呼吸。常见于神经衰弱、精神紧张或抑制等，多为功能性（图 1 - 1）。

（二）呼吸系统的触诊

1. 语音震颤（触觉语颤） ①定义：被检查者发出声音时所产生的声波振动，沿着气管、支气管及肺泡传到胸壁，可用手掌触知，称为语音震颤（触觉语颤）。②检查方法：医师将两手掌或手掌尺侧缘平贴在患者胸壁的对称部位，令被检查者用同样的强度重复发"一、二、三"音或拉长音发"一"

音，注意对比两侧语颤是否相同。语音震颤异常的病理生理意义及代表疾病见表1-1。

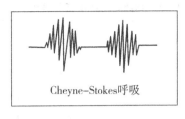

Cheyne-Stokes呼吸

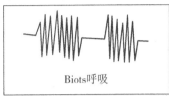

Biots呼吸

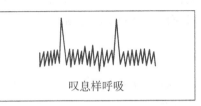

叹息样呼吸

图1-1 常见的3种呼吸节律

表1-1 语颤变化的病理生理意义及代表疾病

语颤变化	病理改变	疾病举例
语颤↑	肺实变	大叶性肺炎
	肺内浅在大空洞	肺结核、肺脓肿
语颤↓	肺不张	肺不张
	胸腔积液	胸腔积液
	肺气肿	COPD、哮喘
	胸膜增厚	结核性胸膜炎
	胸壁增厚	胸壁水肿、脂肪过多

2. 胸膜摩擦感 正常胸膜脏层和壁层之间润滑，呼吸运动时不产生摩擦感，当由于各种原因引起胸膜炎症时，胸膜表面粗糙，呼吸时两层胸膜相互摩擦，可触及摩擦感。可见于胸膜炎，原发性或继发性胸膜肿瘤，肺部疾病累及胸膜如肺炎、肺脓肿等。

（三）呼吸系统的叩诊

1. 正常的胸部叩诊音 正常的胸部叩诊音为清音，各部位略有不同，前胸上部较下部稍浊，右上肺叩诊较左上肺稍浊，背部较前胸稍浊。右侧心缘旁稍浊，左腋前线下方因靠近胃泡叩诊呈鼓音，右下肺受肝脏影响叩诊稍浊（表1-2）。

表1-2 胸部叩诊音类型及部位

类型	部位	解剖部位
清音	正常肺部	肺部
浊音	肺与实质脏器重叠部分	胸壁肌肉厚实部位；右侧第5~6肋间隙以下为肝浊音区；左侧前胸部第3~4肋间隙因近心脏叩诊音稍浊
鼓音	胃泡区	左侧第5~6肋间隙以下为胃泡鼓音区

2. 异常的胸部叩诊音　异常的叩诊音取决于病变性质、范围大小、部位深浅（表1-3）。

表1-3　胸部异常叩诊音及其代表疾病

类型	机制	疾病
异常浊音或实音	肺含气组织减少	肺炎、肺结核、肺脓肿
	胸膜病变	胸腔积液、胸膜肿瘤、胸膜肥厚
	胸壁组织局限性肿胀	胸壁水肿、肿瘤等
过清音	肺弹性减弱，含气量增多	肺气肿、COPD
鼓音	肺含气量明显增加	肺大疱、肺空洞
浊鼓音	肺泡壁松弛，肺泡含气量减少	肺不张、肺炎充血期、肺水肿等

（四）呼吸系统的听诊

听诊是呼吸系统查体最为重要的部分。一般要求患者做均匀而深长的呼吸，必要时行深呼吸，屏气或咳嗽。听诊顺序为肺尖开始，自上而下，由前胸到侧胸，最后检查背部，需要双侧对称部位进行对比。

1. 正常呼吸音　如下所述。

（1）支气管呼吸音：由口鼻吸入或呼出的空气在声门、气管或主支气管形成湍流而产生的声音。特点为声音似将舌抬高张口呼气时发出的"哈"音。呼气音调高、音响强、持续时间长。听诊部位正常人在喉部，胸骨上窝，背部S6、S7及T1、T2附近。

（2）肺泡呼吸音：为呼吸气流在细支气管和肺泡内进出所致。吸气时气体经过支气管进入肺泡，冲击肺泡壁，使肺泡由松弛变为紧张，呼气时变为松弛，肺弹性变化和气流产生的振动形成的。声音似上齿咬下唇向内吸气时发出的"呋"音。吸气时音响较强，音调较高，时相较长；呼气时音调较低，音响较弱，时相较短。听诊部位分布于除支气管呼吸音及支气管肺泡呼吸音分布区域以外的大部分肺组织。

（3）支气管肺泡呼吸音：为支气管呼吸音和肺泡呼吸音混合音，又称为混合呼吸音。吸气音似肺泡呼吸音的吸气音但音略强调略高，呼气音似支气管呼吸音的呼气音但音略弱调略低。吸气时间与呼气时间大致相等。听诊部位分布于胸骨角附近，背部肩胛间区T3、T4水平及肺尖部。

2. 异常呼吸音　异常呼吸音包括上述3种呼吸音出现增强、减弱，或出现于非常规部位，见表1-4。

表1-4　异常呼吸音产生机制及代表疾病

类型	机制	疾病
异常肺泡呼吸音		
肺泡呼吸音减弱	呼吸音传导减弱或呼吸动力不足	气胸、胸腔积液、呼吸肌疲劳、COPD
肺泡呼吸音增强	呼吸运动增强导致流量、流速增加	发热、酸中毒、运动后
粗糙呼吸音	支气管黏膜轻度水肿，使气流进出不畅	支气管炎或肺炎早期
异常支气管呼吸音	应该听到肺泡呼吸音处闻及气管呼吸音，一般为实变的肺、空洞传导所致	大叶性肺炎、肺脓肿、肺空洞
异常支气管肺泡呼吸音	病变肺组织与正常组织间杂存在	肺炎初期、胸腔积液上方肺膨胀不全区域

3. 啰音　为呼吸音以外的附加音，正常人一般无啰音，按照其性质不同，分为如下。

湿性啰音：为吸气时气体通过呼吸道内的稀薄分泌物时形成的水泡破裂而产生的声音。由于小支气管壁因分泌物黏着而陷闭，当吸气时突然张开重新充气所产生的爆裂音。湿性啰音的特点为：断续而短暂，一次即连续多个出现；吸气时或吸气终末时较为明显；部位比较固定和局限；大中小水泡音可同时存在；咳嗽或排痰后可减轻或消失。

湿性啰音按照出现的时间和累积支气管口径的大小分为：①捻发音。②细湿性啰音。③中湿性啰音。④粗湿性啰音（图1-2）。

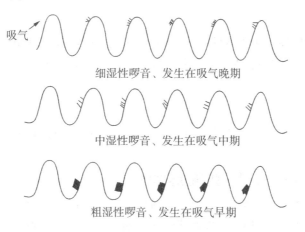

吸气

细湿性啰音、发生在吸气晚期

中湿性啰音、发生在吸气中期

粗湿性啰音、发生在吸气早期

图1-2 湿性啰音示意图

湿性啰音的临床意义：满布双肺——急性肺水肿，严重支气管肺炎；两侧肺底——心力衰竭所致肺淤血、支气管肺炎；局限性——局部病变、结核、支扩，高调提示空洞存在；细小湿性啰音——支气管炎或细支气管炎。

干性啰音：为气管、支气管或细支气管狭窄或部分阻塞，气流通过时，产生湍流或黏稠分泌物振动产生的。干性啰音的特点为：持续时间较长；带乐音的呼吸附加音，音调较高；吸气及呼气均可闻及，尤以呼气时明显；强度、性质、部位不固定，易变性（表1-5）。

表1-5 干性啰音的特征

	哨笛音（Wheeze）	鼾音（Sonoroos）
音调	高	低
性质	乐音性	鼾声
部位	较小的支气管或细支气管	气管或主支气管炎

4. 胸膜摩擦音　与胸膜摩擦感相同，胸膜面由于炎症变得粗糙时，随着呼吸可出现胸膜摩擦音。用听诊器听及。似一手掩耳另一手手指在其手背上摩擦时所听到的声音。其特点：性质粗糙，似两手背或两张皮革互相摩擦的声音；呼吸两相均可听到，深吸气明显，屏气时消失。最常听到的部位是前下侧胸壁。变化快，短期内出现短期内消失；常伴有胸痛。当出现胸膜摩擦音时可考虑如下疾病。①胸膜炎症：如结核性胸膜炎、化脓性胸膜炎。②胸膜的原发或继发肿瘤。③胸膜高度干燥：如严重脱水。④肺部病变累及胸膜：如肺炎、肺梗死。⑤其他：如尿毒症。

三、常见呼吸系统异常体征及临床意义

（一）桶状胸

一般为慢性支气管炎或慢性阻塞性肺疾病的体征。

（二）呼吸辅助肌的参与

COPD进展期，吸气辅助呼吸肌协助膈肌运动，包括斜角肌、胸锁乳突肌、胸大肌和斜方肌；在重症COPD患者，呼气辅助呼吸肌协助肺回缩，包括腹部肌群和肋间肌。

（三）发绀

血中还原血红蛋白 >50g/L 时，组织变蓝（皮肤、口唇、甲床、耳郭），非缺氧可靠临床体征（尤其于贫血、红细胞增多症患者），非氧含量的精确指标；并不仅见于低氧血症；无低氧血症时也可存在：①贫血患者可缺氧但并无发绀；若贫血患者的血红蛋白含量为6g，50%的氧饱度，那么就有3g的游离血红蛋白。②红细胞增多症患者有发绀但可无低氧血症，因为他们有大量的氧合血红蛋白（动脉氧含量正常）。

（四）杵状指

特征为手指无症状性增厚；正常皮肤甲床夹角 <160°，杵状指则 >180°。病因：可能部分由于慢性缺氧、COPD、肺癌、慢性肺脓肿、支气管扩张、发绀性先天性心脏病，以及结节病等慢性组织缺氧性疾病。

（五）周围性水肿

由于血浆从毛细血管漏入组织，常发生于脚及踝部；常见于充血性心力衰竭患者。手指按压下陷 1mm 为 +1，2mm 为 +2，依次类推。

（六）颈静脉怒张（JVD）及胸壁静脉怒张

颈静脉怒张是指当患者平卧位床头抬高 30°～45°时，锁骨以上的颈静脉充盈、显露；常见于右心衰竭患者（肺源性）、体液过多、COPD 及机械通气时通气压力过高。胸壁静脉怒张通常见于上腔静脉阻塞的患者，侧支循环建立，血流自上而下，通过下腔静脉辅助回流。

（七）毛细血管再灌注

用手指按压指床 5 秒左右，放开后 3 秒内甲床颜色恢复为粉红色；如 >3 秒，则表示外周血流量减少（心输出量减少）。

（八）出汗

大量出汗：①卧床休息者大量出汗为异常。②常见于休克、低氧血症、心肌梗死及风湿病患者。

（九）呼吸困难

患者自觉呼吸急促（SOB），见于呼吸做功增加的肺部或肺外疾病；轻微活动或休息时出现呼吸困难者为重度呼吸困难。

1. 端坐呼吸　平躺时出现呼吸困难，坐位或立位减轻，提示充血性心力衰竭伴或不伴阻塞性肺疾病。

2. 斜卧呼吸　站起时呼吸困难，提示右向左分流性心脏病。

3. 夜间阵发性呼吸困难（PND）　睡眠时突然发生的呼吸急促和端坐呼吸，提示充血性心力衰竭。

（唐华平）

第二章

急性气道炎症和上气道阻塞

第一节　急性气管支气管炎

急性气管支气管炎是气管为主并可累及支气管的自限性急性气道炎症（1～3周），主要表现为咳嗽，诊断前提是临床和影像没有肺炎证据。中华医学会呼吸病学分会《咳嗽的诊断与治疗指南》内定义急性气管支气管炎是由于生物性或非生物性因素引起的气管支气管黏膜的急性炎症。2011年欧洲呼吸病学会将其定义为：急性气管支气管炎指没有慢性肺部疾病的患者出现以咳嗽为主的急性症状，可以伴有咳痰或其他临床征象提示是下呼吸道感染，而不能以其他原因来解释（如鼻窦炎和哮喘）。可以认为这是迄今对本病比较准确的界定。

一、病原体与流行病学

本病的病原体主要是病毒、细菌和非典型病原体。对初级保健机构就诊的下呼吸道感染患者的病原学研究显示，细菌（主要是肺炎链球菌）占26%，非典型病原体（主要是肺炎支原体）占24%，病毒（以流感病毒最重要）占19%，其他研究则表明病毒所占比例明显为高，非典型病原体比例要低。非典型病原体感染的发生率可能会受局部地区小流行的影响，1994年瑞典曾有研究报道，急性支气管炎有25%归因于衣原体感染。早年认为百日咳为儿童疾病，但20世纪80年代以来，本病在美国等国家的年长儿童和年轻人中增加，美国旧金山市的一项研究表明咳嗽≥2周的153例成人中有12%证明为百日咳杆菌感染。呼吸道感染的常见病原菌如肺炎链球菌、流感嗜血杆菌、金黄色葡萄球菌和卡他莫拉菌亦常怀疑为本病的致病菌，但除非在新生儿、人工气道或免疫抑制患者，至今没有"细菌性支气管炎"的确切证据。半数以上的患者检测不出病原体。非感染性因素如烟尘和过敏源也在急性气管支气管炎的发病中起重要作用，但确切比例尚不清楚。

社区中具有急性下呼吸道症状的人群颇多，但就医者仅占10%。在西欧近十余年来初级保健机构中急性气管支气管炎的发病率从50人/1 000人·年下降至22人/1 000人·年，可能原因是下呼吸道感染就医减少，以及医生对以咳嗽为主要症状的患者诊断为哮喘或COPD较过去增多。

二、发病机制与病理

病理主要为气管支气管黏膜充血、水肿、分泌物增加；黏膜下层水肿，淋巴细胞和中性粒细胞浸润。一般仅限于气管、总支气管和肺叶支气管黏膜，严重者可蔓延至细支气管和肺泡，引起微血管坏死和出血。损害严重者黏膜纤毛功能降低，纤毛上皮细胞损伤、脱落。炎症消退后，黏膜的结构和功能多能恢复正常。

近年来有人注意到急性支气管炎与气道高反应性之间的关系。在复发性急性支气管炎的患者轻度支气管哮喘发作较正常人群为多。反之，急性支气管炎患者既往亦多有支气管哮喘史或特异质病史，提示支气管痉挛可能是急性支气管炎患者咳嗽迁延不愈的原因之一。

三、临床表现

起病往往先有上呼吸道感染的症状，如鼻塞、流涕、咽痛、声音嘶哑等。在成人，流感病毒、腺病毒和肺炎支原体感染可有发热、乏力、头痛、全身酸痛等全身症状，而鼻病毒、冠状病毒等引起的急性支气管炎常无这些表现。炎症累及支气管黏膜时，则出现咳嗽、咳痰。咳嗽是急性支气管炎的主要表现，开始为刺激性干咳，3~4 天后鼻咽部症状减轻，咳嗽转为持续并成为突出症状，受惊、吸入冷空气、晨起晚睡或体力活动时咳嗽加剧。咳嗽为阵发性或持续性，剧咳时伴恶心、呕吐及胸、腹肌疼痛。咳嗽可持续 2~3 周，吸烟者则更长。半数患者有咳痰，痰呈黏液性，随病程发展可转为脓性痰，偶痰中带血。气管受累时，深呼吸及咳嗽时可有胸骨后疼痛。部分患者可出现支气管痉挛，表现为喘鸣、气急和程度不等的胸部紧缩感，长期随访此类患者可能演变为哮喘。有慢性阻塞性肺疾病及其他损害肺功能的基础疾病者可有发绀和呼吸困难。胸部体检，如黏液分泌物潴留于较大支气管时可闻及粗干性啰音，咳嗽后啰音消失。支气管痉挛时，可闻及哮鸣音。无并发症者不累及肺实质。胸部影像检查无异常或仅有肺纹理加深。

四、诊断与鉴别诊断

诊断并不困难，通常根据症状、体征、X 线表现、血常规检查即可做出临床诊断。但急性气管支气管炎通常是一个临床诊断，对于没有慢性肺部疾病的患者来说，重要的是需要除外肺炎。但对于一个咳嗽 1~3 周而没有发热等其他症状的患者来说，是否需要胸片检查是一个很受争议的问题。这也就是欧洲呼吸病学会坚持用下呼吸道感染（lower respiratory tract infection，LRTI）这个名词的原因，建议只有出现如下一项表现（新出现局限性肺部体征、呼吸困难、气急、脉搏率 > 100 次/分、发热 > 4 天）需要怀疑肺炎的患者先测血清 C 反应蛋白（C - reactive protein，CRP），如果 CRP < 20mg/L 则不考虑肺炎的诊断，如果 CRP > 100mg/L，需要怀疑肺炎而需进一步通过胸片来确认。因此在影像学检查以前，气管支气管炎的诊断是一个临床诊断，用 LRTI 则能避免影像学缺失导致诊断不正确。

对于影像学没有异常的急性咳嗽患者，气管支气管的诊断通常也与上呼吸道感染、流感等诊断重叠在一起而难以区分，特别是当咳嗽正逐渐成为一个诊断名词的时候，急性气管支气管炎和急性咳嗽有时几乎成了一个同义词，如果咳嗽超过 3 周而成为亚急性咳嗽时，是否需要按照慢性咳嗽来诊断还是继续保留急性气管支气管炎的诊断也成了难题。事实上许多亚急性咳嗽甚至慢性咳嗽大多起源于急性的病毒感染，而感染不仅仅局限于上呼吸道，而是自上而下全呼吸道的炎症反应，导致气道的反应性升高。有学者认为对于急性气管支气管炎而言，病程和急性症状的把握可能是诊断的分水岭。

对于有慢性气道疾病如 COPD、哮喘、支气管扩张的患者来说，是否需要诊断急性气管支气管炎更是颇费踌躇的问题，理论上两者可以合并存在，但临床医生更倾向用原有疾病的急性加重，如 COPD 急性加重来诊断出现的情况，但并非每次出现急性气管支气管的炎症都会导致原有疾病的加重而需要改变原来的维持治疗，因此需要临床医生准则确把握两者的区别而避免过度诊断和治疗。

许多影像学有异常的急慢性肺部疾病如肺炎、肺结核、肺脓肿、肺癌、肺间质纤维化，均可出现不同程度的咳嗽，为避免误诊，如果咳嗽超过 3 周，治疗效果不佳，或者出现其他症状不能解释，建议按照慢性咳嗽的流程，先行胸部 X 线检查。对于本身就有慢性肺部疾患的患者，需对照影像学的变化，区分是否是原有疾病的加重。

气管支气管炎的病原一般认为以病毒最为常见，其他肺炎支原体和百日咳杆菌等也有可能，但一般来说均无必要进行病原学检查。特殊情况下结核和曲霉可以引起单纯气管支气管的感染，但通常病程迁延，开始易被误诊，需要通过支气管镜检查来明确。

五、治疗

一般患者无须住院治疗。有慢性心肺基础疾病者，流感病毒引起的支气管炎导致严重通气不足时，需住院接受呼吸支持和氧疗。

对症治疗主要是止咳祛痰，剧烈干咳患者可适当应用镇咳剂。伴支气管痉挛时可用茶碱或 β₂ 受体激动药。以全身不适及发热为主要症状者应卧床休息，注意保暖，多饮水，服用解热药。

急性气管支气管炎是抗生素治疗的滥觞，美国至少 70% 就诊的气管支气管炎接受了抗菌药物治疗，而通常认为其主要的病因是病毒。但由于病因诊断的不确定性，是否应用抗菌药物成为临床难题，建议在老年人、有心肺基础疾病者特别是出现脓痰的患者可以应用大环内酯类、β – 内酰胺类或喹诺酮类口服抗菌药物。

六、预防

冬季注意保暖，避免上呼吸道感染；戒烟。做好环保工作，治理空气污染。改善劳动卫生条件，生产车间要防止有害气体、酸雾和粉尘的外逸。

（唐华平）

第二节　上气道阻塞

上气道指鼻至气管隆突一段的传导性气道，通常以胸腔入口（体表标志为胸骨上切迹）为标志，分为胸腔外上气道和胸腔内上气道两部分。上气道疾病颇多，部分归入鼻咽喉科的诊治范围，也有不少就诊于呼吸内科，或者划界并不明确，如鼾症和睡眠呼吸暂停综合征。上气道疾病最常见和最具特征性的症状是上气道阻塞。本节用症状而不用疾病单独讨论旨在强调：①UAO 有别于下气道（或弥散性气道）阻塞（如 COPD、哮喘），需要注意鉴别，而临床常有将上气道阻塞长期误诊为哮喘者。②UAO 又分为急性和慢性，前者需要紧急处理，不得丝毫延误。③UAO 具有特征性的肺功能流量 – 容积环的变化，临床医师应当善于运用这项检查识别不同类型的 UAO。

一、上气道阻塞的原因

按急性和慢性列于表 2 – 1。

表 2 – 1　上气道阻塞的原因

急性	异物吸入
	水肿：过敏性、血管神经性、烟雾吸入
	感染：扁桃体炎、咽炎、会厌炎、咽后壁脓肿、急性阻塞性喉气管支气管炎（croup）、免疫抑制患者喉念珠菌病
慢性	声带：麻痹、功能障碍
	气管异常：气管支气管软化、复发性多软骨炎、气管支气管扩大、骨质沉着性气管支气管病
	浆细胞病变：气管支气管淀粉样变
	肉芽肿性疾病：结节病（咽、气管/主支气管、纵隔淋巴结压迫）、结核（咽后壁脓肿，喉、气管/主支气管、纵隔淋巴结压迫）
	韦格纳肉芽肿（声门下狭窄、溃疡性气管支气管炎）
	气管狭窄：插管后、气管切开后、创伤、食管失弛缓症
	气管受压/受犯：甲状腺肿、甲状腺癌、食管癌、纵隔肿瘤（淋巴瘤、淋巴结转移性肿瘤）、主动脉瘤
	肿瘤：咽/喉/气管（乳头瘤病）
儿童上气道阻塞的附加原因	
急性	喉炎、免疫抑制儿童的喉部病变、白喉
慢性	唐氏综合征（各种原因的多部位病变或狭窄）、小颌、先天性喉鸣、血管环（双主动脉弓畸形）压迫气管、先天性声门下狭窄、黏多糖病

二、病理生理与肺功能改变

胸外的上气道处于大气压下，胸内部分则在胸内压作用之下。气管内外两侧的压力差为跨壁压。当气管外压大于胸内压，跨壁压为正值，气道则趋于闭合；当跨壁压为负值时，即气管内压大于气管外压，气管通畅（图 2-1）。上气道阻塞主要使患者肺泡通气减少，弥散功能则多属正常。上气道阻塞的位置、程度、性质（固定型或可变型）以及呼气或吸气相压力的变化，引起患者出现不同的病理生理改变，产生吸气气流受限、呼气气流受限，抑或两者均受限。临床上，根据呼吸气流受阻的不同可将上气道阻塞分为三种，即可变型胸外上气道阻塞、可变型胸内上气道阻塞和固定型上气道阻塞。

（一）可变型胸外上气道阻塞

可变型阻塞指梗阻部位气管内腔大小可因气管内外压力改变而变化的上气道阻塞，见于气管软化及声带麻痹等疾病的患者。正常情况下，胸外上气道外周的压力在整个呼吸周期均为大气压，吸气时由于气道内压降低，引起跨壁压增大，其作用方向为由管外向管内，导致胸外上气道倾向于缩小。存在可变型胸外上气道阻塞的患者，当其用力吸气时，由于 Venturi 效应和湍流导致阻塞远端的气道压力显著降低，跨壁压明显增大，引起阻塞部位气道口径进一步缩小，出现吸气气流严重受阻；相反，当其用力呼气时，气管内压力增加，由于跨壁压降低，其阻塞程度可有所减轻。动态流量-容积环表现为吸气流速受限而呈现吸气平台，但呼气流速受限较轻不出现平台，甚或呈现正常图形，50% 肺活量用力呼气流速（$FEF_{50\%}$）与 50% 肺活量用力吸气流速（$FIF_{50\%}$）之比（$FEF_{50\%}/FIF_{50\%}$）>1.0（图 2-2）。

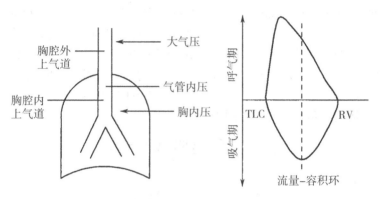

图 2-1 与气道口径有关的压力及正常流量-容积环

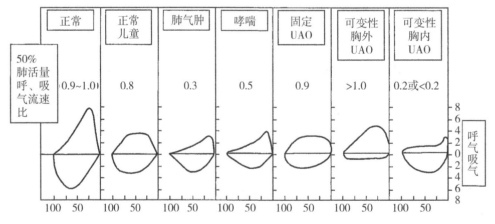

图 2-2 正常人和阻塞性气道疾病患者的流量-容积曲线改变

（二）可变型胸内上气道阻塞

可变型胸内上气道阻塞，见于胸内气道的气管软化及肿瘤患者。由于胸内上气道周围的压力与胸内压接近，管腔外压（胸内压）与管腔内压相比为负压，跨壁压的作用方向由管腔内向管腔外，导致胸内气道倾向于扩张。当患者用力呼气时，Venturi 效应和湍流可使阻塞近端的气道压力降低，亦引起阻塞部位气道口径进一步缩小，导致呼气气流严重受阻。动态流量-容积环描记 $FEF_{50\%}/FIF_{50\%} \leqslant 0.2$（参见图 2-2）。

（三）固定型上气道阻塞

固定型上气道阻塞指上气道阻塞性病变部位僵硬固定，呼吸时跨壁压的改变不能引起梗阻部位的气道口径变化，见于气管狭窄和甲状腺肿瘤患者。这类患者，其吸气和呼气时气流均明显受限且程度相近，动态流量－容积环的吸气流速和呼气流速均呈现平台。多数学者认为，50%肺活量时呼气流速与吸气流速之比（$EFF_{50\%}/FIF_{50\%}$）等于1是固定型上气道阻塞的特征（参见图2-2）。但与阻塞病变邻近的正常气道可出现可变型阻塞，对$FEF_{50\%}/FIF_{50\%}$有一定的影响，应予以注意。

三、临床表现

急性上气道阻塞通常呈突发性严重呼吸困难，听诊可闻及喘鸣音。初起喘鸣音呈吸气性，随着病情进展可出现呼气鼾鸣声。严重者可有缺氧等急性呼吸衰竭的表现。慢性上气道阻塞早期症状不明显，逐渐出现刺激性干咳、气急。喘鸣音可以传导至胸，因而容易误判为肺部哮鸣音，误诊为哮喘或COPD。因病因不同可有相应的症状或体征，如肿瘤常有痰中带血，声带麻痹则有声嘶和犬吠样咳嗽。

四、诊断

基本要点和程序包括：①对可疑患者的搜寻。②肺功能检查，特别要描记流量－容积曲线。③影像学或鼻咽喉科检查，寻找阻塞及其定位。④必要时借助喉镜或纤维支气管镜进行活组织检查，确立病理学诊断。

五、呼吸内科涉及 UAO 的主要疾病与治疗

从定位而言呼吸内科涉及的UAO指气管疾病，即胸内上气道阻塞。以下简要叙述除外肿瘤和感染的另几种重要气管疾病。

（一）气管支气管软化

病因和病理生理不清楚。临床见于气管切开术后（尤其是儿童）、黏多糖综合征（黏多糖在气管壁沉积），其他可能的原因有吸烟、老年性退化、过高气道压（可能继发于慢性下气道阻塞）、纤维组织先天性脆弱。气道软骨变软，弹力纤维丧失。肉眼观可分为两类，即"新月"型（后气道壁陷入管腔）和"刀鞘"型（侧壁塌陷）。主要症状是气急、咳嗽、咳痰、反复呼吸道感染和咯血。治疗方法主要有3种，即持续气道正压通气、气管切开和气管支架置入，可按病情严重程度参考其他相关因素进行选择。

（二）复发性多软骨炎

是一种累及全身软骨的自身免疫性结缔组织病，1923年Jackson Wartenhorst首先描述。主要引起鼻、耳、呼吸道软骨的反复炎症与破坏，亦有关节炎、巩膜炎以及主动脉、心脏、肾脏受累的报道。约50%的患者病变发生在气管和主支气管，与气管支气管软化非常相似，有作者认为RP是气管支气管软化的原因之一。临床表现咳嗽、声嘶、气急和喘鸣等。诊断的关键是医生在气急和喘鸣患者的临诊中熟悉和警惕本病。

肺功能流量－容积环描记、胸部CT均有助于发现上气道狭窄，最直接的诊断证据是纤支镜检查显示气管软骨环消失和气道壁塌陷、狭窄。本病缺少实验室诊断标准。糖皮质激素、氨苯砜和非激素类抗炎药可能有一定治疗作用。威胁生命时需要气管切开。气管支架置入可能在一定时期内获益。

（三）气管支气管淀粉样变

原发性淀粉样变累及气管支气管树比较少见。Thompson和Citron将其分为3种类型：①气管支气管型（影响上气道或中心性气道）。②小结节性肺实质型（肺内单发或多发性小结节）。③弥散性肺泡间隔型。后两型常误诊为肺肿瘤，经手术或尸检病理确诊。气管支气管淀粉样变表现为大气道肿块或弥散性黏膜下斑块。支气管镜下可见气管支气管壁呈鹅卵石状，管壁显著增厚，可延及数级较小的支气管。临床症状无特异性。诊断有赖于纤支镜活检、标本镜检和刚果红阳性染色。本病预后不良，但进展

可以相当缓慢，少数患者可生存数十年。病变弥散累及较小支气管者约30%在4～6年内死亡。治疗困难，激光凝灼、支架置入如果指征选择确当可以有一定效果。局部放疗偶尔亦有帮助。有人提出可试用抗肿瘤化疗药物，但治疗反应很慢（6～12个月）。

（四）气管狭窄

气管狭窄相对常见，医源性（气管切开）为最常见原因，其他原因包括创伤、气道灼伤等。气管扩张术、支架置入和切除重建术可根据病情进行选择。气道灼伤引起的广泛狭窄治疗困难。

（五）气管支气管扩大

一种先天性异常，表现为气管和主支气管萎缩、弹力纤维缺乏和气道肌层减少，气管和支气管变软，导致吸气时显著扩张，而呼气时狭窄陷闭。置入支架似乎是最好和唯一的治疗选择。

（六）骨质沉着性气管支气管病

是老年人气管支气管的退行性病变，表现为气管支气管黏膜下软骨性或骨性小结节，如息肉样。轻者无症状，严重和广泛病变者可出现咳嗽、咯血、气急、反复呼吸道感染，以及肺不张等。气管镜下摘除气道块状病灶可获益。

（唐华平）

第三章

病毒性肺炎

病毒是引起呼吸道感染的常见病原体，通常是自限性病程。病毒可以引起普通感冒、鼻窦炎、咽炎、喉炎、气管炎、支气管炎和肺炎。病毒性呼吸道感染以上呼吸道感染最常见。肺炎常是上呼吸道感染向下蔓延的结果。病毒性肺炎患者多为婴幼儿、免疫功能缺陷患者和老年人，健康成人少见。引起病毒性肺炎的病毒包括原发性引起呼吸道感染的病毒（如：流感病毒、呼吸道合胞病毒、副流感病毒、麻疹病毒、鼻病毒、冠状病毒和腺病毒）和机会性引起呼吸道感染的病毒（如：巨细胞病毒、水痘 - 带状疱疹病毒、单纯疱疹病毒和 EB 病毒）。本病一年四季均有发生，但以冬春季多见。

第一节　流感病毒性肺炎

流感病毒属黏病毒科，根据病毒核蛋白和基质蛋白的抗原性分为甲、乙、丙型。甲型和乙型流感病毒组成一个属，丙型流感病毒归另一个属。流感病毒是有包膜的单股 RNA 病毒。包膜上有血凝素（HA）和神经氨酸酶（NA），据此分亚型。按照病毒来源地，分离株编号，分离年份和亚型命名分离株，例如甲型流感病毒/香港/68H_3N_2，乙型和丙型也按此命名。

血凝素有 H_1、H_2、H_3 三种，神经氨酸酶有 N_1、N_2 两种。血凝素是病毒与细胞受体结合的位点，神经氨酸酶使受体降解，复制开始后有将病毒颗粒与细胞分离的作用。针对血凝素的抗体在免疫中起主要作用，是中和抗体。神经氨酶抗体能限制病毒释放，缩短感染过程。

流行性感冒每年都有不同程度的流行。自 1918—1919 年大流行以来，已发生多次全球性大流行。甲型流感病毒的变异是很常见的自然现象，血凝素和神经氨酸酶均可发生变异。流感病毒的基因组是节段性的，因此感染过程中，基因重排的概率很高，在流行过程中很容易发生变异。由病毒间基因段重排引起的抗原性变异称抗原更换（antigen shifts）。由点突变引起的抗原性变异称抗原漂移（antigen drifts）。抗原更换仅限于甲型流感病毒。病毒抗原性发生改变常引起不同程度大流行。如 1957 年甲型流感病毒由 H_1N_1 变成 H_2N_2 时在美国导致严重大流行，造成 7 万多人死亡。

流行性感冒几乎都发生在冬季，流行突然发生，2 ~ 3 周达到高峰，一般持续 2 ~ 3 个月，流行情况常迅速消退。与普通感冒不同，流行性感冒流行期间肺炎、心力衰竭和原发性肺病恶化的病例增多，其病死率也明显升高。

乙型流感病毒的血凝素和神经氨酸酶的变异少，致病力较甲型流感病毒弱，病情轻。丙型流感病毒是否导致人类疾病尚存疑问。

流感病毒主要通过咳嗽和喷嚏所形成的气溶胶传播，也可通过手或手与物接触的方式传播。

流行性感冒常表现为突然发生的全身症状，如发热、头痛、畏寒、周身疼痛，伴有呼吸道症状如咳嗽、咽痛。症状的严重程度不等。轻症患者与普通感冒的表现相似，无法鉴别，重症患者可出现严重并发症。绝大多数患者都有发热，在发病的 24 小时内迅速升高，通常持续 2 ~ 3 天，个别患者可持续一周，体温逐渐降至正常。体温恢复正常后，多数患者仍会有咽痛和咳嗽，可以持续 1 周以上。多数患者一周内可恢复体力，然而老年人虚弱和无力的症状可持续数周。

流行性感冒的常见并发症有：肺炎、Reye's 综合征、横纹肌溶解、脑炎、急性脊髓炎、吉兰－巴雷综合征等。

流行性感冒并发的肺炎有三种：原发性病毒性肺炎，继发性细菌性肺炎和病毒与细菌混合性肺炎。

单纯的原发性病毒性肺炎最少见，是最严重的肺部并发症，病死率高。原发性病毒性肺炎特别易累及有心脏病的患者，尤其是二尖瓣狭窄患者。常表现为持续高热，进行性呼吸困难，肺部可闻及湿性啰音。X 线显示双肺弥散性间质性渗出性病变。尸检病理表现为肺泡间隔明显炎症反应，有淋巴细胞、单核细胞和中性粒细胞浸润，肺泡内透明膜形成。常伴有严重的低氧血症。痰液中可分离出流感病毒，血及痰培养无细菌生长。抗生素治疗无效。患者常因心力衰竭或呼吸衰竭死亡。

继发性细菌性肺炎是指在病程中继发了细菌性肺部感染。表现为流感起病 2 天后，症状有所改善，但随后症状加重，出现细菌性肺炎的症状和体征。痰中不易分离出流感病毒。常见的致病菌为肺炎链球菌、金黄色葡萄球菌和流感杆菌。继发性细菌性肺炎常发生在有慢性肺部和心脏病患者以及老年人。

病毒和细菌混合性肺炎是流行性感冒流行期间最常见的肺部感染。其临床表现具有前两者的特点，但混合性肺炎的患者肺部受累范围没有原发性病毒感染广泛。

在流行性感冒的流行季节，根据当地防疫部门的疫情通报，短时间内出现大量相似病例以及典型的临床表现，可以临床诊断流感。但是在非流行区和非流行季节的散发病例无法与普通感冒鉴别。只能通过病毒分离来鉴别，但临床实际工作中常无法做到。

盐酸金刚烷胺可以防止流感病毒进入细胞内，在起病 48 小时内给药，可以减轻症状，缩短病程。成人剂量为 100～200mg，分 2 次服用。1～9 岁儿童的剂量为 4.4～8.8mg/kg，分 2 次口服，疗程 5～7 天。也可选用金刚乙胺。这两种药物在流行性感冒的早期使用有效，晚期使用没有疗效。口服利巴韦林对流感病毒无效，雾化吸入有效。

奥司他韦能特异性抑制甲型和乙型流感病毒的神经氨酸酶活性，抑制流感病毒的复制，减轻病情，缩短病程。该药具有高度的特异性，对其他病毒、细菌和人类的神经氨酸酶没有抑制作用。可用于流感的治疗和预防。起病后越早服用效果越好，治疗流感时应在出现流感症状 2 日内开始用药。治疗流感时的剂量为 75mg，每日 2 次，服用 5 日。预防流感的推荐剂量为 75mg，每日 1 次，至少要服 7 天，流感流行期间应服 6 周。

目前已经有流感病毒的灭活疫苗。该疫苗是根据已经流行过的甲型和乙型流感病毒制备，若疫苗与流行的病毒密切相关，具有 50%～80% 的保护作用。下列情况推荐接种疫苗：①6 月以上的幼儿；②65 岁以上的老人。③护理慢性疾病患者的医护人员。④慢性心肺疾病患者。⑤在未来一年内需要规律随诊或住院的慢性病患者（例如糖尿病、慢性肾功能不全、血红蛋白病和免疫抑制患者）。⑥需长期服用阿司匹林的 6 个月～18 岁的儿童和青少年；⑦妊娠 2～3.5 个月时正好处于流感流行季节的妇女。

甲型流感病毒流行期间，金刚烷胺和金刚乙胺可以预防流感，有效率为 70%～90%。

（唐华平）

第二节　呼吸道合胞病毒性肺炎

呼吸道合胞病毒（respiratory syncytial virus，RSV）是儿童下呼吸道感染的主要病原，偶尔可引起成人下呼吸道感染。

呼吸道合胞病毒属副黏病毒科，是有包膜的单股 RNA 病毒。根据细胞膜表面糖蛋白 G 的抗体，该病毒分为 A 和 B 两型，两型所致感染相似。血浆 IgG 水平或分泌 IgA 具有持续性保护作用，细胞免疫的保护作用尚不清楚。

呼吸道合胞病毒感染呈全球性分布，每年冬春季均有暴发流行。由于感染后免疫不完全，重复感染常见。在流行季节，医院内传播也很重要，20%～45% 的住院婴幼儿会获得 RSV 感染，其中 20%～50% 会造成下呼吸道感染。RSV 感染主要经呼吸道飞沫传播，常见于 6 个月内的婴儿。健康婴儿 RSV 感染的病死率 <1%，而有先天性心脏病或支气管肺发育不全的婴儿 RSV 感染的病死率超过 30%。有免

疫功能缺陷成人患 RSV 肺炎的报道。

病变主要侵犯毛细支气管和肺泡，支气管炎的病理改变有支气管壁和周围组织水肿以及淋巴细胞浸润，支气管壁上皮细胞增生和坏死，小气道因脱落的上皮细胞和黏液栓造成梗阻。发生肺炎时，肺间质和肺泡内有单核细胞浸润，胞质内可见包涵体。

本病的潜伏期 2~8 天。幼儿的原发感染通常有症状，常以发热、鼻充血、咳嗽起病，有时可引起咽炎。几天后出现呼吸困难、呼吸急促、肋间肌辅助呼吸，提示下呼吸道受累。支气管炎的典型表现是喘鸣和过度换气，肺炎常同时合并细支气管炎，表现为喘鸣、罗音和低氧血症。胸部 X 线可见双下肺纹理增厚，支气管周围阴影，气套征，发生肺炎时常见右上肺叶和中叶实变。有研究表明病毒性细支管炎可以影响以后的肺功能。

3 岁以上儿童和成人感染常表现为上呼吸道感染，表现为发热、鼻部充血、犬吠样咳嗽、咽痛和声音嘶哑。较普通感冒病情重，病程长。成人的严重肺炎可导致成人呼吸窘迫综合征。

冬春季婴幼儿发生细支管炎和肺炎时，必须考虑 RSV 感染，免疫缺陷的成人出现发热和肺部浸润时也必须考虑 RSV 肺炎。病毒分离较血清学诊断迅速而且敏感性高，在发病 3~5 天，取呼吸道分泌物作培养分离病毒，标本立即送检接种，不能冻存，3~7 天后感染细胞内形成包涵体。也可用免疫荧光试验（IFT）和 ELISA 测定病毒抗原，也能做出早期诊断。

下呼吸道感染患者应常规给予氧疗。支气管扩张剂和皮质激素的应用尚有争议。现已证实利巴韦林对 RSV 感染临床有效。利巴韦林持续雾化吸入能改善患儿的临床情况和氧合状况，缩短排毒时间。推荐利巴韦林每天持续雾化吸入 12~18 小时，应用 3~7 天。

（郭凯敏）

第三节　副流感病毒性肺炎

副流感病毒是婴儿和低龄儿喉炎和下呼吸道感染的主要病原，可引起各年龄段人群的普通感冒，在老年人可引起机会性肺炎。

副流感病毒属副黏病毒科，是有包膜的 RNA 病毒。RNA 呈负极性单链，包膜表面的一种糖蛋白具有红细胞凝集素和神经氨酸酶活性。目前有 4 个型。分泌型 IgA 和干扰素对控制感染起重要作用。由于免疫持续时间短，重复感染常见。

副流感病毒遍及全球，1 型和 2 型流行发生在秋季，由于来自母体的被动免疫，1 型和 2 型很少致4 个月内婴儿严重感染。3 型流行全年可见，尽管有来自母体的被动免疫，3 型可致婴儿严重的下呼吸道感染。4 型较少致病，病情轻，为局限于上呼吸道的轻症感染。近 50% 的喉气管支气管炎的病因是 1型和 3 型病毒，10%~15% 的儿童肺炎和支气管炎是由 3 型副流感病毒所致。1 型和 3 型也可引起老年人的呼吸道感染。在严重免疫功能缺陷的患者，3 型可引起致命的巨细胞肺炎。

副流感病毒通过直接接触和飞沫传播。副流感病毒主要侵犯呼吸道的表层组织，在上皮细胞内增殖，损伤较轻，在成人仅引起轻度呼吸道感染。但在 5 岁以下婴幼儿，病毒侵犯呼吸道柱状纤毛上皮细胞，引起细胞变性、坏死、糜烂和增生，当侵犯肺组织时，引起间质性肺炎。

本病的潜伏期 3~8 天。多数副流感病毒感染没有症状。在儿童和成人最常见的表现是普通感冒，但是在低龄儿童，4 个血清型引起的临床表现差异较大。1 型和 2 型是喉炎支气管炎的最主要病原，1型主要见于 6 个月~3 岁幼儿，2 型见于 8~36 个月婴幼儿。表现为鼻塞、流涕、咽痛、痉挛性咳嗽、声音嘶哑，伴有不同程度的上呼吸道梗阻表现。3 型病毒在 1 岁以内的婴儿表现为细支气管炎和肺炎。与呼吸道合胞病毒性肺炎类似，1~3 岁幼儿表现为喉气管支气管炎，年长儿表现为支气管炎和气管炎。4 型病毒感染仅有轻度呼吸道症状。副流感病毒在老年人可引起肺炎。

当地有副流感病毒流行，有助于诊断。散发病例诊断困难，需进行病原学检查方能确诊。在感染的3 天内，留取鼻咽分泌物接种易感染细胞进行病毒分离，通常 10 天内可分离出病毒。采用免疫荧光酶联免疫吸附法或放免法快速检查呼吸道分泌物中脱落上皮细胞中的病毒抗原，可做到快速诊断。留取发病初期和恢复期双份血清，应用中和试验，血凝抑制试验和补体结合试验测定特异性 IgG 抗体，特异性 IgG 抗体效价 4 倍以上升高可做出血清学诊断。

目前无有效的抗副流感病毒感染的药物，临床治疗以对症治疗和支持治疗为主。要注意预防和治疗继发性细菌感染。目前尚无副流感病毒疫苗。

（郭凯敏）

第四节 麻疹病毒性肺炎

麻疹是麻疹病毒引起的急性呼吸道传染病，除引起典型的发热、皮疹等表现外，还可引起肺炎、脑炎等表现。自从减毒活疫苗列入计划免疫后，麻疹的发病率与病死率已明显下降。

麻疹病毒属副黏病毒科，是有包膜的单链 RNA 病毒。其包膜表面具有血凝素，无神经氨酸酶。T 细胞感染麻疹病毒后会出现一过性细胞免疫功能缺陷。麻疹的免疫是终生免疫。在发达国家，麻疹相关的病死率约 0.1%，在发展中国家接近 2%，主要死于肺炎和脑炎，与营养不良、低龄和免疫功能缺陷有关。

麻疹病毒在呼吸道和眼结膜上皮细胞内繁殖，向局部淋巴组织扩散并侵入血流，出现第一次病毒血症，病毒随淋巴细胞扩散到肝、脾、骨髓、淋巴结等网状内皮系统内进一步繁殖，并再次侵入血流，出现第二次病毒血症，病毒经血循环到达呼吸道黏膜、眼结膜、皮肤、肠道、心脏、肝脏等靶器官，引起靶器官的病变及炎症反应。

麻疹病毒感染最典型的病理改变是形成多核巨细胞，可见于淋巴结、肝、脾等网状内皮系统，也见于呼吸道、肠道黏膜和皮肤。麻疹病毒性肺炎的病理改变是支气管和细支气管黏膜急性炎症、变性、坏死和增生改变，以单核细胞浸润为主的间质性肺炎。在支气管黏膜和肺泡壁内可形成多核巨细胞，称巨细胞肺炎，多见于细胞免疫功能缺陷者。当合并细菌感染时会出现肺实变和化脓性改变。

在儿童，麻疹的潜伏期是 10~14 天，成人的潜伏期略长。前驱期主要表现为上呼吸道症状，咳嗽、流涕、流泪、咽痛、体温逐渐升高，在前驱期末，会出现特异的麻疹黏膜斑（Koplik 斑），有早期诊断价值。出现麻疹黏膜斑后 1~2 天进入出疹期，皮疹始发于耳后，渐发展至颜面，继而由上自下，由肢体近端向远端扩展，直至手心、脚掌。皮疹为粟粒样鲜红斑丘疹，疹间皮肤正常，可融合成片。出疹高峰时全身中毒症状也随之加重，高热不退。皮疹出齐后 1~2 天，全身症状迅速好转，体温下降，皮疹按出疹顺序隐退，伴有细糠样脱屑，2~3 周内皮疹完全消退。

麻疹病毒性肺炎是最常见引起病情恶化的并发症，多见于婴幼儿，主要发生在出疹前和出疹期。表现为高热持续不退、咳嗽加剧、呼吸困难、发绀。体征有三凹征，肺部干湿啰音。约 1/3 的患者合并细菌感染，以肺炎球菌、链球菌、金黄色葡萄球菌和流感杆菌多见，少数患者还可合并腺病毒和巨细胞病毒感染，使病情更为严重。

接种灭活麻疹疫苗后，由于灭活疫苗只引起宿主产生抗 H 蛋白的血凝抑制抗体，不产生抗 F 蛋白的血溶抑制抗体，经过 4~6 年，血凝抑制抗体效价下降，再次接触麻疹病毒，会出现不典型麻疹综合征（atypical measles syndrome，AMS），临床表现不典型，多无 Koplik 斑，皮疹始于四肢，向心性发展至躯干，但病情严重，常合并肺炎，肺部可闻及干湿啰音，自接种减毒活疫苗后，AMS 已极少见。

麻疹病毒性肺炎的 X 线表现为肺纹理增粗和网状结节阴影，主要累及下叶。合并细菌性感染和 AMS 时，会出现肺实变和胸腔积液。

麻疹有特征性口腔黏膜斑和典型皮疹的表现，结合流行病学史，呼吸道分泌物、结膜分泌物或尿沉渣经瑞氏染色，显微镜下观察到多核巨细胞，血凝抑制试验、中和试验或酶联免疫吸附试验检测到麻疹病毒抗体可以确诊。病毒分离费时，临床价值不大。

目前麻疹病毒尚无有效的抗病毒药物，麻疹的治疗以对症支持治疗为主。麻疹病毒性肺炎时可适当选用抗生素预防细菌感染，当合并细菌性肺炎时，应尽可能做出病原学诊断，针对致病病菌选用敏感的抗生素治疗。

自从麻疹病毒减毒活疫苗列入计划免疫以来，麻疹的发病率明显下降。因疫苗在体内引起感染的潜伏期与自然麻疹感染的潜伏期相仿，因此接触麻疹后 1~2 天紧急接种麻疹疫苗，仍有可能预防发病。2 天后接种疫苗则不能预防发病，但可以减轻症状，减少并发症。有麻疹接触史的易感者，特别是年龄在 1 岁以内的婴幼儿、孕妇和免疫功能缺陷者，应在接触的 6 天内紧急被动免疫，可以预防或减轻发病，常用丙种球蛋白 0.25mL/kg，免疫功能缺陷者用 0.5mL/kg，最大剂量为 15mL。6 天后采用被动免疫，仍能起到减轻病情的作用。

（郭凯敏）

第五节　水痘－带状疱疹病毒性肺炎

水痘－带状疱疹病毒在不同免疫力的人群中引起两种独立的临床疾病——水痘和带状疱疹。水痘－带状疱疹病毒原发感染引起水痘，主要见于儿童，引起特征性的全身性皮肤损害。水痘并发肺炎的发生率为 4%，成人水痘患者的肺炎发生率为 16%~38%，成人水痘的病死率也明显高于儿童，免疫缺陷患者水痘的病死率可达 25%。潜伏性感染的水痘，带状疱疹病毒复燃引起带状疱疹。仅个别免疫功能低下患者的"乏发性或全身性带状疱疹"可出现带状疱疹性肺炎、腮腺炎和脑脊髓膜炎，此型带状疱疹极为罕见。

水痘－带状疱疹病毒属疱疹病毒科，为双链的 DNA 病毒，仅对人有传染性，病毒糖蛋白共分 5 类，其中 gpⅠ、gpⅡ、gpⅢ的抗体具有中和病毒的作用。

水痘患者是唯一的传染源，从发病前 1~2 天至皮疹干燥结痂，均具有很强的传染性。主要通过呼吸道传染和接触传染，主要发生在婴幼儿和学龄前儿童，成人偶有发病。该病多见于冬春季，全年散发。感染后免疫持久，极少再次患病。

病毒在上呼吸道黏膜内繁殖，然后侵犯入血，在网状内皮系统中复制，形成第二次病毒血症播散至全身。肺炎是病毒血症的结果，而不是呼吸道直接播散所致。水痘－带状疱疹病毒性肺炎的病理为肺间质炎症，细支气管和肺间质水肿，间质细胞增生和单核细胞浸润。脱落的肺间质细胞内可见到核内包涵体。肺泡内充满纤维蛋白，偶有透明膜形成。也可以有小血管炎和多核巨细胞。

水痘的潜伏期为 13~17 天。出疹前 1~2 天有感冒样的前驱期症状，皮疹最先发生于躯干、头面部，最后到达四肢，皮疹发展快，最初为斑疹，短时间演变成为丘疹、疱疹、结痂。皮疹分批出现，因此可见各期皮疹同时存在，水痘－带状疱疹病毒性肺炎多在出疹后 1~6 天发生，约 90% 的病例是 19 岁以上的成年人，其中超过 75% 的患者年龄在 30~50 岁。轻症患者仅有 X 线异常表现，没有临床症状，重症患者除了发热外还有干咳、咯血、胸痛、呼吸困难等症状。免疫功能缺陷患者和妊娠中晚期孕妇感染，病情凶险，病死率高。发生肺炎时肺部体征少，与 X 线的异常表现不符。肺炎的诊断主要靠 X 线检查，见两肺弥散性结节浸润或网格状阴影，结节一般不超过 5mm，常分布于肺门和肺底，可见胸腔积液和肺门淋巴结肿大。病变多于数月内吸收，也有延长几月后吸收，最后可形成钙化。

根据典型的水痘表现，水痘接触史以及胸部 X 线表现可明确诊断。取新鲜疱疹内液体做电镜检查，可以发现病毒颗粒，或用疱疹内的液体进行病毒分离。采用补体结合试验检测特异性抗体有助于诊断。柯萨奇病毒性肺炎、支原体肺炎和不典型麻疹有时会表现为间质性肺部炎症合并疱疹，需与本病鉴别。

阿昔洛韦对原发水痘肺炎有效，10mg/kg（或 500mg/m^2）静脉注射，每 8 小时 1 次，至少用 5~7 天。肾功能不全时要根据肾功能调整剂量。孕妇和严重免疫功能低下者，因死亡率高要积极治疗。特异性水痘免疫球蛋白对治疗没有作用，但对高危者暴露后的预防有效。现已有水痘减毒活疫苗，对健康和免疫缺陷的成人与儿童有保护作用，接触水痘后 3 天预防接种也能很好起到保护作用或减轻病情。

（郭凯敏）

第六节　单纯疱疹病毒性肺炎

单纯疱疹病毒感染分原发性感染和复发性感染，单纯疱疹病毒 1 型感染主要以儿童多见，主要累及腰以上的皮肤黏膜，单纯疱疹性唇炎是最常见的表现，通过直接接触传播。单纯疱疹病毒 2 型主要通过性接触传播或经产道传播给新生儿，主要表现为外生殖器感染。单纯疱疹病毒还是咽炎的常见病原体，严重的单纯疱疹病毒感染很少见。在免疫缺陷患者可引起肺炎、食管炎、肝炎、结肠炎及播散性皮肤感染，肺炎的病死率达 80%。

单纯疱疹病毒属疱疹病毒科，分 1 型和 2 型。包膜 gp 糖蛋白抗体是主要的中和抗体。机体针对单纯疱疹病毒的免疫反应包括特异性体液免疫和细胞免疫。细胞免疫较体液免疫更重要，但两者均不能清除潜伏性感染和阻止复发。

单纯疱疹病毒性肺炎是原发感染的结果。弥散性口腔黏膜病变沿气管与支气管向下蔓延，引起灶性或多灶性坏死。肺炎的病理改变是弥散性肺间质炎症、坏死和肺出血，在细胞核内形成嗜酸性包涵体（Cowdry A 型小体），提示疱疹病毒感染。坏死性气管炎和食管炎常同时存在，有报道在气管和主支气管内可见厚的炎性假膜。

单纯疱疹病毒性肺炎主要见于免疫功能缺陷患者，一组 20 例单纯疱疹病毒性肺炎的临床研究发现，其中 16 例是骨髓移植患者，均发生在移植后的前 2 月内。咳嗽和呼吸困难是最常见的症状，1 例患者出现咯血，4 例患者在胸部 X 线出现异常表现时尚无呼吸道症状。大多数患者有发热，半数患者肺部有啰音。12 例患者胸部 X 线表现为灶性或多灶性浸润病变，常伴有口腔和面部疱疹。8 例患者胸部 X 线表现为弥散性肺间质病变，其中 5 例有生殖器疱疹。16 例患者在发生肺炎前已出现皮肤黏膜疱疹。2 例患者疱疹与肺炎同时发生或在发生肺炎后出现，2 例患者无疱疹。所有患者均有严重低氧血症，均死于呼吸衰竭，生前均未能明确诊断。尸检时 7 例未发现其他病原体，13 例为混合感染。

单纯疱疹病毒性肺炎诊断困难，当免疫缺陷者出现肺部灶性浸润或弥散性肺间质病变时，要考虑到单纯疱疹病毒性肺炎。当气管插管时出现气管炎和食管炎时高度提示该病。皮肤黏膜疱疹提示本病，但无皮肤黏膜疱疹也不能排除本病。病毒分离是诊断单纯疱疹病毒感染的主要依据。通过支气管镜毛刷、灌洗和活检取得下呼吸道样本进行细胞学和组织学检查，发现多核巨细胞和核内包涵体有助于确诊，但不能区分单纯疱疹病毒感染和水痘 – 带状疱疹病毒感染。抗体检测有助于原发性感染的诊断，对复发性感染的诊断价值不大。

阿昔洛韦和阿糖腺苷对单纯疱疹病毒感染有效，首选阿昔洛韦。免疫缺陷者单纯疱疹毒感染时，阿昔洛韦的剂量为 5mg/kg，静脉注射，每 8 小时 1 次，或 400mg 口服，每日 5 次，并根据肾功能调整剂量，疗程至少 7 天。骨髓移植和肾移植时预防性使用阿昔洛韦可显著减低单纯疱疹病毒感染的发生率。骨髓移植时阿昔洛韦的剂量为 $250mg/m^2$，静脉注射，每 8 小时 1 次，疗程 18 天，肾移植时阿昔洛韦的剂量为 200mg 口服，每 8 小时 1 次，疗程 20 天。

（郭凯敏）

第七节　巨细胞病毒性肺炎

巨细胞病毒感染可引起多种临床表现，分原发性感染和继发性感染。巨细胞病毒的人群感染率极高，健康人群巨细胞病毒抗体阳性率为 80%～100%。正常健康人多为潜伏性感染或引起单核细胞增多症样表现。在免疫缺陷患者，如新生儿，器官移植者和艾滋病患者，巨细胞病毒可引起严重的感染，累及多个器官，如肺炎、肝炎、胃肠炎、视网膜炎、脑炎、血液系统损害及生殖腺受累等表现，可危及生命。

巨细胞病毒属疱疹病毒科，是有包膜的 DNA 病毒，DNA 为线性状双股，约编码 33 种结构蛋白，多数结构蛋白的功能还不清楚。

患者和隐性感染者的唾液、尿液、精液、阴道分泌物、乳汁中均含有病毒，是该病的传染源。本病的传播途径有经母婴垂直传播，密切接触感染、输血和器官移植感染。

该病特征性的病理改变为受感染细胞体积增大 3~4 倍，胞质内出现嗜碱性包涵体，核内出现嗜酸性包涵体，酷似猫头鹰眼，具有特征性。这种细胞见于多种器官，如肺、肾、肝、胃肠道等以及各种体液中。巨细胞病毒性肺炎有两种病理改变，一种为粟粒样病变，表现为多发灶性坏死，肺泡出血，纤维蛋白沉积和中性粒细胞浸润，另一种为弥散性肺间质病变，肺泡细胞增生，间质水肿，淋巴细胞浸润，病变中含有大量的特征性巨细胞。

免疫功能正常患者的巨细胞肺炎表现为持续发热，病程约 4 周，伴随肝酶升高。多数患者有上呼吸道症状，可无咳嗽、咳痰。胸片显示双肺斑片阴影或肺间质病变，以两下肺为主，胸腔积液和肺实变很罕见。病程自限。

免疫功能缺陷患者巨细胞病毒性肺炎的发生率高，病死率高。骨髓移植患者巨细胞病毒性肺炎主要发生在移植后 1~3 月，发生率为 15%，80% 表现肺间质病变的患者，经活检证实为巨细胞病毒性肺炎，患者的病死率为 85%。肾移植术后，巨细胞病毒性肺炎主要发生在移植后 4 个月内，发生率为14%，病死率为 48%。发生巨细胞病毒性肺炎的主要危险因素包括：年龄、急性移植物抗宿主病和同种异基因移植。艾滋病患者肺炎的发生率低于移植患者，可能与艾滋病患者细胞毒反应低下有关。巨细胞病毒性肺炎临床表现为持续性发热、干咳和呼吸困难，严重低氧血症提示病情危重。胸片表现为双肺弥散性浸润，主要位于中下肺野。病理表现为粟粒样病变的患者临床表现为突然出现呼吸急促，严重呼吸窘迫，低氧血症，常在 3 天内需进行机械通气支持或死亡；病理表现为间质病变的患者，起病隐匿，表现为缓慢进展的低氧血症，最初为灶性肺部浸润，数天或数周内向两肺播散，X 线异常常先于临床症状。

巨细胞病毒性肺炎的诊断很准，因为这些患者常合并其他感染，包括细菌、分枝杆菌、病毒、真菌（包括卡氏肺孢子菌，该病原体已正式归属于真菌）等，非感染因素也很常见，包括：肺部恶性肿瘤、出血和免疫抑制剂、放疗、机械通气的不良反应等。

诊断巨细胞病毒性肺炎需行肺泡灌洗或肺活检，进行病毒分离或病理学检查，病理检查时使用特殊的单克隆抗体，采用免疫荧光法检测组织中的病毒抗原，该方法快速，敏感性高。巨细胞病毒易在人成纤维细胞中生长，但需 1~4 周才能产生细胞巨形变。标本接种后 16~72 小时用单克隆抗体检测病毒抗原，可较早确定培养细胞中病毒存在，免疫缺陷患者可长期携带病毒，可以分离出病毒，因此从呼吸道分泌物、尿液或血液中分离出病毒，并不一定代表巨细胞病毒是肺炎的病原体。

在外周血白细胞内检测出 CMV 抗原是 CMV 活动性感染的重要标志。内层基质磷蛋白 PP65（CMV – PP65 抗原）是病毒表达最丰富的晚期抗原，用免疫荧光或是免疫酶标的方法，在周围血白细胞内能检测出 CMV – PP65，提示存在 CMV 活动性感染。抗原血症较临床表现及抗体反应出现早，可用于 CMV 高危患者的监测，且具有简单、易行、省时、可量化的优点。

血清学诊断有赖于抗体效价升高或从阴性转阳性，需双份血清进行检测，IgG 抗体阳性仅表示感染过巨细胞病毒，IgM 抗体阳性有助于急性感染的诊断。

更昔洛韦对巨细胞病毒视网膜炎和艾滋病、肾移植患者的肺炎有效，对骨髓移植患者肺炎的疗效差，需联合注射免疫球蛋白。更昔洛韦 5mg/kg，每 12 小时 1 次，连用 2 周，此后改为每日 1 次，连用30 天。巨细胞病毒免疫球蛋白 0.4g/kg，第 1、2、7 天静脉注射，0.2g/kg 第 14 天、21 天静脉注射；或普通免疫球蛋白 0.5g/kg，隔日 1 次，连用 10 次，此后在应用更昔洛韦期间每周 1 次，病死率从约90% 降至 30%~50%。膦甲酸钠对视网膜炎有效，对肺炎的疗效还不肯定。血清学阳性的骨髓移植患者，预防性应用大剂量阿昔洛韦或更昔洛韦可有效预防巨细胞病毒性肺炎，降低病死率。巨细胞病毒免疫球蛋白和阿昔洛韦可有效预防肾移植患者的巨细胞病毒病。

（郭凯敏）

第八节　腺病毒性肺炎

腺病毒除引起呼吸道感染外，还可以引起流行性角结膜炎、急性出血性膀胱炎、脑膜炎、脑膜脑炎和胃肠炎等。腺病毒性肺炎多见于儿童，成人肺炎少见，但可在军营中暴发流行。

腺病毒属腺病毒科，是线状双股 DNA 病毒，现已经发现 41 个型，归 7 个亚属。5% ~ 15% 儿童的细支气管炎和病毒性肺炎是腺病毒感染所致。从无症状或上呼吸道感染的幼儿的扁桃体上常分离出 1、2、5 和 6 型腺病毒。3 型引起儿童咽 - 结膜热，3、7 和 21 型能引起 3 ~ 18 个月幼儿的播散性感染，7 和 21 型与婴儿细支气管炎和肺炎相关，3、4 和 7 型可引起年轻人急性上呼吸道和下呼吸道感染，特别是在军营中可引起流行。在免疫缺陷患者腺病毒可引起严重的肺炎。

腺病毒性肺炎的病理改变也表现为支气管炎、细支气管炎和间质性肺部炎症。斑点细胞（smudge cell）的细胞核内有嗜碱性包涵体具有特征性。

腺病毒感染的潜伏期为 4 ~ 5 天。常表现为咽炎、气管炎，婴儿的细支气管炎和肺炎相对少见，表现为发热、流涕、咽痛、咳嗽等普通感冒的症状，持续 3 ~ 5 天。咽 - 结膜炎常在夏令营中暴发流行，表现为发热、结膜炎、咽炎和鼻炎，通常在 3 ~ 5 天自行缓解。腺病毒性肺炎起病常缓慢，数日至一周后才出现发热、咳嗽、咳痰，甚至咯血，常伴随上述症状。婴幼儿的播散性感染常急骤起病，表现为高热、呼吸困难和发绀。胸部 X 线表现同非典型肺炎一样，表现为下肺野斑片状间质浸润，可融合成片，可有胸腔积液。

腺病毒的诊断主要靠从呼吸道分离出腺病毒，血清学检测对诊断有帮助。

目前尚无有效的抗腺病毒药物，以对症和支持治疗为主。现已经有口服的减毒活疫苗，可产生较高的免疫力，具有预防作用。

（戚　明）

第四章

细菌性肺炎

第一节　肺炎链球菌肺炎

一、概述

肺炎链球菌肺炎（pneumococcal pneumonia）是肺炎链球菌感染引起的急性肺组织炎症，为社区获得性细菌性肺炎中最常见的一种。约占社区获得性细菌性肺炎的半数，医院内肺炎中仅占3%~10%。肺炎链球菌肺炎通常以上呼吸道急性感染起病，临床表现为高热、畏寒、咳嗽、血痰及胸痛，并有肺实变体征等。自从抗菌药物广泛应用，临床表现趋于不典型。国内肺炎链球菌肺炎缺乏确切的发病率，在美国其每年发患者数约为50万。近来虽然在诊断、治疗和预防等方面有了很大进步，但此病在全世界仍有较高的发病率和病死率。

二、病因

肺炎链球菌为革兰阳性双球菌，有荚膜，属链球菌科的链球菌属。肺炎链球菌在人体内能形成荚膜，系多糖多聚体，可保护细菌免受吞噬细胞吞噬。在普通染色标本中，菌体外围的荚膜区呈不着色的半透明环。根据荚膜多糖抗原特性，肺炎链球菌可分近90个血清型，大多数菌株不致病或致病力很弱，仅部分菌株有致病力，荚膜多糖抗原与肺炎球菌的致病力有密切关系。成人致病菌多为1~9型，以第3型毒力最强，常致严重肺炎。

三、发病机制

1. 基本发病机制　肺炎链球菌为口咽部定植菌，主要靠荚膜对组织的侵袭作用引起组织的炎性反应，通常在机体免疫功能低下时致病。在全身及呼吸道防御功能受损时，如上呼吸道病毒感染、受凉、淋雨、劳累、糖尿病、醉酒或全身麻醉均可使机体对肺炎链球菌易感。肺炎链球菌经上呼吸道吸入肺泡并在局部繁殖。细菌不产生毒素，不引起原发性组织坏死或形成空洞，其致病力是由于含有高分子多糖体的荚膜对组织的侵袭作用。细菌能躲避机体吞噬细胞的吞噬过程，并主要在肺泡内的富含蛋白质的渗液中繁殖。首先引起肺泡壁水肿，然后迅速出现白细胞和红细胞渗出，含菌的渗出液经 Cohn 孔向邻近肺泡扩散，甚至蔓及几个肺段或整个肺叶，典型的结果是导致大叶性肺炎。

2. 非典型表现发病机制　患有黏液、纤毛运动障碍的患者如慢性阻塞性肺病（COPD），或肺水肿及心力衰竭，特别容易感染本菌，老年及婴幼儿感染可沿支气管分布即支气管肺炎。

四、病理

病理改变有充血水肿期、红色肝变期、灰色肝变期和消散期。整个过程包括肺组织充血水肿，肺泡内浆液性渗出和红、白细胞浸润，吞噬细菌，继而纤维蛋白渗出物溶解、吸收，肺泡重新充气。初阶段是充血，特点是大量浆液性渗出物，血管扩张及细菌迅速增殖，持续1~2天；下一阶段叫作"红色肝样变"，即实变的肺脏呈肝样外观，一般从第 3 天开始，肺泡腔内充满多形核细胞，血管充血及红细胞外渗，因此肉眼检查呈淡红色。接着是"灰色肝样变"期，第 4～6 天达到高峰，该期的纤维蛋白集聚与处于不同阶段的白细胞和红细胞有关，肺泡腔充满炎症渗出物。最后阶段是以渗出物吸收为特征的消散期，常在病程第 7～10 天出现。实际上四个病理阶段很难绝对分开，往往相互重叠，而且在使用抗生素的情况下，这种典型的病理分期已很少见。病变消散后肺组织结构多无损坏，不留纤维瘢痕。

极个别患者由于机体反应性差，肺泡内白细胞不多，白细胞溶解酶少，纤维蛋白吸收不完全，甚至有成纤维细胞形成，发生机化性肺炎。如细菌毒力强且未及时使用有效抗生素，15%～20% 细菌经胸淋巴导管进入血循环，形成肺外感染包括胸膜炎、关节炎、心包炎、心内膜炎、腹膜炎、中耳炎，5%～10% 可并发脓胸，少数可发生败血症或感染性休克，侵犯脑膜可引起化脓性脑膜炎。

五、临床表现

（一）症状

1. 常见症状　本病以冬季和初春为多，这与呼吸道病毒感染流行有一定关系。青壮年男性或老幼多见。本病发病随年龄增大，发病率不断增高，春、冬季节因带菌率较高为本病多发季节。

（1）诱因：常有受凉、淋雨、疲劳、醉酒、精神刺激、上呼吸道病毒感染史，半数左右的病例有上呼吸道感染的先驱症状。

（2）全身感染中毒症状：起病多急骤，有高热，体温在数小时内可升到 39～40℃，高峰在下午或傍晚，亦可呈稽留热型，与脉率相平行。常伴有畏寒，半数有寒战。可有全身肌肉酸痛，口角或鼻周出现单纯疱疹。

（3）呼吸系统症状：咳嗽，初起无痰或痰量不多，后逐渐变成带脓性、血丝或"铁锈"痰液。

2. 非典型症状　仅表现为高热性胸痛，而呼吸道症状不明显，可有食欲锐减、恶心、呕吐、腹痛、腹泻；患侧胸痛，可放射至肩部、腹部，咳嗽或深呼吸时加重，有时被误诊为急腹症、心绞痛或心肌梗死。累及脑膜时可表现意识模糊、烦躁不安、嗜睡、谵妄等。但在很多情况下，特别是婴幼儿和老年患者，本病较为隐袭，症状可不典型。少数年老体弱者起病后不久便表现为休克。

（二）体征

1. 常见体征　如下所述。

（1）急性热病容：面颊绯红、鼻翼翕动、皮肤灼热、干燥、口角及鼻周有疱疹；病变广泛、低氧血症时，可出现气急、发绀。

（2）肺部体征：典型的肺部实变体征受累侧胸部呼吸运动减弱，呼吸音减低，可闻及少许湿性啰音。大片肺叶实变时才有典型的实变体征如叩诊呈浊音，语颤增强，管状呼吸音和湿性啰音。病变累及胸膜时可引起局部胸壁压痛，听诊有胸膜摩擦音；并发大量胸腔积液时，气管可偏移，叩诊实音，呼吸音减低或消失。

2. 非典型体征　如下所述。

（1）在年幼、体弱和老年人以及感染早期，临床表现可不明显，仅表现出疲乏、精神恍惚或体温升高。

（2）由于早期诊断及治疗，近年来一般肺炎链球菌肺炎可能在未完全实变时已开始消散，部分可不出现明显的异常体征，仅有高热，无干、湿性啰音。

（3）少数有脓毒血症者，可出现皮肤、黏膜出血点，巩膜轻度黄染。发现头痛特别是颈部疼痛或有僵硬感，颈有阻力提示可能累及脑膜。心率增快、心界的扩大，提示心力衰竭。炎症延及膈胸膜外围可引起上腹部压痛，炎症严重者可引起腹部胀气及肠梗阻。严重感染可并发休克，血压下降或测不出。

六、实验室检查

（一）常见表现

1. 血常规检查　血白细胞计数多数在（$10 \times 10^9 \sim 30 \times 10^9$）/L，中性粒细胞常超过80%，并有核左移或见胞质内毒性颗粒。

2. 病原学检查　合格痰标本涂片检查有大量中性粒细胞和革兰阳性成对或短链状球菌，尤其在细胞内者，具有诊断参考意义。痰培养分离出肺炎链球菌是诊断本病的主要依据，可利用型特异抗血清确定出分离菌株的型别，但国内临床细菌室没有常规做菌型测试。为减少污染，应在漱口后采集深咳痰液，微生物标本必须在抗菌药物使用前留取，否则明显影响培养阳性率。

3. 血气分析　可出现动脉血氧分压（PaO_2）降低、二氧化碳分压（PaO_2）正常或降低，因原有基础病不同可有代谢性酸中毒改变。

（二）非典型表现

年老体弱、酗酒、免疫力低下者的白细胞计数常不增高，但中性粒细胞百分比仍升高。约10%～20%合并菌血症，重症感染不应忽视血培养的临床意义。也可经支气管镜防污染毛刷或支气管肺泡灌洗采样，因系侵袭性检查，仅限于少数重症感染。如合并胸腔积液，应积极抽胸液进行细菌培养。血培养阳性率不高，只有在病程早期的短暂菌血症期或并发脓毒血症时血培养才会出现阳性。

七、器械检查

1. 常见表现　病变早期肺部仅见纹理增多，或局限于肺段的淡薄、均匀阴影；随着病情进展，典型表现为肺叶或肺段分布的大片呈均匀致密阴影，在实变阴影中可见支气管充气征。也可表现为一个肺段中单一区域或几个区域的浸润影。在有效抗生素治疗数日后开始消散，一般3周后完全消散。

2. 不典型表现　由于抗生素的应用，典型的大叶实变已少见。肋膈角可有少量胸腔积液征。在肺炎消散期，X线显示炎性浸润逐渐吸收，部分区域吸收较早，可呈现"假空洞"征。老年人病灶消散较慢，容易出现吸收不完全而发展为机化性肺炎。少数患者可伴有胸膜增厚，并发胸膜或心包积液时可出现相应改变。

八、诊断

凡急性发热伴咳嗽、胸痛和呼吸困难都应怀疑为肺炎链球菌肺炎。根据病史、体征、胸部X线改变，痰涂片、痰培养或血培养，涂片革兰染色可见成对或短链状排列的阳性球菌、荚膜肿胀反应而缺乏其他优势菌群，并有大量的中性粒细胞，可做出初步诊断。痰培养分离出肺炎链球菌是诊断本病的主要依据，但如能在胸液、血液、肺组织或经气管吸出物中检出肺炎链球菌，则具有确诊价值。严重的患者病情变化急骤，开始表现轻微，但在数小时内发生唇绀、呼吸急促、鼻翼翕动和末梢循环衰竭引起休克等。无发热，特别是低体温往往与病情恶化相关。

九、鉴别诊断

（一）常见表现鉴别诊断

1. 干酪性肺炎　急性结核性肺炎临床表现与肺炎链球菌肺炎相似，X线亦有肺实变，但结核病常有低热乏力，痰中容易找到结核菌。X线显示病变多在肺尖或锁骨上、下，密度不均，久不消散，且可形成空洞和肺内播散。典型肺炎多发生于中下叶，阴影密度均匀。而肺炎链球菌肺炎经青霉素等治疗3～5天，体温多能恢复正常，肺内炎症也较快吸收。

2. 肺癌　少数周围型肺癌X线影像颇似肺部炎症。但一般不发热或仅有低热，周围血白细胞计数不高，痰中找到癌细胞可以确诊。中央型肺癌可伴阻塞性肺炎，经抗生素治疗后炎症消退，肿瘤阴影渐趋明显；或者伴发肺门淋巴结肿大、肺不张。对于有效抗生素治疗下炎症久不消散或者消散后又复出现者，尤其在年龄较大者，要注意分析，必要时做 CT、痰脱落细胞和纤支镜检查等，以确定诊断。

3. 急性肺脓肿　早期临床表现与肺炎链球菌肺炎相似。但随着病程的发展，出现大量特征性的脓臭痰。致病菌有金黄色葡萄球菌、克雷白杆菌及其他革兰阴性杆菌和厌氧菌等。葡萄球菌肺炎病情往往较重，咳脓痰。胸部 X 线片表现为大片炎症，伴空洞及液平。克雷白杆菌肺炎常引起坏死性肺叶炎症，累及上叶多见，痰呈红棕色胶冻样。肺脓肿 X 线显示脓腔和液平，较易鉴别。但须警惕肺脓肿与肺结核可同时存在。

4. 其他病菌引起的肺炎　葡萄球菌肺炎和革兰阴性杆菌肺炎，临床表现较严重。克雷白杆菌肺炎等常见于体弱、心肺慢性疾病或免疫受损患者，多为院内继发感染；痰液、血或胸腔液细菌阳性培养是诊断不可缺少的依据。病毒和支原体肺炎一般病情较轻，支原体肺炎和衣原体肺炎较少引起整个肺叶实变，可常年发作无明显季节特征；白细胞常无明显增加，临床过程、痰液病原体分离和血液免疫学试验对诊断有重要意义。

（二）非典型表现鉴别诊断

1. 渗出性胸膜炎　可与下叶肺炎相混淆，有类似肺炎的表现，如胸痛、发热、气急等症，但咳嗽较轻，一般无血痰，胸液量多时可用 X 线检查、B 超定位进行胸腔穿刺抽液，以明确诊断，须注意肺炎旁积液的发生。

2. 肺栓塞　常发生于手术、长期卧床或下肢血栓性静脉炎患者，表现为突然气急、咳嗽、咯血、胸痛甚至昏迷，一般无寒战和高热，白细胞中等度增加，咯血较多见，很少出现口角疱疹。肺动脉增强螺旋 CT 或肺血管造影可以明确诊断；但须警惕肺炎与肺栓塞可同时存在。

3. 腹部疾病　肺炎的脓毒血症可发生腹部症状，病变位于下叶者可累及膈胸膜，出现上腹痛，应注意与膈下脓肿、胆囊炎、胰腺炎、胃肠炎等进行鉴别。

十、治疗

（一）药物治疗

一经疑似诊断应立即开始抗生素治疗，不必等待细菌培养结果。青霉素可作为肺炎链球菌肺炎的首选药物，对无并发症的肺炎链球菌肺炎经验性治疗推荐青霉素，给青霉素 G 80 万～240 万单位静脉注射，1 次/4～6h。青霉素自问世以来一直被认为是治疗肺炎链球菌感染的常规敏感药物。但自从 20 世纪 60 至 70 年代在澳大利亚和南非首次报道发现耐青霉素肺炎链球菌（PRSP）以来，PRSP 流行呈上升趋势；对 PRSP 引起的各种感染均应选择青霉素以外的抗生素治疗，但对低度耐药株可用大剂量的青霉素 G，使血药浓度远高于 MIC 以取得较好的抗菌效果。对于严重肺炎链球菌感染伴发原发疾病患者，也可选用青霉素 G，须在治疗过程中注意观察疗效，并根据药敏结果及时调整给药方案。医源性感染患者对青霉素低度耐药者可选用大剂量青霉素 G 治疗，β-内酰胺类抗生素中以阿莫西林为最有效的药物，其他有效药物包括青霉素类如氨苄西林、阿莫西林，头孢菌素中的头孢唑啉、头孢丙烯、头孢克洛、头孢噻肟、头孢曲松也有效。万古霉素对 PRSP 感染有极强的抗菌活性，替考拉宁作用与万古霉素相似，不良反应减轻，半衰期延长。对青霉素过敏者，可静脉滴注红霉素，或口服克拉霉素或阿奇霉素。大环内酯类抗生素的抗菌活性，以红霉素最强，但国内耐红霉素肺炎链球菌的比例高达 50%。阿奇霉素与红霉素等沿用品种相比，其对流感嗜血杆菌和非典型病原的抗微生物活性明显增强；与头孢呋辛等 β-内酰胺类抗生素相比，对呼吸道非典型病原有良好活性。由于阿奇霉素血浓度较低，国内外不推荐用于治疗伴有菌血症的肺炎链球菌肺炎。大环内酯类新品种，如罗红霉素、阿奇霉素、克拉霉素抗菌谱没有明显扩大，常用于社区获得性感染，不宜作为重症感染的主要药物，除非有病原体检查结果支持或临床高度疑似为军团菌感染。在体外和动物实验中，许多药物的联合用药表现出了很大的抗菌活性，如头孢曲松与万古霉素，氨苄西林与利福平，阿莫西林与头孢噻肟，氯苯吩嗪与头孢噻肟，对 PRSP 表现出协同作用，可能在将来针对 PRSP 感染的治疗中是一种较好的方案。PRSP 感染危及患者的生命，病死率高，更为严重的是 PRSP 菌株在患者之间的传播，控制感染方案失败，抗生素使用不合理，均可引起医院感染，因此对 PRSP 进行预防控制是很有必要的。新一代氟喹诺酮类组织渗透性好，痰液中药物浓度多达血药浓度的 50% 以上，肺组织浓度可达血浓度的 3 ~ 4 倍。如左氧氟沙星、莫西沙星、加替沙星对大多数中度耐药菌株有效。在第三代头孢菌素耐药比较高的某些地区，尽管经验性选用万古霉素治疗的方案有争议，但临床医生根据经验将氟喹诺酮或万古霉素作为首选。如对青霉素高度耐药，可用第三代头孢菌素，如头孢曲松或头孢噻肟，或伊米配能等。抗菌药物疗程一般为 5 ~ 7 天，或在退热后 3 天停药。对衰弱患者疗程应适当延长。除抗生素治疗外，还应予以适当的对症治疗和支持治疗，包括卧床休息、补充液体及针对胸膜疼痛使用止痛药。

（二）治疗矛盾及对策

近年来，肺炎链球菌对抗生素的耐药性日益流行，给临床治疗带来困难。国外已有 20% ~ 40% 的肺炎链球菌对青霉素中度耐药或高度耐药（PRSP），我国肺炎链球菌的耐药率尚低，中度耐药可采取加大青霉素剂量而获得有效治疗的方法，青霉素高度耐药菌株在我国甚少约为 0 ~ 5%，但有逐年上升的趋势。国内已有资料显示肺炎链球菌对大环内酯类、磺胺类等抗生素耐药率很高，疑诊或明确为该菌感染时不宜选用。而肺炎链球菌多重耐药株（MDRP）也逐渐增多，引起医院内暴发流行。北京地区多重耐药肺炎链球菌上升到 2001 至 2002 年的 6.9%。上海地区部分医院研究发现肺炎链球菌对除万古霉素以外抗菌药有不同程度的耐药性，同时存在交叉耐药现象。在某些地区肺炎链球菌对青霉素、头孢克洛、头孢呋辛等不敏感率也较高，应根据当地实际情况决定是否选用。肺炎链球菌对新型氟喹诺酮类敏感，但近来报告出现的耐药菌株已引起了人们的高度重视。万古霉素对所有肺炎链球菌均有抗菌活性，可作为伴有青霉素高耐药菌株易感因素的重症患者的首选药物。

（三）并发症的处理

1. 肺外感染　经适当抗生素治疗以后，高热一般在 24h 内消退，或在数天内呈分离性下降，如体温再升或 3 天后仍不退者，应考虑肺炎链球菌的肺外感染，如脓胸、心包炎或关节炎等。持续发热的其他原因还有混杂细菌感染，药物热或存在其他并存的疾患。肺炎治疗不当，可有 5% 并发脓胸，对于脓胸患者应予置管引流冲洗，慢性包裹性脓胸应考虑外科肋间切开引流。

2. 脑膜炎　如疑有脑膜炎时，给予头孢噻肟 2g 静脉注射，1 次/4 ~ 6 小时或头孢曲松 1 ~ 2g 静脉注射，1 次/12 小时，同时给予万古霉素 1g 静脉注射，1 次/12 小时，可加用利福平 600mg/天口服，直至取得药敏结果。除静脉滴注有效抗生素外，应行腰穿明确诊断，并积极脱水，吸氧并给予脑保护。

3. 感染性休克　强有效的控制感染是关键，有并发症如脓胸而需要引流或有转移感染灶如脑膜炎、心内膜炎、脓毒性关节炎需加大青霉素剂量。补充血容量，对老年发热患者慎用解热镇痛药，特别合并低血压者注意防止虚脱，补足液体量。可加用血管活性药物以维持休克患者的血压，保证重要脏器的血液灌流，并维持血压不低于 100/60mmHg，现临床上常用以下方法。

（1）多巴胺以微量泵入，严重时加间羟胺静脉滴注。

（2）输氧：一般鼻导管给氧，呼吸衰竭可考虑气管插管、气管切开和呼吸机辅助通气。

（3）纠正水、电解质和酸碱失衡：监护期间要密切随访血电解质、动脉血气，尤其是对 COPD 患者。

4. 其他　临床表现腹痛又合并高热患者，排除外科急腹症可应用解热镇痛药；因基础病不同酌情予以解痉止痛药。如果临床症状逐步改善，而且病因明确，不应改变治疗方案。当患者仍无好转时，需考虑以下因素：病因诊断错误，药物选用不当，疾病已属晚期或重复感染，并发症使患者抵抗力低下，用药方法错误，肺炎链球菌属耐药菌株。青霉素的发现使肺炎链球菌性肺炎的病死率大大降低，本病总病死率为 10%，但在已知病原菌的社区获得性肺炎死亡病例中，肺炎链球菌肺炎仍占较大比例。一般主张对 35 岁以上的患者要随访 X 线检查。胸部 X 线检查可能要在几周之后才能看到浸润消散，病情严重及有菌血症或原先已有慢性肺病的患者尤其如此。有肿瘤或异物阻塞支气管时，肺炎虽在治疗后消散，但阻塞因素未除，仍可再度出现肺炎。治疗开始 6 周或 6 周以上仍然有浸润，应怀疑其他疾病如原发性支气管癌或结核的可能。

十一、预后

本病自然病程 1 ~ 2 周。发病第 5 ~ 10 天时，发热可以自行骤降或逐渐减退。使用有效的抗菌药物可使体温在 2 ~ 3 天内恢复正常，患者顿觉症状消失，逐渐恢复健康。接受治疗较早的轻型患者，一般在 24 ~ 48 小时内体温下降，但病情严重的患者，特别是具有预后不良因素的患者，往往需 4 天或 4 天以上才能退热。预后不佳的因素为：幼儿或老年，特别是 1 岁以下及 60 岁以上，血培养阳性，病变广泛、多叶受累者，周围血白细胞计数 <4 000/mm³，合并其他疾病如肝硬化、心力衰竭、免疫抑制、血液丙种球蛋白缺乏、脾切除或脾功能丧失、尿毒症等，某些血清型尤其是第 3 和第 8 型的病原体，发生肺外并发症如脑膜炎或心内膜炎。在已知病原菌的社区获得性肺炎死亡病例中，肺炎链球菌肺炎仍占较大比例。

十二、预防

避免淋雨受寒、疲劳、醉酒等诱发因素。对于易感人群可注射肺炎链球菌多糖疫苗。20 世纪 20 年代曾用过肺炎链球菌疫苗，由于抗生素的兴起而被摒弃，随着耐药菌的增加，近十余年来，疫苗接种又重新受到重视。目前多采用多型组合的纯化荚膜抗原疫苗，有商品供应的疫苗含肺炎链球菌型特异多糖抗原中的 23 种抗原，覆盖 85% ~ 90% 引起感染的肺炎链球菌菌型。有研究表明，哮喘人群中侵袭性肺炎球菌病的发生率增加；接种肺炎链球菌多价荚膜多糖疫苗可减少其感染和携带率。虽然对精确的保护水平尚不甚了解，因为通常不能作抗体效价测定，一般认为健康人注射肺炎链球菌疫苗后 2 ~ 3 周，血清内出现抗体，4 ~ 8 周抗体效价持续增高，可降低肺炎链球菌肺炎的发病率，有效率超过 50%，保护的期限至少 1 年以上。对于高危人群，5 ~ 10 年后需重复接种。

（戚　明）

第二节　葡萄球菌肺炎

一、概述

葡萄球菌肺炎（staphylococcal pneumonia）是由葡萄球菌引起的急性化脓性炎症，近年来有增多的趋势。金黄色葡萄球菌占社区获得性肺炎的比例为 0 ~ 5%，重症肺炎中最高报道为 11.1%。也是医院获得性肺炎的主要病原菌之一，许多研究估计占所有医院获得性肺炎的 15% ~ 35%。与甲氧西林敏感的金黄色葡萄球菌（MSSA）相比，耐甲氧西林的金黄色葡萄球菌（MRSA）所致的社区和医院获得性感染的病死率明显增高，故更加引起了医学界的广泛关注。

二、病因和发病机制

葡萄球菌属含 32 种细菌，仅有一些对人体致病。为革兰阳性球菌，可分为凝固酶阳性的葡萄球菌（主要为金黄色葡萄球菌）及凝固酶阴性的葡萄球菌（如表皮葡萄球菌和腐生葡萄球菌）。葡萄球菌的致病物质主要是毒素与酶，如溶血毒素、杀白细胞素、肠毒素等，具有溶血、坏死、杀白细胞及血管痉挛等作用。凝固酶阳性的葡萄球菌致病力较强，随着医院感染的增多，由凝固酶阴性葡萄球菌引起的肺炎也不断增多。

金黄色葡萄球菌是毒力最强的葡萄球菌，广泛存在于自然界及人体，对外界有较强的适应能力，干燥环境下可存活几个月，常定植在健康人鼻前庭，带菌可达 15% ~ 50%，细菌胞壁上的部分胞壁酸有助于细菌在鼻前庭的细胞附着。除气管切开或烧伤患者外，虽然人群间的传播是否是通过直接接触和空气传播尚不清楚，但金黄色葡萄球菌很容易通过直接接触和空气产生播散。动物可以通过直接接触、环境污染或食物的作用，在人类 MRSA 感染中起到重要作用。

三、病理和生理

经呼吸道吸入途径所致肺炎呈大叶性或呈广泛的、融合性的支气管肺炎。支气管及肺泡破溃可使气体进入肺间质，并与支气管相通。当坏死组织或脓液阻塞细支气管，形成单向活瓣作用，产生张力性肺气囊肿。浅表的肺气囊若张力过高，可破溃形成气胸或脓气胸，并可形成支气管胸膜瘘。血源性金黄色葡萄球菌肺炎多发生于葡萄球菌菌血症患者。细菌栓子引起肺部多发的化脓性炎症病灶，进而发展成多发性肺脓肿，可侵及胸腔、心包，也可伴其他葡萄球菌引起的炎症，如脑膜炎、关节炎等。

四、临床表现、实验室检查及器械检查

金黄色葡萄球菌的临床表现随患者感染途径而异，经呼吸道吸入感染者较少见，大多发生于流感后。血源性途径感染者常以原发病灶表现和毒血症状为主。院内获得性肺炎多发于体质严重虚弱、气管切开、气管插管、使用免疫抑制药或近期做过手术的患者。

（一）典型表现

（1）急骤发病，全身中毒症状严重，寒战、高热、咳嗽、脓痰、脓血痰、呼吸困难、发绀等。

（2）病情发展迅速，神志改变、谵妄、昏迷甚至休克，多见于由肺外感染至血行播散者。

（3）院内感染出现在手术后监护病房及长期住院者，起病隐匿。呼吸道症状较轻、低热、咳嗽少量脓痰。病情变化快。

（4）血源性葡萄球菌肺炎继发于肺外感染的血行播散，全身中毒症状重，可找到原发病灶和其他部位感染的症状和体征。累及胸膜则发生脓胸。

（5）体征：早期局部呼吸音减低，可闻及干湿性啰音。并发脓胸则有叩诊浊音，呼吸音减弱或消失。有气胸则叩诊鼓音，呼吸音减弱或消失。

（6）实验室检查：外周血白细胞在 20×10^9/L 左右，有些病例可高达 50×10^9/L，中性粒细胞明显升高，有中毒颗粒、核左移现象。重症病例由于细菌分泌杀白细胞数导致白细胞计数减少。痰涂片革兰染色可见大量成堆葡萄球菌与脓细胞、白细胞发现球菌有诊断价值。痰、血及胸液培养葡萄球菌生长。血清胞壁酸抗体测定对早期诊断有帮助，血清抗体≥1：4 为阳性，特异性较高。

（7）X线表现：肺浸润、肺脓肿、肺气囊肿和脓胸、脓气胸为金黄色葡萄球菌肺炎的四大X线征象，在不同类型和不同病期以不同的组合表现。多发性小脓肿、肺气囊肿和脓胸、脓气胸为婴幼儿金黄色葡萄球菌肺炎的特征，且早期临床表现常与胸部X线表现不一致，即临床症状很重，而胸片表现不明显。但病变发展快，可于数小时发展成为多发性肺脓肿、肺气囊肿、脓胸，并可产生张力性气胸、纵隔气肿。

原发性感染者早期胸部X线表现为大片絮状、密度不均的阴影。可成节段或大叶分布，亦有成小叶样浸润，病变短期内变化大，可出现空洞或蜂窝状透亮区，或在阴影周围出现大小不等的气肿性大泡。栓塞性葡萄球菌肺炎的特征是在不相邻的部位有多发性浸润，浸润易形成空洞，这些现象表示感染源来源于血管内（如右侧心内膜炎或脓毒性血栓性静脉炎）。通常，血源性感染者胸部X线表现呈两肺多发斑片状或团块状阴影或多发性小液平空洞。血源性葡萄球菌肺炎早期在两肺的周边部出现大小不等的斑片状或团块状阴影，边缘清楚，有时类似转移癌，但随病情发展，病灶周边出现肺气囊肿，并迅速发展成肺脓肿。

（二）非典型表现

（1）一些经血行感染者找不到原发病灶。

（2）部分患者亚急性起病，肺炎症状不典型。

（3）老年患者及有慢性基础疾病患者及某些不典型病例，呈亚急性经过，起病较缓慢，症状较轻，低热，咳少量脓性痰，有时甚至无临床症状，仅在摄胸片时发现肺部点状或边缘模糊的片状阴影。有时虽无呼吸系统症状及高热，而患者已发生中毒性休克，出现少尿、血压下降。

（4）有些金黄色葡萄球菌肺炎还可出现类似吉兰－巴雷综合征和多发性肌炎的肺外并发症表现。少数病例因出现腹痛被误诊为阑尾炎。

（5）影像学上有些肺上叶的病变易误诊为结核。

五、诊断和鉴别诊断

根据典型临床表现、X线征象、呼吸道分泌物涂片及培养，加上患者有金黄色葡萄球菌肺炎的易感因素，可做出诊断。但本病早期临床表现与X线改变不符合，病原学检查虽是确诊的依据，但需要一定的时间，也存在着敏感性和特异性的问题，早期诊断常有困难。X线检查随访追踪肺部病变动态变化对诊断有帮助。临床上应与其他疾病相鉴别。

1. 其他细菌性肺炎　如流感杆菌、肺炎克雷白菌、肺炎链球菌引起的肺炎。根据病史、症状、体征、胸部X线等检查可做出初步判断，但最终鉴别需病原学检查。

2. 肺结核　上叶金黄色葡萄球菌易与肺结核混淆，尤其是干酪性肺炎，二者无论是症状体征及影像学检查均相似。此外，发生于下叶的不典型肺结核也易误诊为金黄色葡萄球菌肺炎。应通过仔细询问病史、相关实验室检查以及对治疗的反应进行鉴别。

3. 真菌性肺炎　医院内获得性真菌性肺炎与金黄色葡萄球菌肺炎患者有相似的易感因素，症状体征及影像学改变区别不大，临床上判别有困难。确诊依赖于病原学诊断。

4. 其他非感染性疾病　发生于肺的其他非感染性疾病如肺肿瘤、肺栓塞、肺血管炎等疾病也可出现发热、外周血白细胞升高、胸部X线见肺浸润影，需通过病史及相关辅助检查进行鉴别。

六、治疗

（一）抗菌药物治疗

应根据痰培养及药物敏感试验结果选用抗生素。

（1）甲氧西林敏感的金黄色葡萄球菌（MSSA）治疗：可选用耐青霉素酶的半合成青霉素或头孢菌素，如苯唑西林、氯唑西林、头孢唑啉、头孢呋辛，也可选用克林霉素、复方磺胺甲噁唑（SMZco），联合使用阿米卡星、磷霉素、夫西地酸钠、利福平、氟喹诺酮类等药物。由于医院获得性感染多为耐多药菌株，治疗时不宜选用β－内酰胺类、林可霉素类、氟喹诺酮类及SMZco。

（2）MRSA的治疗

1）糖肽类药物：可选用万古霉素，成人剂量为1.0g/次，1次/12h缓慢静脉滴注。也可选去甲万古霉素，成人0.8～1.6g/天，分2～3次缓慢静脉滴注。或替考拉宁0.4g/次，首3次剂量每12h静脉给药1次，以后则0.4g/天。两种药物的作用机制相似，在体外替考拉宁较万古霉素容易产生诱导耐药。常用剂量下替考拉宁的肾毒性低于万古霉素，其半衰期为40～70h，每天一次给药方案为门诊治疗提供了方便。

2）噁唑烷酮类：利奈唑胺，成人0.6g/次，1次/12h，静脉或口服。最常见的不良反应为腹泻、头痛、恶心。

3）甘氨酰四环素类：替加环素，起始剂量为0.1g，以后50mg，1次/12h。

（二）体位引流

脓气胸应尽早胸腔置管引流。肺脓肿应嘱患者按病变部位和全身情况做适当体位引流。

（三）其他

营养支持等均十分重要。伴随葡萄球菌心内膜炎患者在抗菌治疗症状改善后应尽早进行心脏赘生物的手术治疗。

1. 治疗矛盾　如下所述。

（1）临床上有50%以上的肺炎患者找不到病原体，许多葡萄球菌肺炎患者早期临床表现并无特异性，因此在病原学诊断前或药敏结果未获得前决定是否要选用针对葡萄球菌的经验性抗菌治疗有一定困难，尤其是否选用针对 MRSA 的治疗药物更难下决心。不选怕耽误治疗，影响疾病预后；轻易用药又造成抗生素滥用，且增加了医疗费用。

（2）对于 MRSA 肺炎尤其是伴有心内膜炎的重症患者，宜选用杀菌剂如万古霉素治疗。但如这些患者同时伴有肾功能不全时，则使用这种药物有风险。

（3）h-VISA 与万古霉素耐药菌的出现，会导致万古霉素治疗失败。但临床常规病原学检测很少进行 h-VISA 及 MBC 的测定。

2. 对策　如下所述。

（1）MRSA 不是社区获得性肺炎（CAP）的常见病原体，对 CAP 的患者应采用常规的方案进行治疗。只有对于那些有葡萄球菌感染的高危因素、治疗反应差或从血液、痰或胸水中培养出 MRSA 的患者才改用万古霉素进行治疗。同时应该记住，痰培养出的 MRSA，可能是定植菌而非致病菌。

（2）对于肾功能不全的患者，使用万古霉素、替考拉宁均需调整剂量，或改用其他对肾损害小的药物如利奈唑胺等。

（3）万古霉素 MIC 在敏感范围上界（$1 \sim 2\mu g/mL$），如果仍选用万古霉素，可考虑联合应用利福平、夫西地酸或磷霉素等，也可改用其他种类的药物。还应掌握万古霉素应用的指征，积极预防耐药性的产生。美国疾病预防控制中心建议万古霉素应用的指征为：

a. 耐 β-内酰胺类革兰阳性菌引起的严重感染。

b. 革兰阳性菌感染，但对 β-内酰胺类抗生素严重过敏者。

c. 甲硝唑治疗失败或严重的抗生素相关性结肠炎。

d. 美国心脏协会推荐在某些特定的阶段，用于心脏病的预防。

e. 假体材料或装置的植入手术中，MRSA 或 MRSE（耐甲氧西林表皮葡萄球菌）感染的发生率较高，在操作过程中的预防用药。

七、预后

葡萄球菌肺炎的预后通常与感染菌株的致病力、患者的基础状态、肺部病变范围、诊断和治疗是否及时和正确，以及有无并发症如菌血症、心内膜炎、脑膜炎等均有密切关系。其病死率为 10%～30%，年龄大于 70 岁的患者病死率为 75%。痊愈患者中少数可遗留支气管扩张等。

（戚　明）

第三节　军团菌肺炎

一、概述

军团菌肺炎（Legionnaries' pneumonia）是指由军团杆菌引起的细菌性肺炎。军团菌属由 40 多种组成，但只有不到一半可引起人类疾病，最常见的致病菌是嗜肺军团菌（L. pneumophila）。我国自 1982 年在南京发现首例患者以来，发病例数日益增多，已受到普遍关注。军团菌肺炎在非典型肺炎中是病情最重的一种，未经有效治疗者的病死率可高达 45%。军团菌致病几乎遍及全球，夏末秋初为高发季节，男性多于女性，任何年龄人群均可发病。孕妇、老年人、器官移植、免疫抑制药治疗、长期住院，以及免疫功能低下的慢性阻塞性肺疾病患者为好发人群。军团菌为水源中常见的微生物，并可以气溶胶的方式传播和感染人群。超声雾化设备、空调系统、冷却和暖水管道是该菌极易繁殖的场所。因此，暴发流行多见于医院和旅馆等公共场所。本病病死率为 5%，免疫缺陷者为 20%。军团菌肺炎的散发病例占社区获得性肺炎（CAP）的 2%～15%，医院内感染性肺炎的 1%～40%。

二、病因

军团菌属水生菌群，存在于天然淡水、人工管道水及泥浆水中，在蒸馏水、河水、自来水中的存活时间分别是 3~12 个月、3 个月、1 年。军团菌至今已分离出 40 多种，其中至少 19 种可致肺炎，并有 60 余种血清型，但可引起人类肺炎的军团菌最多见的为嗜肺军团菌、米克戴德军团菌和博杰曼军团菌，其中嗜肺军团菌有 15 个型，以 1、6、4、12 等血清型致病最多见。吸烟、原有慢性肺部疾病和免疫功能低下者（尤其是使用糖皮质激素）是产生军团菌肺炎的三大危险因素。

三、发病机制

（一）基本发病机制

军团杆菌在分类学上是一种独特的需氧革兰染色阴性杆菌，无荚膜，在普通培养基上不生长，属于细胞内寄生菌。当人吸入污染有嗜肺军团菌的气溶胶后，细菌可直接穿入呼吸系统细支气管和肺泡，先附着于吞噬细胞或中性粒细胞，然后进入细胞内形成吞噬小体，进行繁衍，直到细胞破裂，产生一些淋巴与细胞毒性因子，引起肺损害。另外，军团菌还可直接产生和释放各种毒素和酶，引起肺的持续性损害。如外毒素可溶解细胞；内毒素如脂多糖能阻止吞噬体与溶酶体的融合；毒素类物质可损害单核-巨噬细胞的杀菌功能；磷脂酶可影响细胞内第二信使的形成，从而抑制吞噬细胞的活化；蛋白激酶能影响吞噬细胞的活化和杀菌功能；蛋白酶能灭活白细胞介素-2 和裂解人 T 细胞表面 CD_4，从而干扰 T 细胞活化和功能的发挥。本病的病变分布范围、破坏程度取决于宿主的抵抗力、病原菌的毒力及感染的剂量，可表现为支气管肺炎，大叶性肺炎，空洞形成。军团菌感染也可表现为无肺炎特征的急性自限性流感样疾病——庞蒂亚克热。

（二）非典型表现发病机制

由嗜肺军团菌引起的肺炎，以肺部感染为主，还可合并肺外多系统受损。军团菌进入肺终末细支气管和肺泡后产生炎症反应，细菌可逆行至较大的细支气管及大气道，也可扩展至肺间质、胸膜、淋巴管，还可能随淋巴管进入循环而形成全身感染。经菌血症播散军团菌可侵入肝、脑、甲状腺、胰、周围肌肉、睾丸、前列腺与心脏。多表现在胃肠道、肾脏、神经系统，少数病例可发生肝脏损害、心包炎、局灶性心肌炎、肛周脓肿、皮肤黏膜改变等。

四、病理

（一）肺内病理改变

急性期为纤维素性化脓性肺炎，急性后期表现为机化性肺炎。肺急性期病变主要分为两型，Ⅰ型为急性纤维素性化脓性肺炎（95%），以大量纤维素渗出、嗜中性白细胞崩解、细胞碎片及巨噬细胞为主；Ⅱ型为急性弥散性肺泡损伤，病变中可见肺泡上皮增生、脱屑及透明膜形成。与一般大叶性肺炎不同的是，同时出现的纤维素性化脓性支气管炎以及炎性渗出物中单核细胞及巨噬细胞明显。病变分布常为大叶和小叶病变混合存在。肺后期病变表现为，渗出物和透明膜机化及间质纤维化严重者可导致蜂窝肺。肺血管病变主要侵犯肺肌性动脉，病变呈灶状分布，为浆细胞、淋巴细胞和组织细胞浸润的非坏死性血管炎，可有内膜纤维化，也可形成动脉瘤。

（二）肺外病理改变

肺外病理改变分为炎症性病变、感染中毒性病变及继发性病变。包括多脏器脓肿形成、间质性肾炎、肾小球肾炎、肌溶解、肌炎以及化脓性纤维素性心包炎等。但军团菌肺炎病理组织学改变没有绝对特异性，因此必须结合病原学检查或其他有肯定意义的检测，才能做出正确诊断。

五、临床表现

（一）症状

1. 常见症状　军团菌感染系全身性疾病，临床表现多样，轻者仅有流感样症状（pontiac 热），重者则表现为以肺部感染为主的全身多脏器损害。军团菌肺炎的潜伏期为 2~10 天，有前驱症状，如乏力、嗜睡、发热，1～2天后症状加重，出现高热、寒战、头痛、胸痛、咳嗽（干咳为主），可伴少量血性痰，重者可有呼吸困难。

2. 非典型症状　非典型症状主要是累及肺外器官所造成的肺外表现，如累及消化道可出现腹泻，呈水样便，无血及黏液，偶有剧烈腹泻伴腹痛、恶心、呕吐，重症者出现胃肠功能衰竭，甚至胃穿孔，偶有肝大、腹膜炎、肛周脓肿及阑尾脓肿。如累及神经系统可出现精神错乱、谵妄、幻觉、定向力障碍、震颤及昏迷，头痛多较重，常见于前额，罕有癫痫发作。此外部分患者出现血尿、急性肾功能衰竭、关节痛、感染性心内膜炎、心包炎、血小板减少性紫癜，偶有溶血性贫血，皮肤损害表现为多形性红斑、弥散性丘疹、皮下组织感染等。

（二）体征

1. 常见体征　急性面容，高热，相对缓脉，早期患者胸部体征有湿啰音，部分病例可闻及哮鸣音，而仅有部分患者叩诊出现异常浊音界，但实变体征少见。呼吸频率增快，严重者可出现呼吸困难和发绀。

2. 非典型体征　有肺外损害的患者可出现相应受损脏器的体征：有胃肠道损害者可有腹部压痛甚至反跳痛，出现胃肠道穿孔者可有板状腹，腹部压痛反跳痛明显；有肝损伤者可发现肝大甚至皮肤黏膜黄染，出现血尿或急性肾衰竭者可出现肾区叩压痛；神经系统受损者可有生理反射异常，并出现阳性的病理反射等。

六、实验室检查

（一）常见表现

（1）外周血白细胞明显升高，血沉增快，低钠血症常见。

（2）临床标本中分离培养出军团杆菌可获得可靠的诊断，目前标准培养基为活性炭酵母浸膏琼脂培养基（BCYE）；但由于军团菌生长条件要求严格，目前培养的阳性率较低。

（3）细菌抗原及DNA检测，对早期快速诊断有重要意义，如应用直接荧光抗体对痰、胸水、气管抽吸物等临床标本直接进行染色，具有高度特异性，但阳性率不高；尿抗原测定是最重要的早期诊断方法之一，国外报告发病3天后80%的军团菌肺炎患者可以用放射免疫法或酶联免疫法检测出尿军团菌抗原，特异性100%，取浓缩尿可提高敏感性。应用PCR技术检测军团菌DNA，其敏感性和特异性均很高，但应注意假阳性问题，目前主要用于流行病学研究。

（4）血清特异性抗体检测，为目前应用最广的诊断方法，IgM抗体通常在感染后1周左右出现，而IgG抗体在发病2周后开始上升，1个月左右达到高峰。诊断标准为双份血清抗体滴度呈4倍或以上增高，或间接荧光抗体（IFA）≥1：128，或试管凝集试验（TAT）抗体≥1：160，或微量凝集试验（MAA）抗体≥1：64。

（二）非典型表现

部分严重患者可出现肝肾功能损害的实验实异常改变，如蛋白尿、转氨酶升高等，少数病例有黄疸。

七、器械检查

（一）常见表现

胸部X线片改变缺乏特异性，主要为肺实质性浸润阴影，少数病例在早期呈间质性浸润阴影。通常为弥散性斑片状阴影，亦可为结节状、条索状或网状阴影，见于单侧肺段或肺叶，重症可出现多叶受累，少数有空洞形成。部分患者（约1/3）有胸液，单侧多见。个别病例伴少量心包积液。

（二）非典型表现

X线异常改变迟于临床症状表现，且肺部病灶吸收较一般肺炎缓慢，达1～2个月，其特征之一为临床治疗有效时X线病变常继续进展。少数病例有肺纤维化的表现。

八、诊断

军团菌肺炎临床表现复杂多样、缺乏特异性，而一般细菌培养基中军团菌又不生长，因此应结合患者的综合情况进行诊断。特异性实验室检查是诊断军团菌肺炎的重要依据，但如遇到以下肺炎情况时应考虑由军团菌引起的可能：①用青霉素、头孢菌素、氨基糖苷类抗生素治疗无效时。②痰革兰涂片仅见大量白细胞，罕见细菌时。③腹泻与精神神经症状一并出现时。④低钠血症（排除其他原因）。⑤在肺部阴影多变情况下伴有少量胸腔积液者。

1992 年 4 月，中华医学会呼吸病分会制定了军团肺炎的试行诊断标准，附录如下。

军团菌肺炎是一种革兰阴性杆菌－军团杆菌引起的肺部炎症。诊断军团菌肺炎的主要依据如下。

（1）临床表现：发热、寒战、咳嗽、胸痛等呼吸道症状。

（2）胸部 X 线片具有炎症性阴影。

（3）呼吸道分泌物、痰、血或胸水在活性酵母浸膏琼脂培养基（BCYE）或其他特殊培养基培养，军团菌生长。

（4）呼吸道分泌物直接免疫荧光法检查阳性。

（5）血间接荧光法（IFA）检查前后两次抗体滴度呈 4 倍或以上增高，达 1：128 或以上；血试管凝集试验（TAT）检测前后两次抗体滴度呈 4 倍或以上增高，达 1：160 或以上；血微量凝集试验检测前后两次抗体滴度呈 4 倍或以上增高，达 1：64 或以上。

凡具有（1）、（2），同时又具有（3）、（4）、（5）项中任何一项者诊断为军团菌肺炎。

注：对于间接荧光抗体试验或试管凝集试验效价仅一次增高（IFA＞1：256，TAT＞1：320），同时有临床及胸部 X 线片炎症表现的病例可考虑为可疑军团菌肺炎。

九、鉴别诊断

（一）常见表现鉴别诊断

应排除其他原因的肺炎，如其他细菌引起的肺炎、支原体肺炎、鹦鹉热、肺炎衣原体肺炎、Q 热、流行性感冒、病毒性肺炎、肺结核、结核性胸膜炎等。

（二）非典型表现鉴别诊断

有明显神经精神症状和严重呕吐、腹泻者，应与中枢神经系统感染及急性胃肠炎相鉴别。

十、治疗

（一）药物治疗

军团菌肺炎为胞内感染，因此，治疗以红霉素为首选，疗效可靠，视病情 0.5～1.0g/次，1 次/6～8h，总剂量 2～4g/天（儿童每日 50mg/kg）。其他可供替换的药物有四环素（每次 500mg，1 次/6h）、米诺环素或多西环素（每次 100mg，1 次/12h）；利福平可作为重症肺炎的联合治疗药物（每次 600mg，1 次/12h），此药因易产生耐药性而不应单独使用。近年来，国外应用氟喹诺酮类抗菌药物治疗军团菌肺炎获得良好疗效，如环丙沙星（每次 400mg，1 次/8h）、氧氟沙星（每次 400mg，1 次/12h）、培氟沙星、左氧氟沙星（500mg/天）等。新型大环内酯类抗生素有更强的抗菌活性和更好的药代动力学特性，今后有望替代红霉素，如克拉霉素（每次 500mg，1 次/12h）、阿奇霉素（每次 500mg，1 次/24h）和罗红霉素（每次 300mg，1 次/12h）。也有作者应用亚胺培南（每日 1～2g）、复方新诺明（每日 2～3g）和克林霉素治疗成功的报道。抗生素治疗在开始 5～7 天宜静脉给药（红霉素易引起静脉炎，静脉给药时为每日 1.0～1.5g），以后改为口服，疗程 10～14 天，对免疫功能低下者不少于 3 周，有肺脓肿或空洞者需 3～4 周或更长。

（二）其他治疗

诸如降低体温、止咳、化痰，以及加强呼吸道引流等措施。

（三）少见症状的治疗

由于部分军团菌病患者病程中可出现神经、精神症状，腹泻、低钠血症等症状，因此针对这些临床症状应积极给予恰当治疗，如纠正低氧血症、纠正低钠血症等电解质和酸碱平衡紊乱，积极抢救休克、呼吸衰竭、DIC 等；胸腔积液量多时，可穿刺或插管引流。急性肾功能衰竭时，应做血液透析治疗。一般不提倡使用肾上腺皮质激素。

十一、预后

免疫功能正常者病死率5% ~30%，免疫功能低下者达80%，多死于呼吸衰竭、多器官功能衰竭。早期诊断和治疗者病死率可下降 3 ~4 倍，因此早期诊断和治疗十分重要，早期正确治疗者肺功能可完全恢复正常，少数遗留肺纤维化。

（戚 明）

第四节 克雷白杆菌肺炎

一、概述

克雷白杆菌肺炎（Klebsiella pneumoniae pneumonia）是肺炎克雷白杆菌引起的急性肺部炎症，亦称肺炎杆菌肺炎或 Friedlander 肺炎。

肺炎克雷白杆菌呈全球性分布，是革兰染色阴性杆菌肺炎的最重要致病菌。其占革兰染色阴性杆菌感染的比例，在社区获得性肺炎中为18% ~64%，医院内感染为30%。

大多数克雷白杆菌所致的下呼吸道感染发生年龄在 40 岁以上（平均年龄在 52 岁），其中男性占90%，与种族、地理位置或季节变换无关。社区获得性肺炎克雷白杆菌肺炎在过度疲劳的中年人和酗酒的老年人中多见。医院内感染则主要为成人或儿童，婴儿多见，常为新生儿重症监护病房及免疫功能低下的住院患者。

近年来，肺炎克雷白杆菌的耐药率已显著上升，对第四代头孢菌素 β - 内酰胺酶抑制药复合物也呈升高趋势。目前，在西班牙肺炎克雷白杆菌对第三代头孢菌素的耐药率为 20%，美国肺炎克雷白杆菌对第三代头孢菌素的耐药率约占 20%，我国克雷白杆菌属对第三代头孢菌素的耐药率为29% ~47%。

二、病因和发病机制

克雷白菌属属于肠杆菌科家族中的成员克雷白族。其命名来自 19 世纪一德国微生物学家 Edwin Klebs。克雷白杆菌生物学上分为 7 个亚种，肺炎克雷白杆菌是该属中临床上最重要的物种。

宿主抵抗细菌入侵的防御机制包括多形核粒细胞的吞噬作用和大多由补体介导的血清杀菌作用。补体的激活有经典途径和替代途径，后者不需要针对细菌抗原免疫球蛋白存在，是针对肺炎克雷白杆菌的主要激活途径。

克雷白杆菌通过几种途径逃脱宿主先天的免疫机制。荚膜由复杂的酸性多糖组成，这一粗厚的层状结构可避免多形核粒细胞的吞噬。另外，通过抑制补体成分特别是 C3b 的激活，荚膜也可避免血清因子的杀菌作用。细菌分泌的多种黏附分子，可使微生物吸附到宿主细胞。脂多糖通过激活补体，导致 C3b 选择性地在远离细菌细胞膜的脂多糖分子上沉积，从而抑制膜攻击复合物的形成，避免了膜损害和细菌死亡。细菌能通过分泌高亲和力低分子量的铁螯合物，有效地抑制宿主蛋白对铁的利用。

克雷白杆菌在自然界普遍存在，在人类中其在皮肤、咽部或胃肠道形成菌落，也可在无菌的伤口和尿液中形成菌落。

导致菌落形成和感染的因素包括如下方面。

1. 呼吸道与机体防御机制受损 上皮细胞间纤维连接蛋白和气道内免疫球蛋白 IgA 具有防止细菌黏附的功能，在疾病状态下，这些物质被白细胞产生的蛋白酶所破坏，上皮细胞表面的受体暴露，使细菌易于黏附。气管插管可直接损伤咽喉部，且跨越了咽喉部这一重要的防御屏障。气管插管还可削弱气道纤毛清除系统和咳嗽机制，抑制吞咽活动，易使胃液反流至气道，加重对上皮的破坏，使细菌更易黏附定植。

2. 口咽部定植菌随分泌物吸入下呼吸道 口咽部细菌定植与疾病严重程度、抗生素应用、胃液反流、大手术、基础疾病如慢性阻塞性肺疾病等相关。病情越重，定植率越高。一旦有细菌定植，口咽部菌群的误吸，再加上肺部正常清除机制的障碍，可导致肺部感染的发生。

3. 鼻旁窦、食管、胃内细菌等的微量误吸 胃是口咽部革兰阴性定植菌的主要来源。胃液 pH 与医院获得性肺炎发生率直接相关，pH < 3.4，医院获得性肺炎发生率为 40.6%；pH > 5.0，医院获得性肺炎发生率则达 69.2%。

4. 细菌生物被膜形成 近年来随着新型生物材料应用的增多，同位素标记研究显示，73% 气管插管导管中发现含有细菌生物被膜（biofilm，BF），其中 29% 为需氧革兰阴性菌，而且细菌浓度达 10^5 cfu/mL。

三、病理

肺部病变为大叶或小叶融合渗出性炎症，渗出液黏稠，可引起肺组织坏死液化形成脓肿，侵犯胸膜发生脓胸。急性期多见胸膜表面有纤维素性渗出，镜下可见肺泡壁充血肿胀，肺泡渗出液黏稠，还可见到肺泡壁坏死，有实质破坏及脓肿形成。慢性期患者有多发肺脓肿伴肺实质显著纤维化，胸膜增厚及粘连。

四、临床表现

常起病急骤，常有咳嗽、胸痛、呼吸困难、发热和寒战。典型的痰液为黏稠血性，黏液样或胶冻样，临床描述为无核小葡萄干性胶冻样痰，量大，有时可发生咯血。社区获得性肺炎与其他肺炎不同，表现为肺的毁损性改变，病情重，起病急，早期即可表现为显著的中毒症状，衰竭和低血压，体温超过 39℃，发生肺脓肿、空洞、脓胸和胸膜粘连的概率增加。医院内感染的症状和其他病原菌感染的类似，临床表现危重。可有呼吸急促和肺实变体征，典型的累及肺上叶中的一叶，社区获得性肺炎常为单侧胸部体征，大多数在上叶。明显的坏死性肺炎或肺不张可引起肺容积明显减少，引起患侧膈肌抬升、呼吸运动减弱。

五、实验室检查

1. 血常规 通常血白细胞计数增多，中性粒细胞核左移，但有时可正常或减少。如发生粒细胞减少，提示预后恶劣。白细胞增多持续存在提示肺脓肿形成。

2. 肝功能检查 肝功能异常或黄疸可见，可能与慢性酒精性肝病有关。

3. 血清学检查 此项检查对克雷白杆菌感染的诊断无用，必须进行病原学检查。

4. 病原学检查 克雷白杆菌典型表现为短粗革兰染色阴性杆菌，通常由荚膜包围表现为透亮区，由于有一很大的多糖荚膜，其菌落表现为非常黏稠。病原菌的鉴别依赖细菌培养，包括呼吸道标本培养、血培养、胸腔积液培养、保护性毛刷纤维支气管镜检查或肺泡灌洗液等。克雷白杆菌是微需氧菌，无须特殊培养条件，可在大多数普通培养基中生长。

耐药检测：检测 ESBL 的方法是根据底物和抑制剂特征设计的，NCCLS 规定同时检测头孢他啶（CAZ）和头孢噻肟（CTX）及其加克拉维酸（CA）的复方制剂以提高检出率。由于 CA 市面难以买到并极不稳定，目前国内难以推广。同时检测头孢他啶（CAZ）和头孢噻肟（CTX）、头孢吡肟和氨曲南（AZT），只要这四种药物中两种以上抑菌圈直径达可疑标准即可考虑在检测报告单上提示该菌为产 ESBL 的菌株。叶惠芬等人得出纸片扩散确证法和双纸片协同法检出率相似，但双纸片协同法的缺点是纸中心间距不好控制，EtestESBLs 初筛试条检测 ESBLs 有一定局限性，纸片扩散确证法适合临床常规测定。杨玉林等人认为 ESBLs 测定复方阿莫西林和头孢曲松（或头孢他啶）之间的距离以 15mm 为最佳，底物亦可选择两种以上第三代头孢菌素，以提高 ESBLs 的阳性检出率。孙长贵等人则认为三维试验检测敏感性最高，达 95.6%，双纸片协同试验为 86.7%，双纸片增效试验以头孢曲松和头孢噻肟为底物检出率相同，其敏感性与双纸片协同试验相近为 84.4% 而以头孢他啶为底物敏感性则为 77.1%。关于仪器法，周铁丽等人检测了 48 株肺炎克雷白菌中有 24 株 ESBLs 为阳性，用纸片协同法对照结果一致。检测 102 株大肠埃希菌中，仪器检出 41 株阳性，纸片协同法对照也为阳性，但仪器检测的 61 株阴性菌中，纸片协同法对照有 19 株为阳性。还认为 VITEK AMS 检测 ESBLs 虽然特异性好，但灵敏度低，易造成漏检。

六、器械检查

X 线检查：与其他革兰阴性杆菌比较，克雷白杆菌肺炎的胸部 X 线表现独特。典型的为肺叶实变，常发生在上叶中的一叶，多在右侧，但下叶受累并不少见，50% 患者累及多个肺叶。受累肺叶特征性的放射学表现为凝胶样沉重的痰液引起的叶间裂下垂，但这种表现在其他细菌如流感杆菌、某些厌氧菌、结核杆菌感染也可见到。胸腔积液、脓胸、脓肿形成和胸膜粘连也可见。肺脓肿发生率为 16%～50%，如有空洞形成，特别是存在单侧坏死性肺炎的情况下，应高度怀疑存在克雷白杆菌的感染。在对抗生素治疗无效或疗效欠佳的情况下应进行胸部 CT 检查。可发生于任何肺叶，表现为大叶阴影，密度均匀或有透亮区，病灶肺叶体积增大，叶间裂外凸征。也可表现为斑片状及融合阴影，病灶密度不均匀，边缘模糊，可合并胸腔积液。Moon WK 认为克雷白杆菌肺炎表现实性和没有边缘的大小不等的空腔，其实质均是大小不等的脓腔，只是坏死组织和痰液黏稠不易咳出，才表现为大片状均质实性密度影。

影像学表现可分三类型：①单纯肺纹理增多，模糊，这一组与一般的支气管炎难以鉴别，很难做出诊断。②单发的较其他肺炎清晰的大片状、蜂窝状、团片状实变影或伴有液化坏死。累及右上肺叶胸 X 线呈"叶间裂下坠"，于卧位胸片此征象不能显示，而表现为右上肺贴近水平裂的大片状模糊影，水平裂下缘清晰，位置不上移，CT 表现为肺斜裂后突呈"钟乳石征"，增强后病灶呈散在斑片状、条状不规则强化。③多病灶累及多肺叶呈弥散分布较其他肺炎清晰的大片状、蜂窝状、团片状实变影或伴有液化坏死。

七、诊断

（1）临床起病急，高热、寒战、胸痛，痰液黏稠不易咳出，典型者可呈砖红色、黏稠血性果酱样。多为老年人、体弱、免疫力低下者。尤其是患有慢性消耗性疾病、长期酗酒和长期使用糖皮质激素的患者。一旦出现肺部多发脓肿和节段性肺炎，应用氨苄西林无效（此菌对氨苄西林天然耐药），应注意此病可能。

（2）在影像学上单发的较其他肺炎清晰的大片状、蜂窝状、团片状实变影或伴有液化坏死是较典型的影像特点。累及右上肺叶胸 X 线表现为右上肺贴近水平裂的大片状模糊影，"叶间裂下坠"，于卧位胸片此征象不能显示，而表现为右上肺贴近水平裂的大片状模糊影，水平裂下缘清晰，位置移位不明显。CT 表现为肺斜裂后突呈"钟乳石征"。增强后病灶有散在斑片状、条状不规则强化。弥散分布病灶可有单发病灶的特点，此类患者较前两类患者体弱、病情重。可伴有少量胸水及胸膜增厚。

（3）克雷白杆菌肺炎的影像表现与其他细菌性肺炎相同，仅根据影像鉴别诊断困难，有赖于细菌学检查鉴别。但结合临床和影像学上的典型表现，对部分典型病例可做出正确诊断。

八、鉴别诊断

社区获得性肺炎克雷白菌肺炎主要与肺炎链球菌肺炎、军团菌肺炎鉴别。医院内感染应与假单胞菌感染、不动杆菌感染、沙雷菌感染鉴别。主要鉴别依据为病原学检查结果。

九、治疗

（一）抗生素治疗

及早使用有效抗生素是治愈的关键。因克雷白杆菌耐药率较高，目前病死率仍在 20% 左右。

1. 头孢菌素和氨基糖苷类抗生素为首选药物　对重症患者多采用一种头孢菌素和一种氨基糖苷类抗生素联合治疗。头孢菌素首选第三代，常用药物有头孢拉啶、头孢曲松、头孢哌酮。氨基糖苷类可用阿米卡星。氨基糖苷类抗生素在支气管分泌物内的浓度仅为血浓度的 5% ~ 40%，且不易透过稠厚的痰液，因而影响疗效。也可用哌拉西林，分次给药或与氨基糖苷类合用。氟喹诺酮类抗生素如环丙沙星、氧氟沙星有较好效果。亚胺培南 - 西司他丁、氨曲南、替卡西林 + 棒酸也有较好效果。

2. 治疗矛盾和对策　以往氨基糖苷类药物与 β - 内酰胺类药物合用曾作为治疗肺炎克雷白杆菌感染的一线药物。但近年来国外的分子生物学研究发现氨基糖苷类抗菌药物钝化酶可修饰抗菌药物分子中某些保持抗菌活性所必需的基团，使其与作用靶位核糖体的亲和力大为降低，导致耐药的产生。这些钝化酶包括氨基糖苷酰基转移酶、氨基糖苷腺苷转移酶或氨基糖苷核苷转移酶和氨基糖苷磷酸转移酶等。这些酶的决定簇即使在没有明显遗传关系的细菌群间也能传播，一种药物能被一种或多种酶修饰，而几种氨基糖苷类药物也能被一种酶所修饰，因此，不同的氨基糖苷类药物间存在不完全的交叉耐药性。氨基糖苷类药物耐药主要有 aac（3）Ⅰ、aac（3）Ⅱ、aac（3）Ⅲ、aac（3）Ⅳ、aac（6′）Ⅰ、aph（3′）Ⅵ、ant（3″）Ⅰ、ant（2″）Ⅰ 8 种修饰酶基因。此外细胞膜的通透性降低、细菌的主动外排、核糖体结合位点的改变也可影响氨基糖苷类药物的敏感性。

氟喹诺酮类药物同样应用于肺炎克雷白杆菌肺炎治疗，氟喹诺酮类药物可抑制 DNA 拓扑异构酶活性，阻止 DNA 复制、修复，染色体分离、转录及其他功能，从而发挥杀菌作用。DNA 拓扑异构酶Ⅱ又常称为 DNA 旋转酶，其基因突变可引起耐药。大肠埃希菌 gyrA 基因序列上，残基 67 ~ 106 区域常发生突变，因而命名为喹诺酮类药物耐药区（QRDR）。gyrA 突变可造成对喹诺酮类中所有药物交叉耐药。DNA 拓扑异构酶Ⅳ的改变，产生对药物的低水平耐药。当拓扑异构酶Ⅱ、Ⅳ均发生变化，则耐药程度更大。因此临床治疗效果欠佳时，应注意交叉耐药存在，及时调整药物。

（二）对症和支持治疗

包括保持呼吸道通畅、祛痰、止咳、给氧，纠正水、电解质和酸碱失衡，补充营养等。

（戚　明）

第五节　大肠埃希菌肺炎

一、概述

大肠埃希菌（Escherichia coli，简称大肠杆菌）肺炎是大肠杆菌引起的肺部感染。在社区获得性革兰阴性杆菌肺炎中发病率仅次于肺炎克雷白杆菌，也是医院内获得性肺炎的主要致病菌之一，占革兰阴性杆菌肺炎的 9% ~ 15%。

大肠杆菌肺炎多发生在住院的衰弱患者，以迅速发展的融合性肺实变、坏死、空洞形成为其特点，常引起脓胸。

二、病因和发病机制

大肠杆菌革兰染色阴性，直短杆状，多数有鞭毛，能运动，某些菌株有荚膜（微荚膜）和周身菌毛。该菌兼性厌氧，营养要求不高，在普通营养琼脂上生长良好，形成较大的圆形、光滑、湿润、灰白色的菌落，在血琼脂上某些菌株可产生溶血，在肠道选择培养基上可发酵乳糖，形成有色菌落。本菌能发酵多种糖产酸产气。

本菌的 K 抗原和菌毛与侵袭力有关。K 抗原能抗吞噬,并有抵抗抗体和补体的作用。大肠杆菌的细胞壁有内毒素活性,其毒性部位在脂类,与所有革兰阴性杆菌产生的内毒素一样,具有内毒素所特有的、相似的病理生理作用,如引起发热、休克、DIC 等。

大肠杆菌是医院内免疫功能低下患者并发革兰阴性杆菌肺炎中常见致病菌之一。大肠杆菌多来自胃肠道感染或泌尿生殖系统感染灶经血源播散到肺部而发生肺炎,少数系由口腔或医院污染源吸入而致病。多数患者原有慢性肺部疾病、糖尿病、肾盂肾炎、胸腹部大手术、全身麻醉或意识障碍,以及长期使用多种抗生素而致菌群失调。

三、病理

大肠杆菌肺炎主要呈现肺下叶的支气管肺炎改变,以两侧病变多见。病程 6 天以上者常有肺小脓肿、胸腔积液甚至脓胸改变。炎症累及气管 - 支气管黏膜较少,肺泡内由浆液和中等量的单核细胞填充。病程早期红细胞渗出多见,后期可见中性粒细胞、巨噬细胞等。可见肺泡壁增厚和坏死病变。部分病例可伴有大肠杆菌引起的胆囊炎、肾盂肾炎或脑膜炎等病变。

四、临床表现

(一)症状

1. 常见症状　可表现为寒战、发热、咳嗽、咳痰、胸痛、呼吸困难和发绀等。痰常为黏稠或脓性,可有腥臭味。常伴有胃肠道症状如恶心、呕吐、腹痛、腹泻,严重病例有意识障碍和末梢循环衰竭等。

2. 非典型症状　部分病例可伴有肌痛和胃肠道症状,如恶心、呕吐、腹痛、腹泻等。严重病例可有嗜睡等意识障碍和末梢循环衰竭。

(二)体征

肺部体征可有双侧下肺呼吸音减低并有湿啰音,肺部实变体征少见。40% 患者可伴发脓胸并可见相应体征,多发生在病变严重的一侧。

五、实验室检查及器械检查

1. 血常规　外周白细胞计数正常或轻度增高,中性粒细胞增多。
2. 痰涂片检查　直接涂片后革兰染色镜检,根据细菌的形态和染色性做出初步判断。
3. 分泌物培养　脓液、痰和其他分泌物标本可直接划线接种于血琼脂平板,35℃孵育 18～14h 后观察菌落形态。根据能发酵乳糖、葡萄糖产酸产气,吲哚形成试验、甲基红反应阳性、枸橼酸盐利用试验阴性即可鉴定大肠杆菌。
4. X 线检查　表现为多叶性肺实变或弥散性斑片状阴影,以两下叶为主,中等大小的脓腔多见;40% 伴脓胸,多发生在病变广泛的一侧。

六、诊断

有肺炎的症状表现,原有慢性疾病、长期使用抗生素或使用免疫抑制剂病史,伴有消化道症状,甚至精神症状,病情进展快且可并发脓胸,应考虑本病。

X 线检查表现为多叶性肺实变或弥散性斑片状阴影,以两下叶为主,中等大小的脓腔多见;40% 伴脓胸,多发生在病变广泛的一侧。

最后确诊需依靠病原学检查。痰涂片检查可区分病原体是否革兰阴性染色。两次合格痰培养分离到大肠杆菌$\geq 10^7$ cfu/mL,或采用环莱膜穿刺气管吸引(TTA)、防污染双套冠毛刷采样(PSB)、支气管肺泡灌洗(BAL)和经皮肺穿刺吸引(LA)等防污染下呼吸道标本采样技术采集到的标本分离到大肠杆菌可确诊。胸水和血标本培养出大肠杆菌也可确诊。若肺炎继发尿路感染,且尿路和痰培养大肠杆菌均阳性时,则也有诊断价值。

除了常规的痰培养以及药敏检测确定是否存在多重耐药外，根据现在的研究水平，也可检测基因盒 - 整合子系统。最常用的方法就是聚合酶链反应（polymerase chain reaction，PCR）技术。Ⅱina TS 根据整合子的保守末端设计了特异性的寡核苷酸探针，结果发现在近 75%（26/35）临床分离的耐氨基糖苷类抗生素的肠杆菌科细菌中存在整合子，同时设计了针对常见耐药基因的寡核苷酸探针，在这些细菌中发现了一些耐药基因的新的组合，用 PCR 成功地测出了耐药基因在两个保守末端之间的顺序，绘制出了整合子的基因图谱。也有应用 Southern blot 技术的，根据常见基因盒的种类设计探针，经^{32}P 标记后，与转入尼龙膜的待测耐药菌株的基因组 DNA 酶切片段做 DNA - DNA 杂交，判断细菌有无整合子及相应的基因盒存在，然后根据结果绘制整合子图谱。

七、鉴别诊断

本病与其他细菌肺炎的鉴别诊断主要依靠病原学的确立，有时单靠临床表现鉴别比较困难。

八、治疗

（一）药物治疗

1. 用药方法　如下所述。

（1）初始经验性抗生素的选择：大肠杆菌在社区获得性肺炎和医院内获得性肺炎中均占有重要地位。尤其是医院内获得性肺炎（HAP）患者应提高警惕。大肠杆菌初始经验性抗生素治疗的关键在于确定患者是否存在多重耐药菌（MDR）病原菌感染的危险因素，后者主要包括延长的住院时间（≥5天），曾在健康护理相关机构住院，以及最近使用过较长时间的抗生素治疗。对没有 MDR 菌危险因素、早发性的 HAP、VAP 和 HCAP 患者，初始经验性抗生素可选择头孢曲松、左氧氟沙星、莫西沙星、环丙沙星、氨苄西林/舒巴坦或厄它培南；而对迟发性、有 MDR 菌危险因素的 HAP、VAP 和 HCAP，产超广谱 β - 内酰胺酶（ESBL）的大肠杆菌是常见病原体之一，初始经验性抗生素应选用抗假单胞菌头孢菌素（头孢吡肟，头孢他啶）、碳青霉烯类（亚胺培南，美罗培南）或 β - 内酰胺类/β - 内酰胺酶抑制剂（哌拉西林 - 他唑巴坦），加用抗假单胞菌喹诺酮类（环丙沙星或左氧氟沙星）或氨基糖苷类（阿米卡星，庆大霉素或妥布霉素）等。对 MDR 病原菌，初始必须接受联合治疗，以保证广谱覆盖和减少不适当初始经验性抗生素治疗可能性。但应当注意，如果患者新近曾使用过 1 种抗生素治疗，经验性治疗时应避免使用同一种抗生素，否则易产生对同类抗生素的耐药性。所有治疗都必须根据当地抗生素的耐药情况来选择药物，建立自己的最佳经验治疗方案，才能真正做到适当治疗。

初始抗生素的使用剂量和疗程：严重 HAP 或 VAP 患者必须使用充足剂量的抗生素以保证最大的疗效。ATS 推荐，肾功能正常的成年患者，常用头孢吡肟和头孢他啶的充分治疗剂量是 2g，q8h；而美罗培南的治疗剂量（1g，q8h）通常要略大于亚胺培南（0.5g，q6h，或 1g，q8h）；哌拉西林 - 他唑巴坦的剂量不仅每次用药至少要 4.5g，而且每日用药次数为4次；在氨基糖苷类药物中，阿米卡星的每日剂量为 20mg/kg；而喹诺酮类中环丙沙星为 400mg，q8h，左氧氟沙星为 750mg，qd。

（2）给药方式：了解常用抗菌药的药代动力学及药效学特性，有助于选择合适的给药方案。氨基糖苷类和喹诺酮类等药物是浓度依赖性杀菌剂，高浓度的情况下杀菌速度更快。而 β - 内酰胺类属于时间依赖性杀菌剂，其杀菌的程度取决于血清浓度高于细菌最低抑菌浓度（MIC）的持续时间。另一个差别是有些抗菌药具有 "抗菌药后效应（PAE）"，PAE 是指这些药物在抗菌药浓度低于对细菌的 MIC 之后还能够抑制这种细菌的生长。对于大肠杆菌，使用氨基糖苷类和喹诺酮类药物的 PAE 比较长。β - 内酰胺类抗菌药对革兰阴性杆菌没有 PAE 或 PAE 比较短。而碳青霉烯类抗菌药（亚胺培南或美罗培南）显示出有抗菌药后效应。

这些药效学作用导致针对具体药物制订具体给药方案。β - 内酰胺类的杀菌作用对浓度的依赖性很弱，PAE 有限，所以如果浓度尽可能长时间地高于对感染病原菌的 MIC 则最为有效。这就需要给药次数多，甚至是连续滴注。另一方面，喹诺酮类和氨基糖苷类因为 PAE 比较长，且为浓度依赖性，所以每日 1 次给药为好。

（3）给药途径：所有患者的初始治疗应当静脉用药，临床有效和胃肠道功能正常的部分患者可以换用口服/肠道给药治疗。喹诺酮类等生物利用度高的药物在此类患者中可以很容易地换用口服药治疗。气管内滴药与雾化吸入给药只在多黏菌素 B 和氨基糖苷类药物有研究。

（4）联合治疗与单药治疗：如果患者可能被 MDR 病原菌感染，则应当采用联合治疗。联合治疗具有协同抗菌作用，可以预防耐药的产生，提供广谱的经验性治疗方案，避免治疗不当和无效。但上述作用仍待长期研究证明。应当尽可能采用单药治疗，因为联合治疗往往价钱昂贵，患者要暴露于不必要的抗菌药，因此增加 MDR 病原菌感染和不良事件的危险性。

（5）疗程：循证医学证据表明，如果经验性抗菌药治疗有效，治疗 6 天就可以达到很好的临床疗效，延长抗菌药治疗时间只会导致耐药菌的定植。如果患者接受了适当的初始抗菌药方案，并有良好的临床反应，感染的临床表现缓解，应努力将抗菌药的疗程从传统的 14 ~ 21 天缩短为 7 ~ 8 天。如果患者采用的联合治疗方案中包括了氨基糖苷类，只要病情有所改善，可以在 5 ~ 7 天后停用氨基糖苷类。

（6）对治疗反应的评价：一旦取得细菌学资料（血、痰培养），就要对初始使用的抗菌药进行调整。这既包括初始治疗未覆盖的致病菌（主要是耐药菌），又包括初始治疗有效，需要降阶梯换用窄谱抗菌药。初始抗菌药治疗无效可能有 3 种原因：①诊断错误：有很多其他原因临床上被误认为是 HAP，如肺栓塞、肺不张、肺泡出血、ARDS、肺肿瘤。②宿主原因：如高龄、机械通气时间长、呼吸衰竭、潜在致死性疾病、双侧肺浸润、抗菌药治疗史等。③病原体因素：初始治疗未覆盖某些耐药菌，如铜绿假单胞菌、不动杆菌属；或其他少见病原体，如结核分枝杆菌、真菌、呼吸道病毒等。另外，在治疗过程中可能出现导致发热的并发症，如鼻窦炎、静脉导管相关感染、伪膜性肠炎、泌尿系感染等。

对于初始治疗无效者，需扩大鉴别诊断的范围，同时重复下呼吸道分泌物细菌培养。如果发现耐药菌或少见致病菌，应根据药敏结果调整抗菌药。如果细菌培养阴性，要考虑其他并发症或非感染性因素。必要时需要更换深静脉插管，并取导管尖端、导管血进行培养，还要行尿培养。影像学检查可以帮助发现治疗失败的原因，如侧位胸片、B 超可发现胸腔积液（通过胸腔积液检查可排除脓胸）；腹部 CT 可帮助发现腹腔内的感染；鼻旁窦 CT 可发现鼻旁窦的气液平面，有助于鼻窦炎的诊断；另外还要特别警惕肺栓塞的可能。如果病原学和影像学检查均未发现异常，可考虑开胸肺组织活检。但在肺组织活检前，可先考虑行纤维支气管镜检查，如果纤维支气管镜检查也无任何阳性发现，可以先经验性地更换抗菌药。

2. 治疗矛盾　表达超广谱 β - 内酰胺酶的大肠杆菌，不论由实验室构建或野生，都存在对以下抗生素高的耐药：氨基青霉素类（氨苄西林、阿莫西林）、羧基青霉素类（羧苄西林、替卡西林）、脲基青霉素（哌拉西林）以及窄谱头孢菌素类（头孢噻吩、头孢噻啶、头孢呋辛）。同时对 7α - 甲氧基头孢菌素类（头孢西丁）和碳青霉烯类（亚胺培南、美罗培南）敏感。对含氧亚氨基的 β - 内酰胺类抗生素（头孢他啶、头孢噻肟和头霉素类）的水解能力因酶的基因型而异，同一基因型之间也略有差异。

3. 对策　临床上应保护好易感人群，积极治疗基础病，严格执行消毒与隔离制度，控制环境污染，杜绝医院交叉感染的机会，进一步减少感染的发生率和病死率。

抗菌药限制使用可以限制特定耐药菌感染的流行。不同类别抗菌药搭配使用，包括正式的抗菌药轮换，可能有助于降低抗菌药耐药的总发生率。

（二）其他治疗

止咳、祛痰、止痛、止血，适量补充液体，维持水、电解质和酸碱平衡。注意保暖，保证睡眠，提供足够营养和易消化的食物。给氧。积极处理原发病和基础疾病。

对发生肺脓肿、胸腔积液或脓胸的患者应加大抗生素的剂量和疗程，脓胸形成者应进行引流，抗生素胸腔内注射等，防止胸膜增厚和粘连。并发休克、心肺功能不全者，应给予相应处理，必要时给予机械通气等。

（戚　明）

第五章

支气管－肺真菌病

第一节　肺念珠菌病

肺念珠菌病亦称念珠菌肺炎是由念珠菌引起的急性、亚急性或慢性肺部感染。通常也包括支气管念珠菌病，统称支气管肺念珠菌病。

一、病原体与流行病学

肺念珠菌病的病原体主要是白念珠菌、光滑念珠菌、克柔念珠菌、近平滑念珠菌等。临床分离的念珠菌属中以白念珠菌为多见，但近年非白念珠菌感染明显增加，可能与氟康唑的预防性应用及中心静脉置管有关。

二、发病机制与病理

念珠菌属是人体正常的定植菌群之一，其感染为机会性感染，最常见的危险因素有：念珠菌定植、中心静脉导管、外周静脉高营养、ICU 患者接受肾脏替代治疗、粒细胞缺乏、置入人造装置、使用广谱抗生素和接受免疫抑制剂治疗、胃肠道或心脏外科手术、住院时间延长、HIV 感染、糖尿病等。

肺念珠菌病主要通过吸入，也可通过血源性感染。吸入（原发）性感染多因定植于口腔和上呼吸道的念珠菌在机体防御机制削弱时吸入致病。在粒细胞缺乏、静脉导管留置、糖尿病、肾衰竭等易发生血源性肺念珠菌病。此外较少见的是先天性肺念珠菌病，系新生儿出生时经产道获得的感染。

念珠菌侵入下呼吸道后由酵母相转成菌丝相，毒力增强，引起以中性粒细胞浸润为主的急性炎症反应，可形成小脓肿，病灶周围有菌丝和吞噬细胞浸润，后期形成坏死、空洞、纤维化及肉芽肿病变。

三、临床表现

本病无特异性表现。可表现为不能解释的持续发热、呼吸道症状，而体征轻微；血源播散型常出现念珠菌败血症和休克，最终导致呼吸衰竭。通常，肺念珠菌病按感染部位和临床表现可分为支气管炎型、支气管－肺炎型及肺炎型。

支气管炎型病变主要累及支气管和周围组织，主要表现为局部的呼吸道症状，咳嗽，甚至剧咳，咳少量白色黏液痰或脓痰。体检可发现口腔、咽部及支气管黏膜散在点状白膜，听诊偶及干啰音。支气管－肺炎型和肺炎型大多见于免疫抑制或极度衰弱的患者，呈急性肺炎或败血症表现。血源播散型肺念珠菌病常出现念珠菌血症和休克表现。

四、影像学表现

影像学表现特异性差。支气管炎型在 X 线上大多无异常表现，或仅有两下肺纹理增多、增粗、模糊，偶见肺门淋巴结肿大。支气管－肺炎型见中下肺野弥散性斑片状影。肺炎型则呈小片状或大片状阴影，常波及整个肺叶，或有小片状阴影的大片融合，甚至脓肿形成。病变可以在短期内变化，或出现游走，亦可伴胸膜改变。少数病例影像学上可表现为间质性病变，或粟粒状阴影，可有融合趋势。偶尔，无基础疾病的患者肺部出现孤立性结节（念珠菌球），酷似肿瘤。慢性病变呈纤维条索状阴影和代偿性肺气肿。与曲霉和隐球菌相比，肺念珠菌病表现为实变影较多见。

五、诊断

念珠菌肺炎和肺脓肿均甚少见。痰或支气管分泌物念珠菌阳性多为定植菌，不能据此诊断为肺念珠菌病。应从宿主因素、临床表现、微生物学三个方面综合考虑。疑似病例的诊断需具备以下各项：①宿主因素。②有感染性肺炎的表现。影像学检查有新出现的局灶性或弥散性支气管肺炎（口咽部或支气管树下行感染），或细小结节状或弥散性浸润影（血行播散）。③可排除细菌等其他病原体所致肺炎。④合格的痰或支气管分泌物标本两次显微镜检酵母假菌丝或菌丝阳性，以及真菌培养有念珠菌生长，且2次培养为同一菌种（血行播散者除外）。⑤血清 β－D 葡聚糖抗原检测（G 试验）连续 2 次阳性。

实验室诊断：①直接涂片镜检，一般在送验标本后 1 小时内即可为临床提供信息，镜检见假菌丝或菌丝与出芽酵母（芽孢）并存（念珠菌属的特征）。②正常无菌部位组织病理镜检有典型假菌丝及芽孢，培养结果呈阳性者可确诊为侵袭性念珠菌病。③G 试验可作为诊断侵袭性念珠菌病的辅助指标之一。

六、治疗

主要包括：①病原治疗：念珠菌菌种的不同是选择治疗药物的重要考虑因素之一。②经验治疗：对疑似肺念珠菌病患者可予以经验治疗。对于血流动力学稳定、非中性粒细胞减少的非危重感染，先前未使用唑类药物史者，氟康唑为首选治疗药物；血流动力学不稳定或中性粒细胞减少，且可能为光滑念珠菌或克柔念珠菌感染者应选用两性霉素 B 或棘白菌素类。③疗程 ≥4 周建议进行血药浓度监测。

用于治疗肺念珠菌病的药物主要有：

1. 两性霉素 B　两性霉素 B 去氧胆酸盐（AmB－D）以及 3 种含脂复合制剂（LFA－mB）。AmB－D 治疗剂量为每日 0.5～0.7mg/kg，治疗敏感性略差的光滑念珠菌或克柔念珠菌所致者，剂量宜增至每日 1mg/kg。LFA－mB 常用剂量为每日 3～5mg/kg。

2. 三唑类　氟康唑首日 800mg（12mg/kg），以后每日 400mg（6mg/kg）；伊曲康唑第 1、2 天每日 2 次，每次 200mg 静滴，第 3～14 天每日 1 次，每次 200mg，如口服每日 2 次，每次 200mg；伏立康唑对念珠菌属的抗菌活性高于氟康唑及伊曲康唑，剂量首日 2 次，每次 400mg（6mg/kg），以后每日 2 次，每次 200mg（3mg/kg）。

3. 棘白菌素类　目前仅有静脉制剂，临床不良反应少见。卡泊芬净首日 70mg，以后 50mg/d；米卡芬净 50mg/d；阿尼芬净首日 200mg，以后 100mg/d。

4. 氟胞嘧啶　常与 AmB 联合治疗，每日 100～150mg/kg，分 4 次口服，静脉滴注分 2～4 次给药。

七、预防

肺念珠菌病的预防：①积极治疗基础病。②合理使用抗菌药物，严格控制剂量和疗程。③严格控制激素剂量和疗程。④尽可能减少或避免导致念珠菌感染的医源性因素，如及时拔除深静脉留置管。⑤免疫功能低下者应加强支持疗法等。

（戚　明）

第二节　肺曲霉病

曲霉病是美国第 3 位需要住院的系统性真菌感染。肺是最常见的靶器官。肺曲霉病临床表现复杂，具有多种分型。本节主要讨论 3 种常见类型：过敏性支气管肺曲霉病、曲霉球和侵袭性肺曲霉病。

一、病原体

曲霉是自然界无处不在的一类真菌，有 600 多种。引起人类感染的约 40 种，以烟曲霉、黄曲霉、黑曲霉、土曲霉等较常见。曲霉结构包括分生孢子头和足细胞，后者为转化的厚壁、膨化菌丝细胞。曲霉所产生的分生孢子随气流进入人体呼吸道后可以暂时黏附和寄居，如吸入量大或人体免疫功能损害则萌发菌丝发病。

二、发病机制与病理

（一）过敏性支气管肺曲霉病（ABPA）

此型是机体对曲霉抗原的过敏反应，是Ⅰ型和Ⅲ型变态反应的联合作用。大量孢子被机体吸入后，在气道内不断产生真菌毒素和曲霉抗原。曲霉毒素可抑制吞噬细胞的活性，阻碍其对曲霉的吞噬，使曲霉在气道内定植。曲霉抗原可激活 T 淋巴细胞，增强 IL – 4、IL – 5 的基因表达，引起血清总 IgE 和曲霉特异性抗体升高以及局部嗜酸性粒细胞、单核细胞的大量浸润，导致气道及其周围肺组织炎症反应，最终形成一系列病理改变。嗜酸性粒细胞在局部肺组织中长期浸润可产生多种致纤维化的细胞因子，如转化生长因子 β、血小板生长因子等，最终形成肺间质纤维化。

病理改变包括渗出性细支气管炎、黏液嵌塞、支气管中心性肉芽肿、近端支气管的囊性支气管扩张、肺不张和嗜酸性粒细胞性肺炎。支气管黏膜常见嗜酸性粒细胞、淋巴细胞和浆细胞浸润，主要累及支气管和细支气管。引起黏液嵌塞的栓子由浓缩的退化嗜酸性粒细胞板层及曲霉菌丝所组成，可见到库施曼螺旋体和夏科 – 雷登晶体，并导致中心性支气管扩张，嵌塞的近端支气管扩张，而远端保持正常，有别于通常的细菌性感染所致者。偶见肺实质坏死性肉芽肿和闭塞性细支气管炎。尽管病理标本上存在明显的嗜酸性粒细胞浸润，但支气管肺泡灌洗液中很少见到，与慢性嗜酸性粒细胞性肺炎和过敏性肺血管炎（churg – strauss 综合征）明显不同。

（二）曲霉球

曲霉球最常发生于已经存在的肺空洞内，包括肺结核、支气管扩张、肺囊肿、恶性肿瘤等疾病形成的肺空洞，偶见于胸膜腔特别是外科瘢痕或胸膜粘连形成的腔隔内。曲霉入侵和植入空洞，属于腐物性寄生，仅伴轻微的组织侵犯。生长在空洞内的曲霉球由曲霉丝缠绕包裹而成，其引流和血供较差，好侵犯局部结构特别是血管，很少侵犯肺实质或经血管扩散。少数情况下曲霉球可变为具侵入性，甚至致命。

（三）侵袭性肺曲霉病（IPA）

吞噬细胞数量和功能在急性 IPA 的发病中具有重要意义。淋巴细胞介导的细胞免疫也具有重要的防御功能。实验研究证明，中性粒细胞可阻止曲霉菌丝的形成，而单核细胞则主要影响分生孢子。与临床上本病好发于粒细胞缺乏和细胞免疫损害患者是吻合的，而在丙种球蛋白缺乏或功能紊乱患者发生率并无增加，提示体液免疫不起主要作用。病理表现主要为急性坏死性出血性肺炎，炎性浸润、化脓，进而形成肉芽肿。菌丝在肺内增殖、侵入血管，导致坏死性血管炎，造成血栓或菌栓，引起咯血和血行播散，在脑、肝、肾、心脏等脏器产生曲霉感染。肺外曲霉脓肿、菌栓的血行播散也可引起肺内感染病灶。

三、临床表现

（一）ABPA

患者多为特异性体质，常对多种食物及药物过敏，临床表现为反复发作喘息，咳嗽，咳痰，咯血，发热，头痛，胸痛等，约 50% 的患者咳棕色痰栓，其中咯血绝大多数为痰血，但有 4% 的患者咯血量偏大。喘息发作时双肺可闻及哮鸣音，局部可闻及湿啰音，晚期多有发绀及杵状指。临床上复发与缓解常交替出现。由于有不同程度的支气管扩张和大量的黏液栓形成，ABPA 患者常会发生反复的细菌感染。

急性期症状持续时间较长，往往需要激素治疗半年才能消退，少数病例演变为激素依赖性哮喘。

（二）曲霉球

最常见的症状是咯血，发生率为50%～90%，咯血量从很少量到大量致死性咯血不等。其他常见症状有慢性咳嗽，偶有体重减轻。除非合并细菌性感染，患者一般无发热。毗邻胸膜的曲霉球可以引起胸膜腔感染，个别病例可导致支气管胸膜瘘。部分患者呈现隐匿性过程，持续多年无症状。

（三）IPA

典型病例为粒细胞缺乏或接受广谱抗生素、免疫抑制剂和激素过程中出现不能解释的发热，胸部症状以干咳、胸痛最常见。咯血虽不如前两种症状常见，但具有提示性诊断价值。当肺内病变广泛时则出现气急，甚至呼吸衰竭，约30%的患者可以有肺外器官受累，主要见于血流丰富的器官（心、肝、肾、脑、胃肠等）。

四、诊断

（一）影像学表现

1. 寄生型　肺曲霉球表现为空洞/空腔内可移动团块，上缘弧形，并与周围形成空气半月征，邻近胸膜可以增厚，偶尔一些曲霉菌球可以钙化，曲霉菌球的位置随患者体位的改变而改变，呈现易变特征。常为单个，上叶多见，亦可见多发。

2. 过敏型　ABPA影像学大多出现于病程的某一阶段，并不总是与急性期症状相关联。特征性的征象有：①同一部位反复出现或游走性片状浸润性阴影，若孢子阻塞支气管可引起短暂性肺段或肺叶不张。②Y型条带状阴影（支气管黏液嵌塞），随时间而变化。③病变近端囊状圆形透光影（中央型支气管扩张）。过敏性外源性肺泡炎呈弥散性毛玻璃状间质性病变，慢性期呈纤维化或伴蜂窝肺形成。

3. 侵袭型　①急性IPA：CT典型表现早期（0～5天）为炎症阴影，周围呈现薄雾状渗出（晕影或称"晕轮征"，病灶周围出血所致）；随后（5～10天）炎症病灶出现气腔实变，可见支气管充气征；再后（10～20天）可见病灶呈现半月形透光区（空气半月征肺栓塞和凝固性坏死），进一步可变为完整的坏死空洞。多为单发，亦可多发。病灶大小不一，分布无特异性。慢性患者多为单发或多发的肺部炎症浸润或结节，常伴空洞形成。②侵袭性曲霉性气管支气管炎：影像学上常无明显改变。③慢性坏死性肺曲霉病（CNPA）：空洞性病变中见球形块影，类似曲霉球，但不同的是病灶周围肺组织有显著的炎症反应，随着时间推移，则见慢性组织破坏，肺萎缩和纤维化以及单发或多发空洞，酷似慢性纤维空洞性肺结核。

（二）病原学和组织学检查

1. 涂片镜检和培养　选取新鲜胸液、支气管肺泡灌洗液或合格痰标本制成浮载片，显微镜下观察菌丝形态（典型形态为45°分枝的有隔菌丝），同时接种沙堡琼脂培养基，分离和进一步鉴定菌种。

2. 免疫学监测法　推荐夹心ELISA法检测血清半乳甘露聚糖（GM），对中性粒细胞缺乏宿主的侵袭性曲霉感染，敏感性和特异性均较高，有重要的辅助诊断价值，采用0.5为临界值，特别是浓度＞1.0～1.5mg/mL或随访呈现进行性升高者。对高危患者尤其是恶性血液病患者有早期诊断价值，通过连续监测患者的GM水平，还有助于了解疾病的进展程度，以及对治疗的反应和预后。

3. 分子生物学方法　分子诊断具有特异性和敏感性高、快速等优点，PCR监测方法有很多，如巢式PCR、实时PCR等，可用于血、支气管肺泡灌洗液、脑脊液和活检组织的检测，血液是首选标本。血液循环中真菌DNA是不连续释放的，大多数研究者建议每周至少检测2次，以连续2次结果阳性为诊断标准。有报道敏感性和特异性均在90%以上。但PCR法还有很多不足，如检测的标准化及实验室之间的差异等。

4. 组织学检查　经支气管或经皮肺活检标本送检，最有诊断价值的是见到典型曲霉菌丝，通常HE染色即可，但在坏死组织中菌丝着色较淡，采用吉姆萨染色更为理想。

（三）诊断判定

1. 寄生型　肺曲霉球依据影像特征可作出临床诊断。有时需要与其他真菌球、空腔化错构瘤、肺癌、肺脓肿和棘球蚴囊肿相鉴别，病原学和病理组织学检查亦是需要的。

2. 过敏型　ABPA公认的诊断标准包括：①反复哮喘样发作。②外周血嗜酸性粒细胞增高 $\geq 1 \times 10^9/L$。③X线一过性或游走性肺部浸润。④血清总IgE浓度 $\geq 1\,000mg/mL$。⑤曲霉抗原皮试出现即刻阳性反应（风团及红晕）。⑥血清沉淀素抗体阳性。⑦特异性抗曲霉IgE和IgG滴度升高。⑧中央性囊状支气管扩张。因为中央性支气管扩张（central bronchiectasis，CB）仅出现于病程后期，故应用该标准有ABPA-S和ABPA-CB之分，前者指符合除CB外的所有标准，后者指包括CB在内的所有标准。有人将ABPA分为五期：Ⅰ期，急性发作期；Ⅱ期，缓解期，即肺部浸润影消失，症状缓解，血清IgE在6周内下降35%；Ⅲ期，急性加重期，即症状再次加重，伴有血清IgE升高两倍以上；Ⅳ期，激素依赖期，患者需要持续应用糖皮质激素缓解症状；Ⅴ期，纤维化期即胸部CT可见到纤维化，甚至蜂窝肺的改变，这时常需要持续应用糖皮质激素缓解症状。肺纤维化是ABPA晚期并发症，可导致肺动脉高压及肺心病的发生。鉴别曲霉性过敏性肺泡炎和曲霉性哮喘，前者需参考职业暴露史，且CT显示肺泡炎表现；后者曲霉特异性IgE和曲霉皮试阳性，而无肺实质浸润。

3. 侵袭型　根据侵袭性肺真菌病分级诊断标准，分为确诊、临床诊断、拟诊3级，确诊只需要具备组织学或无菌体液检测确定的微生物学证据，不涉及宿主因素。临床诊断有宿主因素、临床标准及微生物学标准3部分组成，拟诊指符合宿主因素和临床标准而缺少微生物学证据者。

五、治疗

（一）寄生型

肺曲霉球咯血频繁或量大时推荐手术切除。若基础疾病不适宜手术或肺功能损害不能胜任手术者可采用支气管动脉栓塞止血。抗曲霉药物全身应用不能肯定，口服伊曲康唑可能有效，局部应用两性霉素效果不肯定。

（二）过敏型

首选糖皮质激素治疗。急性期推荐剂量：泼尼松 $0.5mg/（kg \cdot d）$，2周后改为隔日给药，疗程3个月。减量应根据症状、X线改变和总IgE水平酌定，要求总IgE降低35%以上。其后1年内必须密切随访，若出现血清总IgE升高或胸片出现浸润，即使没有症状，均按急性期处理方案予以再治疗。症状严重者最初2周泼尼松剂量可提高至 $40 \sim 60mg/d$，疗程亦可视病情适当延长。慢性激素依赖性哮喘期和肺纤维化期患者需要长期应用激素，提倡隔日服药以减少药物不良反应。对于在缓解期持续应用糖皮质激素存在争议，因为仅有一小部分患者发展到慢性激素依赖期，尽管有些患者持续应用低剂量糖皮质激素，也可能经历急性加重过程。对于儿童来说，经常合并囊性纤维化，激素剂量要大一些，疗程加长，一般来说起始 $2mg/（kg \cdot d）$，应用1周，然后减至 $1mg/（kg \cdot d）$，1周后减为隔天应用，减至 $0.5mg/（kg \cdot d）$ 维持3个月，然后在3个月内逐渐停用，并密切随访影像学血清IgE水平，若IgE水平上升2倍或以上时，要增加激素剂量。过去对抗真菌药物治疗意见存在分歧，近年来两个随机对照临床试验支持应用伊曲康唑。伊曲康唑（200mg，每天2次）可以降低血清IgE水平，改善肺功能和运动耐力，降低痰中嗜酸性粒细胞数量，减少急性加重期糖皮质激素剂量。

（三）侵袭型

造血干细胞移植受者及急性髓性白血病或骨髓增生异常综合征患者预防治疗推荐泊沙康唑，其他可选择的药物包括伊曲康唑、米卡芬净、两性霉素B脂质体吸入剂等。经验性抗真菌治疗推荐两性霉素B及其脂质体、伊曲康唑、伏立康唑或卡泊芬净。很多年来，两性霉素B是治疗IPA的一线药物，但其可引起严重的不良反应包括肾毒性、电解质紊乱、过敏反应等。新的脂质体两性霉素B制剂引入可减少不良反应。伏立康唑是新的广谱三唑类药物，被批准用于IPA的初始治疗，有静脉和口服两种剂型，推荐剂量为每日2次静脉滴注，第一天每次 $6mg/kg$，以后每次 $4mg/kg$。7天后可考虑改为口服200mg，每日 2 次。伏立康唑较两性霉素 B 有较好的耐受性，最常见的不良反应是视力模糊、畏光、视觉颜色改变，肝功能异常和皮肤反应较少见。如初始治疗无效，需在明确诊断的情况下进行补救治疗，可选择卡泊芬净（第一天 70mg，之后 50mg/d）或米卡芬净（100～150mg/d）、脂质体两性霉素 B、泊沙康唑、伊曲康唑。然而，在伏立康唑初始治疗失败的 IPA 患者中不推荐使用伊曲康唑作为补救治疗。IPA的最短疗程为 6～12 周，应该根据治疗反应决定。停止抗真菌治疗的前提是影像学吸收、曲霉清除以及免疫功能恢复。值得指出的是，血清 GM 试验结果降至正常并不足以作为停止抗真菌治疗的唯一标准。对于免疫缺陷患者，应在免疫缺陷时期持续治疗直至病灶消散。对于已治疗成功的 IPA 患者，若预期将发生免疫抑制，重新应用抗真菌治疗能预防感染复发。

（戚　明）

第三节　肺隐球菌病

肺隐球菌病是由隐球菌所致的亚急性或慢性肺部真菌感染性疾病。临床表现为肺炎或无症状肺部结节影，严重者可出现急性呼吸窘迫综合征（ARDS）。肺隐球菌病可发生于免疫正常人群，但常见于免疫抑制尤其是 AIDS 患者。

一、病原学与流行病学

隐球菌属至少有 38 个种，引起人类感染的主要为新生隐球菌和格特隐球菌。新生隐球菌广泛存在于世界各地的环境土壤中，干燥的鸽粪中尤其常见。鸟禽类，尤其鸽子是人类隐球菌病的重要传染源。而格特隐球菌的分布则多限于澳洲、非洲、东南亚和北美洲。隐球菌病多为散发性，偶呈暴发性流行。免疫功能低下者为隐球菌感染易感人群，HIV/AIDS、血液系统肿瘤、糖尿病、肾衰竭、肝功能不全、器官移植或长期使用糖皮质激素或抗肿瘤药物者易发生隐球菌感染。免疫功能正常的人群中，隐球菌感染率约为十万分之一。笔者曾总结中国知网学术文献网络出版总库索引源期刊从 1981 年 1 月至 2008 年12 月公开报道的共 728 例中国大陆肺隐球菌病病例，男女发病比例为 2.3∶1，年龄以 40～50 岁多见，儿童少见（占 3.4%），86.4% 病例无鸟粪等接触史，职业以农民相对较多（占 34.9），69.7% 病例既往无基础疾病。

二、发病机制

肺隐球菌病的自然演变取决于宿主免疫状态。免疫健全宿主疾病多呈局限性或自限性，而免疫低下宿主常为进行性和播散性。

感染的主要途径为吸入环境中隐球菌孢子。隐球菌在体外为无荚膜或仅有小荚膜孢子，进入人体内后很快形成厚荚膜，致病力则明显增强。

肺泡巨噬细胞接触、吞噬隐球菌孢子后，激活 T 辅助细胞（Th1）免疫应答以清除孢子。隐球菌荚膜多糖可抑制人体吞噬细胞，抑制白细胞趋化反应，荚膜多糖也可激活补体旁路，后者参与免疫调理作用。因此，免疫健全宿主中常形成隐球菌肉芽肿，病变组织中单核细胞和多核巨细胞内含大量隐球菌孢子，而免疫缺陷者中不易见到肉芽肿，在肺泡腔内充满隐球菌孢子，病灶内有较多的液性胶样物质，缺乏炎症细胞浸润。

三、临床表现

本病临床表现轻重不一，缺乏特异性，可为无症状的肺部结节影，也可为肺炎，甚至 ARDS。大多表现为咳嗽，咳少量黏液痰或血痰，伴发热，部分患者可出现胸痛、咯血、气急、乏力、盗汗等。无症状者常在体检等胸部 X 线检查时发现，常误诊为肺癌、结核或其他肉芽肿病，多见于免疫功能健全者。急性重症多见于免疫抑制患者，临床表现为严重急性下呼吸道感染，有高热、呼吸困难等症状，如不及时诊断和治疗，病死率较高。累及肺外时可有相应表现，合并脑膜炎时，患者可出现头痛、恶心、呕吐等脑膜刺激征。病灶局限，呈单发或多发结节肿块影者常无明显阳性体征。肺部病变范围较广、重症者，除气促和发绀外，尚可有胸部病灶处叩诊呈浊音，可闻及细湿啰音或胸膜摩擦音，少数病例有胸腔积液体征。

胸部影像学改变可表现为大小或部位不同的单发或多发结节肿块影、片状浸润影（气腔实变）和弥散混合病变等三种类型。病灶以中下肺野相对多见，常位于肺野外带。无症状和轻微症状者多表现为类圆形或形态不规则密度增高影，边缘清晰或模糊，一般无胸膜凹陷征。早期结节性密度影中可有均匀一致、规整的低密度区，特别是呈多发性时，对该病诊断有重要参考价值。有症状者影像学常表现为实变影或多发斑片状浸润影，病灶密度相对较高，常见支气管充气征和空泡征，边缘清晰或稍模糊，病灶往往有融合。需要注意部分患者虽未经有效抗真菌治疗，病灶仍可见缩小，此时不应否定肺隐球菌感染的诊断。急性重症者常表现为两肺毛玻璃影或浸润影，很快进展为大片实变。发生在 AIDS 者，胸部 X 线可见肺泡及间质性炎症，以及肺门淋巴结肿大及胸膜炎，很难与肺孢子菌病鉴别。

实验室检查如外周血的白细胞、血沉等一般正常，但早期可有升高，部分患者白细胞计数可达 $(10 \sim 20) \times 10^9/L$。

四、诊断与鉴别诊断

肺隐球菌病确诊常有赖于组织病理学检查，在肺组织肉芽肿或胶冻样病灶中见到典型的有荚膜、窄颈、芽生但无菌丝的酵母细胞有确诊意义。HE 染色组织中，隐球菌常呈淡红色，荚膜不着色，呈光环样。银染色可见到菌体而不能见到荚膜。黏蛋白胭脂红染色荚膜成鲜红色。血液、胸水、肺组织、脑脊液培养到隐球菌或涂片墨汁染色见到隐球菌结合临床亦可建立隐球菌感染诊断。需要注意隐球菌可寄居于正常人群，痰液甚至气管冲洗液培养到新生隐球菌，应结合具体临床表现、宿主免疫状态等来加以判断，在免疫抑制患者诊断参考价值较大。

隐球菌乳胶凝集试验检测脑脊液、血、胸腔积液、BALF 等标本中隐球菌荚膜多糖抗原，阳性尤其是高滴度（≥1：160）对诊断有重要参考价值。

该病依临床表现、胸部影像学等不同，应与其他病原体肺炎、肺结核、韦格纳肉芽肿、原发性支气管肺癌、转移性肿瘤等相鉴别。

五、治疗

治疗方案取决于患者症状、免疫功能状态以及有无合并肺外感染。鉴于隐球菌的神经系统感染较为常见，所有肺隐球菌病（除无症状、非弥散性病变的免疫正常宿主，且血清隐球菌抗原阴性或低滴度者外）及肺外隐球菌病的患者均建议行腰穿检查以排除伴发中枢神经系统感染可能。

在免疫正常患者中，无临床症状且感染局限于肺内者，可暂不用药，密观病情变化；或服氟康唑 200 ~ 400mg/d，3 ~ 6 个月。有轻至中度症状免疫正常或轻到中度症状无肺部弥散性浸润、无其他系统累及的非严重免疫抑制，感染局限于肺部者，给予氟康唑 200 ~ 400mg/d，6 ~ 12 个月；或伊曲康唑 200 ~ 400mg，每天 1 次，6 ~ 12 个月。不能口服者，可予两性霉素 B 0.5 ~ 1.0mg/（kg·d）（总剂量 1 ~ 2g）。免疫抑制、临床表现危重、合并中枢神经系统感染或有播散性隐球菌感染患者治疗同隐球菌性脑膜炎的治疗方案，首选两性霉素 B 0.7 ~ 1mg/（kg·d）联合氟胞嘧啶 100mg/（kg·d）（口服，分 4 次；静脉分 2 ~ 3 次），至少 8 周，随后氟康唑 200 ~ 400mg/d，或伊曲康唑 200 ~ 400mg/d，至少 12 周。直到临床症状消失，肺部病灶吸收，CSF 恢复正常。随访至少 1 年，防止复发。免疫功能不能恢复者需终生用药。

内科治疗效果不佳时，可考虑手术治疗。因剖胸探查或误诊为肿瘤等病变行病灶手术切除者建议术后常规应用抗隐球菌药物治疗，疗程一般认为不短于 2 个月。

另外，消除宿主易患因素有助于控制感染。对难治性感染，可联合试用其他如 γ 干扰素及白介素，以增强患者的主动免疫功能。

（戚　明）

第四节　肺诺卡菌病和肺放线菌病

放线菌是一大类微生物，仅少数种属对人致病，主要为放线菌属和诺卡菌属的部分菌种。因能形成有分枝的长丝，缠绕成团，且引起的疾病常呈慢性过程，酷似真菌感染，故多年来一直将它们列为真菌。然而，从这些微生物有细胞核无核膜、以分裂方式繁殖、对抗细菌药物敏感而对抗真菌药物不敏感等特性分析，分类学上应认为其是细菌。

一、肺诺卡菌病

肺诺卡菌病是由诺卡菌产生的肺部化脓性肉芽肿性病变，它是诺卡菌病中最重要和常见的类型。本病总体发病率低，近年来有所上升，可能与免疫功能低下宿主人群增多有关。美国每年新发病例数为500~1 000例。实体器官移植患者中的发病率为0.7%~3.5%。我国虽有个案报道，但临床确诊病例罕见，病原学诊断技术不足是重要原因。

（一）病原体与发病机制

引起人感染的主要为星型诺卡菌（约占85%）和巴西诺卡菌。诺卡菌是一种专性需氧的 G^+ 杆菌，能形成气生菌丝，细长的分枝菌丝，形态与放线菌属相似，但菌丝末端不膨大。抗酸染色为弱阳性，呈珠状簇和分支细丝。在盐酸酒精中较短时间便能完全脱色，可凭借这一点与结核及其他分枝杆菌鉴别。营养要求不高，普通培养基上于室温或37℃均可生长，但繁殖速度慢，24小时仅形成针尖大肉眼可见的菌落，一般需2天至1周始见菌落。菌落可呈干燥或蜡样，颜色黄、白不等。

诺卡菌广泛分布于土壤中，可经呼吸道、皮肤或消化道进入人体致病，尚未有人人传播的报道。诺卡菌感染多见于老年男性，多数病例发病前有免疫功能低下的背景，如淋巴瘤、白血病、器官移植、长期应用皮质类固醇或其他免疫抑制剂，也是晚期艾滋病患者的一种重要机会性感染。

（二）病理

主要病理改变为化脓性肉芽肿伴有大量中性粒细胞、淋巴细胞和浆细胞浸润，组织坏死，形成脓肿，其内可发现革兰阳性分枝菌丝。肺组织可呈急性、亚急性或慢性化脓性病变，表现为融合性支气管肺炎、肺实变、坏死性肺炎伴空洞形成，并常累及胸膜产生胸腔积液或脓胸。可经血行播散引起脑脓肿和肾脓肿。

（三）临床表现

部分发病隐匿，免疫功能低下患者则以急性形式起病。

常见症状有咳嗽、发热、胸痛、厌食、消瘦、倦怠，部分有脓痰或血痰，但非特异性，与肺结核、肺曲霉和隐球菌感染相似。部分患者可出现呼吸衰竭。有报告约1/3的患者伴发脑脓肿，常有严重头痛、呕吐、定向力障碍、认知损害以及意识模糊等。

外周血白细胞增多。胸部X线表现多为炎症浸润实变，其次为单个或多个结节影，30%的患者有脓肿形成且伴空洞，偶形成厚壁空洞。偶见粟粒样或弥散性肺间质浸润灶，极少钙化，通常无纤维化。病变多分布于下叶。部分并发胸腔积液。

（四）诊断

对于常规经验性抗生素治疗无效的肺炎，尤其有易感因素的宿主，需考虑本病。急性诺卡菌肺炎应与其他肺炎鉴别；亚急性或慢性感染的症状和胸部X线表现易与肺结核、其他真菌感染相混淆，必须依赖病原学检查明确诊断。当有肺内结节或空洞形成时，还应与肺肿瘤鉴别。

痰或下呼吸道分泌物、肺活检组织、胸腔积液标本的涂片和培养检查，是重要的确诊方法。我国临床上诺卡菌检出率低，可能因为对涂片的观察缺乏经验或者培养时间不够长而导致大量的漏诊漏检。痰标本中大量口腔寄居菌也常使诺卡菌生长受到抑制。

（五）治疗

首选复方磺胺甲噁唑（SMZ-TMP），起始剂量 TMP 15mg/（kg·d），SMZ 75mg/（kg·d），静注或口服，分 2~4 次。3~4 周后 TMP 减至 10mg/（kg·d），分次口服。对磺胺类过敏或难治性感染，可用亚胺培南联合阿米卡星，治疗 3~4 周后改其他口服药物。国外有报道利奈唑胺 600mg，口服，每天 2 次，可作为备选方案。也有使用米诺环素或莫西沙星。肺诺卡菌病治疗的全疗程，通常为 3 个月，免疫移植患者则需延长至 6 个月。

二、肺放线菌病

肺放线菌病是放线菌感染肺部引起的慢性化脓性肉芽肿性疾病，常侵犯胸膜和胸壁。与诺卡菌病不同，肺放线菌病多为内源性感染。本病临床较为罕见，但误诊率极高。男性患病率是女性的 2~3 倍。过去几十年来，随着抗生素广泛应用和对口腔卫生的重视，肺放线菌病发病率呈现持续下降趋势。

（一）病原体与发病机制

放线菌属为 G^+ 杆菌，非抗酸性丝状菌，菌丝细长无隔，有分枝，直径 $0.5~0.6\mu m$。培养比较困难，厌氧或微需氧。初次分离加 5% CO_2 可促进其生长，血琼脂平板上 37℃ 4~6 天可长出灰白或淡黄色微小圆形菌落。不形成气生菌丝，菌丝 24 小时后断裂成链球或链杆状，有的很像类白喉杆菌。临床常见菌种有以色列放线菌、牛放线菌、内氏放线菌、黏液放线菌和龋齿放线菌等，其中对人致病性较强的主要为以色列放线菌。在体内生长的放线菌呈分枝缠绕的小菌落，色黄，称"硫黄样颗粒"。将硫黄样颗粒制成压片或组织切片，镜下所见颗粒呈菊花状，中央为 G^+ 的丝状体，周围为粗大的 G^- 棒状体，放线状排列。

放线菌系正常人口腔、龋齿、扁桃体隐窝中的常居菌。肺放线菌病多为带菌的口腔分泌物吸入而致病。超过半数的患者累及胸膜，产生胸膜炎、胸膜增厚或脓胸，甚至穿破胸壁形成脓肿，部分可溃破至皮下产生多发性瘘管，亦可侵犯至其他器官，但血行播散罕见。肺放线菌病常表现为多种菌的混合感染。

不良的口腔卫生、呼吸道屏障受损如酗酒是本病的主要危险因素。

（二）病理

感染的肺组织呈化脓性肉芽肿改变，局部组织坏死，伴多发性小脓肿形成。脓肿内可见到硫黄样颗粒，周围为类上皮细胞、多核巨细胞、嗜酸性粒细胞和浆细胞，再外为纤维性病变。本病特点为破坏和增生同时进行，在病变结疤痊愈的同时，仍可向周围组织扩展。

（三）临床表现

本病多缓慢起病，咳嗽常见，无痰或少量黏液痰。肺部形成单个或多发脓肿时，可出现高热和脓性痰，少数患者伴有咯血。典型者咳出物可见硫黄样颗粒。病变延及胸膜可引起胸痛，严重者侵入胸壁，出现皮下脓肿及瘘管形成。部分伴乏力、盗汗、贫血及体重减轻等慢性毒性症状。由于抗菌药物的早期使用，近年来国内外文献报道，典型的病例或出现胸壁脓肿并形成瘘管者，已不多见。

实验室检查可发现外周血白细胞总数和中性粒细胞比例增加。反映感染的指标如 C 反应蛋白、血沉等可中度升高。胸液呈草黄色、血性或脓性，通常以淋巴细胞为主，若为脓胸则常以中性粒细胞为主。

胸部 X 线表现，单侧或双侧病灶，形态多样，可呈现浸润灶、结节、多个脓肿或空腔性病变等，常发生于外周和下叶。CT 常显示肿块或结节病灶中央低密度和周围环状增强。胸腔积液比较常见，部分可出现胸壁累及甚至骨质破坏，酷似肿瘤表现。

（四）诊断

肺放线菌病的临床症状和影像学表现均无特异性，保持对本病的警觉，是避免漏诊、误诊的前提。主要依赖微生物学和组织病理学检查确诊。简单的方法是在肺脓肿、脓胸或皮下瘘管的脓液内寻找硫黄样颗粒。颗粒经加水或氢氧化钾溶液处理后做光镜检查，能见到末端膨大成棒状的放线菌丝，革兰染色阳性，抗酸染色阴性即可确诊，但采用此法确诊的病例并不多见。

组织病理特点为化脓性肉芽肿，脓肿中可见放线菌颗粒，颗粒外周围上皮样细胞、巨噬细胞等，包绕纤维组织。经支气管镜肺活检（TBLB）、B超或CT引导下经皮肺穿刺活检，是重要的确诊手段。国内报道的病例，多数是疑似肺癌做外科手术而确诊。

必要时以防污染技术采集下呼吸道分泌物或病变肺组织做厌氧培养。放线菌生长缓慢，常需观察2周以上。培养放线菌阳性，但涂片无硫黄样颗粒时，需判别是感染菌抑或定植菌。

（五）治疗

首选青霉素，需大剂量、长疗程。青霉素 G 1 000 万 ~ 2 000 万 U/d，静脉滴注，分次给予。或氨苄西林 50mg/（kg·d），静脉滴注，分次给予。2 ~ 6 周后改用阿莫西林，每次 0.5g，口服，每天 3 ~ 4 次。总疗程通常为 3 ~ 6 个月。也可选用多西环素、头孢曲松、克林霉素或红霉素。有研究表明，本菌对莫西沙星、万古霉素、利奈唑胺、厄他培南和阿奇霉素也敏感，但临床资料还需要积累。保持脓肿、脓胸及瘘管的引流通畅，脓胸患者经反复抽脓液无效时，应做切开引流。大咯血是手术指征。

（戚　明）

第五节　其他肺部真菌病

一、肺组织胞质菌病

组织胞质菌病分为两种。美洲型 HP 由荚膜组织胞质菌引起；非洲型 HP 由荚膜组织胞质菌杜氏变种和马皮疽荚膜组织胞质菌引起。这两种真菌培养的菌落和镜下形态相同。但杜氏变种在组织中的形态特殊，可见卵形、双折光胞壁的孢子，有时呈链状，仅少数患者表现为肺部慢性进行性或空洞性病变。临床主要表现为皮肤、淋巴结和骨的感染。好侵犯骨是本病的特点之一。播散型感染是本病最严重的表现，大多呈急性和消耗性。治疗同美洲型 HP，必要时可辅以手术治疗。下面重点阐述美洲型肺荚膜组织胞质菌病。

（一）病原与流行病学

荚膜组织胞质菌，系土壤腐生菌，分布广泛。鸟粪和蝙蝠粪可能是重要病菌载体。属双相性真菌，在组织内呈酵母型，在室温和泥土中呈菌丝型。吸入被鸟类或蝙蝠粪便污染的泥土或尘埃中的真菌孢子后发生感染。人与人、人与动物之间并不直接传播。肺荚膜组织胞质菌病主要流行于美洲、非洲、亚洲，欧洲少见。近年来我国有病例报道。

（二）临床表现

1. 无症状型　占 90% ~ 95%。组织胞质菌素皮肤试验呈阳性反应。肺部出现多发性钙化。
2. 急性肺型　有畏寒、发热、咳嗽、胸痛、肌肉痛及体重减轻。X 线呈弥散性结节状致密影。
3. 慢性肺型　约 20% 的患者无任何症状。本型常见症状为咳嗽、咳痰、发热、胸痛、咯血、呼吸困难、盗汗、消瘦。X 线示早期常为边缘清楚的肺实变，后期呈结节状肿块，部分患者常在肺尖部出现空洞。
4. 播散型　大多数由急性肺型恶化引起。除上述症状外，尚可出现贫血，白细胞减少，进行性肝、脾肿大，皮肤、黏膜溃疡，全身淋巴结肿大。胸部 X 线通常呈粟粒性肺浸润、空洞形成及肺门淋巴结肿大。病程 1 ~ 30 个月。
5. 其他　包括肺结节（大部分呈钙化）、支气管结石、纵隔淋巴结炎、纵隔肉芽肿、纵隔纤维化、关节炎、中枢神经系统感染等。

（三）诊断

流行区域接触史，出现发热、咳嗽、贫血、肝脾肿大和全身浅表淋巴结肿大者要高度疑似肺组织胞

— 55 —

质菌病。

传统的微生物学诊断包括直接镜检、培养以及组织病理学真菌检查阳性可确诊，呈白色真菌菌落，镜下可见特征性的齿轮状或棘状大分生孢子。组织病理学检查用过碘酸环六亚甲基四胺银染色，或过碘酸希夫染色，典型的表现为巨噬细胞内看到荚膜组织胞质菌。

实验室诊断包括以下三个方面：

1. 抗原检测 尿液的抗原检出率高于血液（95%vs86%），而且尿抗原检测被美国传染病学会（Infectious DiseaseSociety of America，IDSA）和美国 ATS（American Thoracic Society）推荐用于监测对抗真菌治疗的反应。其准确性在以下两类人群中较高：①AIDS 患者合并播散型组织胞质菌感染。②接触大量孢子后暴发的严重急性肺型患者。

2. 抗体检测 因为抗体产生需要 6~8 周左右，所以主要适用于慢性型，对于慢性脑膜炎型尤其重要，可能是唯一的实验室诊断线索。对于急性型，恢复期抗体效价比急性期升高 4 倍有诊断意义。

3. 组织胞质菌皮肤试验 对诊断帮助不大本病表现和组织病理酷似马尔尼菲青霉病，流行区域亦重叠，须鉴别，真菌培养鉴定有助于确诊。该病主要需与肺结核等感染相鉴别。播散型感染应与内脏利什曼病、淋巴瘤、传染性单核细胞增多症、布鲁菌病等鉴别。

（四）治疗

多数患者无须治疗，可在 1 个月内自愈。IDSA 提出明确的治疗指征有：①急性弥散性肺部感染，症状中至重度。②慢性空洞性肺部感染。③播散型。④中枢神经系统感染。

根据疾病类型和病情严重程度，治疗有所不同（表 5-1）。

表 5-1 肺荚膜组织胞质菌病推荐治疗方案（IDSA 2007. ATS 2011）

疾病类型		首选治疗	备注
急性肺型	轻~中度	症状<4 周，无须治疗； 症状持续>4 周，伊曲康唑 200mg qd 或者 bid，6~12 周	ATS：肾功能不全的患者更宜应用两性霉素 B 脂质体 IDSA：不确定治疗是否能缩短病程
	中~重度	两性霉素 B 脂质体 3~5mg/（kg·d）或两性霉素 B 0.7mg/（kg·d），1~2 周，序贯以伊曲康唑 200mg bid，12 周或可加用激素（泼尼松 40~60mg/d）1~2 周	在伊曲康唑治疗 2 周后，应监测伊曲康唑血药浓度；监测肾功能、肝功能；只是专家推荐，可能加快恢复
慢性空洞肺型		伊曲康唑（200mg bid，12~24 个月）； IDSA 建议最初 3 天伊曲康唑用量：200mg tid	ATS：持续治疗宜到影像学无进展； 停止治疗后监测有无复发； 伊曲康唑血药浓度监测应在伊曲康唑治疗 2 周后进行，随后每 3~6 个月监测 1 次。 IDSA：治疗后仍有约 15% 的复发率
播散型	中~重度	两性霉素 B 脂质体 3~5mg（kg·d）或者两性霉素 B 0.7~1.0mg/（kg·d），1~2 周，序贯以伊曲康唑 200mg bid，至少 12 个月（A-I）	如果患者持续处于免疫抑制状态，有必要给予长期维持治疗； 监测尿抗原水平可能有助于治疗； 监测肾功能、肝功能
	轻~中度	伊曲康唑 200mg tid×3 天，随后 200mg bid，至少 12 个月（A-II）	
其他	肺结节； 支气管结石； 纵隔纤维化； 纵隔肉芽肿	一般均不推荐抗真菌药物治疗； 仅当纵隔肉芽肿有症状时，予伊曲康唑 200mg qd 或 bid，6~12 周	肺结节需与恶性肿瘤鉴别； 支气管结石可行气管镜或外科手术去除； 纵隔肉芽肿引起气道阻塞时，考虑手术治疗

注：建议伊曲康唑口服混悬液（口服液生物利用度优于胶囊）。

二、肺马尔尼菲青霉病

马尔尼菲青霉病由马尔尼菲青霉引起，主要侵犯单核-巨噬细胞系统，多累及肺部组织。

（一）病原与流行病学

马尔尼菲青霉属于青霉属，是已知青霉属中唯一的一种双向型真菌。该菌在 1956 年从越南自然死亡的中华竹鼠的肝脏中首次发现，1959 年被命名。分为菌丝相和酵母相。竹鼠是其宿主，主要通过呼吸道传播到人，经消化道传播的可能性也不能除外。

（二）临床表现

起病隐匿或急性。潜伏期尚未完全确定。暴露于流行区域可能几周内即发病，也可能在许多年后出现感染。

1. 局限性马尔尼菲青霉病　病原菌进入人体后仅局限在入侵部位。以局限于肺部的感染最常见，系吸入孢子所致。临床表现不具特征性，极易误诊为支气管炎、支气管扩张或肺结核等。若免疫功能低下，有可能发展成播散性感染。

2. 播散性马尔尼菲青霉病　马尔尼菲青霉菌常侵犯单核 - 巨噬细胞系统，累及多个组织器官，临床表现多样，70% 以上播散性感染累及皮肤。

（三）诊断

流行区域的居民或曾到流行区域的旅行者或从事相关实验室的工作者，若出现长期发热、呼吸道症状，伴肝脾肿大、淋巴结肿大、贫血、皮疹、脓肿者，应高度怀疑该病。培养分离出病原菌及病理组织见典型细胞内孢子、细胞外腊肠形具横隔的孢子即可确诊。

本病局限性感染应与肺结核等感染相鉴别。播散性感染应与黑热病（内脏利什曼病）、淋巴瘤、传染性单核细胞增多症、布鲁菌病等鉴别。该病和播散型组织胞质菌病的临床表现及穿刺物涂片镜检所见十分相似，强有力的抗真菌治疗对这两种疾病均有效，因此易被混淆。特异性间接荧光组织染色以及血清学抗原检测有助于鉴别，真菌培养有助于最后确诊。马尔尼菲青霉和曲霉细胞壁上有交叉抗原，故曲霉半乳甘露聚糖检测为阳性。

一旦诊断该病，需确定是否存在 HIV 感染，或其他免疫缺陷疾病。

（四）治疗

两性霉素 B 是首选药物，对合并 HIV 感染者亦有较好疗效。但单纯两性霉素 B 治疗者在 6 个月内感染复发率很高。试验证实在 HIV 阳性的患者中，两性霉素 B 初始治疗 2 周后，口服伊曲康唑 200mg，每天 1 次，维持治疗 10 周可有效降低复发率。伊曲康唑是合并 HIV 感染者预防本病复发的主要药物，一般需长期服用，在高效抗反转录病毒治疗并重建免疫功能后，方可考虑停用，否则易复发。有原发病者应积极治疗原发病。

（冯俊飞）

第六章

慢性阻塞性肺疾病

慢性阻塞性肺疾病（COPD）是一种重要的慢性呼吸系统疾病，病人数多，病死率高。由于COPD呈缓慢进行性发展，严重影响患者的劳动能力和生活质量。目前COPD在全球已成为第四位的致死原因，COPD现引起了世界各国的重视。在我国COPD同样也是一种常见病，严重影响广大人民的身体健康。20世纪90年代对我国北部及中部地区102 230成年人调查，COPD约占15岁以上人群3%。近年来COPD流行病学调查表明，我国40岁以上人群中COPD的患病率为8.2%，其患病率之高是十分惊人的，在世界上处于较高的发病率。据统计，在我国死因顺位中，COPD占据第三位，而在农村中，COPD则占死因的首位。由于我国是农业大国，农村人口占80%，故对COPD预防和治疗更具有十分重要的意义。

我国早在20世纪70年代起就重视COPD的预防和治疗，做了大量的临床和实验室研究。近十余年来美国胸科学会（ATS）、英国胸科学会（BTS）和欧洲呼吸学会（ERS）分别对COPD的诊断和治疗提出了各自的指南。但各国医学会制订的COPD诊治指南，对COPD的认识存在着一定的差异。2001年4月，美国国立心、肺、血液学会（NHLBI）和WHO共同发表了"慢性阻塞性肺疾病全球创议"（Global Initiative for Chronic Obstructive Lung Disease，GOLD），旨在引起全世界对COPD有足够的重视，降低COPD的发病率和死亡率，帮助COPD患者逆转疾病发展趋势。GOLD在现有各国医学会COPD指南的基础上，结合COPD近年研究新进展，提出了意见一致的研究报告，即COPD诊断、处理和预防的全球创议。由于COPD临床诊断和治疗的进展，GOLD每年都在不断更新。参考GOLD，中华医学会呼吸分会（CSRD）在2002年也制订了慢性阻塞性肺疾病诊治指南，2007年又重新修订、发表了慢性阻塞性肺疾病诊治指南（2007年修订版）。

第一节　慢性阻塞性肺疾病的定义、病因和发病机制

一、定义

1. COPD的定义　COPD是一种可以预防、可以治疗的疾病，伴有一些显著的肺外效应，这些肺外效应与患者疾病的严重性相关。肺部病变的特点为不完全可逆性气流受限，这种气流受限通常进行性发展，与肺部对有害颗粒或气体的异常炎症反应有关。

COPD的定义强调了COPD是可以预防和可以治疗的，其目的是给患者呈现出一个积极的前景，并鼓励医疗卫生工作者在COPD防治中勇于探索，克服对COPD的消极、悲观情绪，提倡采取乐观的应对态度。当患者有咳嗽、咳痰或呼吸困难症状，及（或）疾病危险因素接触史时，应考虑COPD。慢性咳嗽、咳痰常先于气流受限许多年存在，但不是所有有咳嗽、咳痰症状的患者均会发展为COPD。

肺功能检查可明确诊断COPD，即在应用支气管扩张剂后，FEV_1占预计值<80%，同时FEV_1/FVC<70%表明存在气流受限，并且不能完全逆转。为改进COPD的诊断，应努力提供标准化的肺功能检查。

在 COPD 的定义中采用了"气流受限"这一概念，而未用"气道阻塞"这一旧名称，是因为单纯肺气肿时，气道并无器质性阻塞性病变，但由于肺泡组织的弹性降低，因而肺泡压降低，使气流流速减慢、受阻。此外，细支气管上均附着有肺泡组织，当其弹性降低时，作用在细支气管壁上的牵拉力量也降低，使细支气管变窄，因而使流速减慢。在这种情况下，如果仍然称作"气道阻塞"，显然易误解为气道内存在器质性阻塞性病变，故使用"气流受限"这一名称较为合理。

2. 慢性支气管炎　是指除外慢性咳嗽的其他各种原因后，患者每年慢性咳嗽、咳痰 3 个月以上，并连续 2 年，不一定伴有气流受限。由此可见，慢性支气管炎的定义是以症状学为基础的，具有这些症状的患者，其中一部分伴有气流受限，或者暂时没有出现气流受限，但是经过若干年后病情可以发展，从而出现气流受限。然而，另外一部分患者虽具有慢性咳嗽、咳痰症状，但始终不出现气流受限，此时，只能诊断为慢性支气管炎，而不能诊断为 COPD。与 COPD 有关的慢性支气管炎，只是指伴有气流受限的慢性支气管炎。

3. 肺气肿　肺部远端的气室到末端的细支气管出现异常持久的扩张，并伴有肺泡壁和细支气管的破坏而无明显的纤维化。"破坏"是指呼吸性气室扩大且形态缺乏均匀一致，肺泡及其组成部分的正常形态被破坏和丧失。

这里需指出：慢性支气管炎的定义属于临床范畴，而肺气肿的定义为病理解剖术语。

4. COPD 与慢性支气管炎、肺气肿、支气管哮喘等之间的关系　COPD 与慢性支气管炎和肺气肿关系密切，但临床上患者有咳嗽、咯痰等症状时，并不能立即可诊断 COPD。如患者只有"慢性支气管炎"和（或）"肺气肿"，而无气流受限，则不能诊断为 COPD，患者仅可诊断为单纯的"慢性支气管炎"和（或）"肺气肿"。虽然在各种类型的支气管哮喘中，许多特殊因素均可造成气流受限。但是根据支气管哮喘的定义，这种气流受限是可逆性的。所以如果支气管哮喘患者的气流受限能完全逆转，则患者没有合并 COPD。实际上在许多病例中，某些支气管哮喘患者并发的气流受限并不能完全逆转；而某些 COPD 患者却伴有气流受限的部分逆转，且合并气道高反应性，此时很难将这两类患者区分开。慢性支气管炎和肺气肿合并气流受限常同时存在，某些患者在患支气管哮喘的同时也可以并发这两种疾病：即慢性支气管炎和肺气肿。如果支气管哮喘患者经常暴露在刺激性物质中，如抽烟，也会发生咳嗽和咳痰，而咳嗽和咳痰是慢性支气管炎的一项重要特征。这类患者可诊断为"哮喘型支气管炎"或"COPD 的哮喘类型"。此外，已知病因或具有特异病理表现并有气流受限的一些疾病，如囊性纤维化、弥散性泛细支气管炎或闭塞性细支气管炎等不包括在 COPD 内。

二、病　因

COPD 的发病因素很多，迄今尚有许多发病因素还不够明了，尚待研究。近年来认为，COPD 有关发病因素包括个体易感因素以及环境因素两个方面，这两者相互影响。现在认为比较明确的个体易感因素为 α_1 - 抗胰蛋白酶缺乏，最主要的环境因素是吸烟，以及接触职业粉尘和化学物质（烟雾、过敏源、工业废气和室内空气污染等）。在我国农村，COPD 的危险因素还与烹调时产生的大量油烟和燃料产生的烟尘有关。

（一）个体因素

1. 遗传因素　某些遗传因素可增加 COPD 发病的危险性。常见遗传危险因素是 α_1 - 抗胰蛋白酶的缺乏。目前认为 α_1 - 抗胰蛋白酶的重度缺乏与非吸烟者的肺气肿形成有关。

2. 气道高反应性　支气管哮喘和气道高反应性被认为是发展成为 COPD 的重要危险因素，与某些基因因素和环境因素等相关的复杂发病因素有关。气道高反应性可能与吸烟或暴露于其他的环境因素相关。

（二）环境因素

1. 吸烟　现今公认吸烟为 COPD 重要发病因素，吸烟能使支气管上皮纤毛变短，不规则，纤毛运动发生障碍，降低局部抵抗力，削弱肺泡吞噬细胞的吞噬、灭菌作用，又能引起支气管痉挛，增加气道阻力。吸烟者肺功能的异常率较高，并多有呼吸道症状，FEV_1 的年下降率较快，吸烟者死于 COPD 的人数较非吸烟者为多。但并不是所有的吸烟者都可能发展为 COPD，这表明遗传因素可能起了一定的作用。被动吸烟也可能导致呼吸道症状以及 COPD 的发生。

2. 职业粉尘和化学物质　当职业粉尘及化学物质（烟雾、过敏源、工业废气及室内空气污染等）的浓度过大或接触职业粉尘以及化学物质中的时间过久，均可导致与吸烟无关的 COPD 的发生。接触某些特殊的物质、刺激性物质、有机粉尘及过敏源能够使气道反应性增加，尤其当气道已接触其他的有害物质、吸烟或并发哮喘时更易并发 COPD。

3. 大气污染　化学气体如氯、氧化氮、二氧化硫等烟雾，对支气管黏膜有刺激和细胞毒性作用。空气中的烟尘或二氧化硫明显增加时，慢性支气管炎的急性发作就显著增多。其他粉尘如二氧化硅、煤尘、棉屑、蔗尘等也刺激支气管黏膜，使气道清除功能遭受损害，为细菌入侵创造条件。城市重度的空气污染对于存在心肺疾患的患者来说极其有害。燃料燃烧不完全及烹调时的油烟而引起的室内空气污染也是 COPD 的危险因素。

4. 感染　呼吸道感染是 COPD 发病和加剧的另一个重要因素，目前认为肺炎球菌和流感嗜血杆菌，可能为 COPD 急性发作的最主要病原菌。病毒也对 COPD 的发生和发展起重要作用，肺炎衣原体和肺炎支原体与 COPD 发病的直接关系仍有待于进一步阐明。儿童期的重度呼吸道感染和成年时的肺功能降低及呼吸系统症状的发生有关。此外，低出生体重也与 COPD 的发生有关。

5. 社会经济地位　COPD 的发病与患者社会经济地位的相关。这也许与室内外空气污染的不同程度、营养状况或其他和社会经济地位有关的因素等有一定的内在联系。

6. 其他　除上述因素外，气候变化，特别是寒冷空气能引起黏液分泌物增加，支气管纤毛运动减弱。在冬季，COPD 患者的病情波动与温度和温差有明显关系。迷走神经功能失调，也可能是本病的一个内因，大多数患者有迷走神经功能失调现象。部分患者的副交感神经功能亢进，气道反应性较正常人增强。

三、发病机制

当前 COPD 的发病学研究也有很大进展，现在比较流行的发病机制如下。

（一）细胞机制

吸烟和其他吸入刺激物能诱发周围气道和肺实质内的炎性反应，并激活巨噬细胞。巨噬细胞在 COPD 的炎性过程中起了重要作用，被激活的巨噬细胞、上皮细胞和 CD_8T 淋巴细胞可释放出中性粒细胞趋化因子，巨噬细胞还能生成蛋白分解酶。COPD 患者的支气管肺泡灌洗液中巨噬细胞数目比正常可增加 $5 \sim 10$ 倍，巨噬细胞主要集中在肺气肿最为显著的中心腺泡带。此外，肺泡壁上巨噬细胞和 T 淋巴细胞的数目与肺实质破坏的程度呈正相关。通过释放出中性粒细胞蛋白酶和其他蛋白酶，巨噬细胞在肺气肿蛋白持续分解的过程中起了重要作用，并进一步造成肺实质的破坏和刺激气道内黏液的过度分泌。白介素 - 8（IL - 8）对中性粒细胞有选择性的吸附作用，在 COPD 患者的诱生痰液中存在高浓度的 IL - 8。巨噬细胞、中性粒细胞和气道上皮细胞均可分泌 IL - 8。COPD 发病过程中，IL - 8 在中性粒细胞所致的炎症中起了相当重要的作用。IL - 8 的水平与中性粒细胞数量相关，并与气流受限的程度相匹配。COPD 患者的痰液中存在着高浓度的肿瘤坏死因子 α（TNFα），可起动核因子——κB（NF - κB）的转录，随之又转向 IL - 8 基因的转录。

气道内的白三烯 B_4（LTB_4）同样是一种重要的中性粒细胞趋化因子。$α_1$ - 抗胰蛋白酶（$α_1$ - AT）缺乏的患者，其肺泡巨噬细胞可分泌大量的 LTB_4。T 淋巴细胞在 COPD 中的作用尚不清楚。优势的 CD_8 细胞（抑制 T 细胞），通过释放多种酶，如颗粒酶和穿透因子，诱发肺实质细胞的凋亡。吸烟者仅少数发生肺气肿，其原因与肺内的抗蛋白酶水平有关，而抗蛋白酶水平由抗蛋白酶基因突变所决定（基因多态现象）。如约 10% 肺气肿患者可发生基因突变。突变位于基因的调节部位，提示 $α_1$ - AT 产生的调节具有防御功能，尤其是在急性感染时期。

（二）蛋白酶－抗蛋白酶系统失衡

肺气肿是由于蛋白酶－抗蛋白酶系统失衡所致。蛋白酶可以消化弹性蛋白和肺泡壁上的其他蛋白结构，其中有中性粒细胞弹性酶（NE），组织蛋白酶，基质金属蛋白酶（MMPs），颗粒酶，穿透因子。抗蛋白酶系统能对抗蛋白酶的作用，其中最重要的有 α_1－AT、分泌型白细胞蛋白酶抑制剂（SLPI）、基质金属蛋白酶组织抑制剂（TIMPs）等。NE 为一种中性丝氨酸蛋白酶，是肺内促弹性组织离解活动的主要成分。NE 可消化连接组织和蛋白聚糖，从而造成肺气肿的形成。NE 除能使组织基质分解外，还可造成气道扩张、纤毛上皮变形和黏液腺增生以及纤毛摆动消失。NE 也有潜在的刺激黏液分泌的功能，并能从上皮细胞内诱发释放 IL－8，故可促使气道炎症的发生，形成慢性支气管炎。在 α_1－AT 缺乏的患者中，NE 在调节弹性组织离解中起主要作用；但是在吸烟所致的 COPD 患者中，NE 并不起主要的弹性组织离解酶作用。与吸烟相关的 COPD 中，吸烟所产生的氧化剂则起了重要作用。吸烟可造成肺泡内巨噬细胞的激活和中性粒细胞的募集，同时释放出中性粒细胞趋化因子，产生更多的炎症介质，并降价弹性蛋白和胶原。此外，吸烟也通过 α_1－AT 的氧化失活与 NE 的结合率的降低而造成肺组织的损伤。

蛋白酶 3 为另一种中性粒细胞中的中性丝氨酸蛋白酶，参与这些细胞的弹性组织离解活动。组织蛋白酶 G 为中性粒细胞的半胱氨酸蛋白酶，也参与弹性组织离解活动，组织蛋白酶 B、L 和 S 由巨噬细胞释放。MMPs 是一组 20 个相似的肽链内切酶，能降解肺实质所有细胞外基质成分，包括：弹性蛋白、胶原、蛋白多糖、层黏素和纤维结合素。MMPs 是由中性粒细胞、肺泡巨噬细胞和气道上皮细胞所生成。肺气肿时支气管肺泡灌洗液中的胶原酶（MM－1）和明胶酶（MM－9）的水平增加。肺气肿患者肺泡灌洗液中，巨噬细胞内 MM－9 和 MMP1 的表达也高于正常人。肺泡巨噬细胞也能表达特有的 MMP1，即巨噬细胞金属－弹性酶。

对抗和平衡这些蛋白酶的物质是一组抗蛋白酶。其中较为重要的有 α_1－AT，也称为 α_1－蛋白酶抑制剂，是一种肺实质内的主要抗蛋白酶，在肝内合成，再从血浆内分泌出去。遗传性的纯合子 α_1－AT 缺乏可能产生严重的肺气肿，尤其是吸烟者，但在 COPD 病例中这种基因型疾病少于 1%。α_1－AT 为对抗 NE 的主要成分，但不是唯一的抗蛋白酶成分。此外还有 α_1－抗糜蛋白酶，该酶主要存在肺内，纯合子个体其水平较低，患 COPD 的危险性也增加。SLPI 为气道中最重要的保护物质，来自气道上皮细胞，为气道提供局部防御机制。TIMPs 可对抗基质金属蛋白酶的效应。

（三）氧化剂的作用

氧化剂在 COPD 的病理生理过程中起了重要作用。香烟中存在有大量的氧化剂，活化的炎症细胞也能产生内源性氧化剂，这些炎症细胞包括中性粒细胞和肺泡巨噬细胞。COPD 患者呼出气中的凝集水内的过氧化氢（H_2O_2）增加，在急性加重期尤为明显，可说明内源性氧化剂生成增加。氧化剂以下列几种方式参与 COPD 的病理过程，包括损害血清蛋白酶抑制剂，加强弹性酶的活性和增加黏液的分泌。此外，氧化剂能活化转录 NF－κB，NF－κB 可协助转录其他许多炎症因子，包括 IL－8、TNFα、诱导型一氧化氮（NO）合成酶和诱导型环氧化酶。氧化剂通过直接氧化作用于花生四烯酸，而产生异前列腺素。COPD 患者中异前列腺素是增加的，对气道产生多种效应，包括支气管缩窄，增加血浆漏出和黏液过度分泌。

（四）感染

下呼吸道细菌感染和慢性炎症加剧了肺损伤，造成了支气管纤毛清除系统的破坏，寄生于上呼吸道的细菌移生至下呼吸道。细菌首先附着在黏膜内皮细胞上，一方面释放细菌产物，造成气道内皮细胞损伤；另一方面，炎症细胞释放各种细胞因子和蛋白酶，破坏了蛋白酶，抗蛋白酶系统平衡，从而促进了 COPD 的进展。肺炎衣原体慢性感染在 COPD 的发病中起了重要作用，COPD 患者在肺炎衣原体感染后，所产生的免疫反应与机体因素有着密切的关系，如吸烟、慢性疾病、长期应用糖皮质激素、老年及某些基因因素等，均参与了免疫反应的调节及所产生 Th2 类型的免疫反应。如需清除细胞内感染的肺炎衣原体，则需要强有力的 Th1 免疫反应。细胞内持续寄殖的肺炎衣原体必然会引起机体的免疫反应，吸烟所致的炎症加重了肺炎衣原体产生的慢性感染，吸烟和肺炎衣原体的协同效应共同参与了气道阻塞的病理过程。

（五）黏液过度分泌和小气道阻塞

吸烟和吸入某些刺激性气体可使气道内分泌物增加。其机制涉及气道感觉神经末梢反射性增加了黏液分泌，并直接刺激某些酶的生成，如 NE。长期刺激可造成黏膜下腺体的过度增生和杯状细胞增殖，也能导致黏蛋白基因（MUC）的上调。目前已认识到人类至少有 9 种 MUC 基因，但尚不清何种基因在慢性支气管时呈过度表达。黏液的过度分泌为气流阻塞的危险因素。因各种刺激物诱发的慢性气道炎症过程，其特征为中性粒细胞浸润，导致各种趋化因子释放，如巨噬细胞释放出 IL-8 和 LTB_4，从而导致周围气道的阻塞。进一步使纤维生成介质分泌，偶可造成周围气道纤维化，及周围气道的慢性炎症和结构重组。

（六）血管的病理改变

COPD 时，因长期慢性缺氧可导致肺血管广泛收缩和肺动脉高压，常伴有血管内膜增生，使原来缺乏血管平滑肌的血管出现血管平滑肌，某些血管发生纤维化和闭塞，造成肺循环的结构重组，少数 COPD 患者可发生肺心病。肺血管结构重组的过程中可能涉及血管上皮生长因子、成纤维生成因子以及内皮素-1（ET-1）。慢性缺氧所致的肺动脉高压患者中，肺血管内皮的 ET-1 表达显著增加，COPD 患者尿中的 ET-1 分泌也明显升高。ET-1 通过 ETA 受体诱发肺血管平滑肌的纤维化和增生，在 COPD 后期产生的肺动脉高压中起了一定的作用。

四、病理和病理生理

1. 病理　常见病理改变有支气管黏液腺增生、浆液腺管的黏液腺化生、腺管扩张杯状细胞增生、灶状鳞状细胞化生和气道平滑肌肥大。慢性支气管炎黏液腺扩大为非特异性。

呼吸性细支气管显示明显的单核细胞炎症。膜性细支气管（直径<2mm）有不同程度的黏液栓、杯状细胞化生、炎症；平滑肌增生及纤维化管腔狭窄而扭曲。以上改变以及因肺气肿而引起的气道外部附着的肺泡丧失使气道横切面减少。

COPD 合并肺气肿时有三种类型：①中心型肺气肿：从呼吸性细支气管开始并向周围扩展，在肺上部明显。②全小叶肺气肿：均匀影响全部肺泡，在肺下部明显，通常在纯合子 α_1 抗胰蛋白酶缺乏症见到。③第三种为远端腺泡性肺气肿或旁间隔肺气肿：在远端气道、肺泡管与肺泡囊受损，位于邻近纤维隔或胸膜。

小气道病变是流阻塞的主要原因。早期病变是呼吸性细支气管单核细胞炎症。炎症性纤维化、杯状细胞化生黏液栓或黏液脓栓以及终末支气管平滑肌肥大是重要原因。附着于细支气管的肥胖由于肺气肿破坏而使细支气管塌陷也是重要原因。气流阻塞的另一原因是支气管及细支气管痉挛收缩。

2. 病理生理　COPD 肺部病理学的改变导致相应的疾病特征性的生理学改变，包括黏液高分泌、纤毛功能失调、气流受限、肺过度充气、气体交换异常、肺动脉高压和肺心病。黏液高分泌和纤毛功能失调导致慢性咳嗽及多痰，这些症状可出现在其他症状和病理生理异常发生之前。呼气气流受限，是 COPD 病理生理改变的标志，是疾病诊断的关键，主要是由气道固定性阻塞及随之发生的气道阻力的增加所致。肺泡附着的破坏，这使小气道维持开放的能力受损，在气流受限中所起的作用较小。

COPD 进展时，外周气道阻塞、肺实质破坏及肺血管的异常减少了肺气体交换容量，产生低氧血症，以后出现高碳酸血症。在 COPD 晚期（Ⅲ级：重度 COPD）出现的肺动脉高压是 COPD 重要的心血管并发症，与肺心病的形成有关，提示预后不良。

（冯俊飞）

第二节　慢性阻塞性肺疾病的临床表现和实验室检查

一、临床表现

1. 病史　COPD 患病过程应有以下特征：①患者多有长期较大量吸烟史。②职业性或环境有害物质接触史如较长期粉尘、烟雾、有害颗粒或有害气体接触史。③家族史 COPD 有家族聚集倾向。④发病年龄及好发季节多于中年以后发病，症状好发于秋冬寒冷季节，常有反复呼吸道感染及急性加重史，随病情进展，急性加重愈渐频繁。⑤COPD 后期可出现低氧血症和（或）高碳酸血症，并发慢性肺源性心脏病（肺心病）和右心衰竭。

2. 症状　每个 COPD 患者的临床病情取决于症状严重程度（特别是呼吸困难和运动能力的降低）、全身效应和患者患有的各种并发症。而并不是仅仅与气流受限程度相关。COPD 的常见症状：①慢性咳嗽通常为首发症状，初起咳嗽呈间歇性，早晨较重，以后早晚或整日均有咳嗽，但夜间咳嗽并不显著，少数病例咳嗽不伴咳痰，也有少数病例虽有明显气流受限但无咳嗽症状。②咳痰咳嗽后通常咳少量黏液性痰，部分患者在清晨较多，合并感染时痰量增多，常有脓性痰，合并感染时可咳血痰或咯血。③气短或呼吸困难是 COPD 的标志性症状，是患者焦虑不安的主要原因，早期仅于劳力时出现，后逐渐加重，以致日常活动甚至休息时也感气短。④喘息和胸闷可为 COPD 的症状，但无特异性，部分患者特别是重度患者有喘息，胸部紧闷感通常于劳力后发生，与呼吸费力、肋间肌等容性收缩有关。⑤COPD 的肺外效应——全身效应，其中体重下降、营养不良和骨骼肌功能障碍等常见，此外，还有食欲减退、精神抑郁和（或）焦虑等，COPD 的并存疾病很常见，合并存在的疾病常使 COPD 的治疗变得复杂，COPD 患者发生心肌梗死、心绞痛、骨质疏松、呼吸道感染、骨折、抑郁、糖尿病、睡眠障碍、贫血、青光眼、肺癌的危险性增加。

3. 体征　COPD 早期体征可不明显。随疾病进展，常有以下体征：①视诊及触诊胸廓形态异常，包括胸部过度膨胀、前后径增大、剑突下胸骨下角（腹上角）增宽及腹部膨凸等，常见呼吸变浅，频率增快，辅助呼吸肌如斜角肌及胸锁乳突肌参加呼吸运动，重症可见胸腹矛盾运动，患者不时采用缩唇呼吸以增加呼出气量，呼吸困难加重时常采取前倾坐位，低氧血症者可出现黏膜及皮肤发绀，伴右心衰者可见下肢水肿、肝脏增大。②叩诊由于肺过度充气使心浊音界缩小，肺肝界降低，肺叩诊可呈过清音。③听诊两肺呼吸音可减低，呼气延长，平静呼吸时可闻干性啰音，两肺底或其他肺野可闻湿啰音；心音遥远，剑突部心音较清晰响亮。

4. COPD 急性加重期的临床表现　COPD 急性加重是指 COPD 患者"急性起病，患者的呼吸困难、咳嗽和（或）咳痰症状变化超过了正常的日间变异，须改变原有治疗方案的一种临床情况"。COPD 急性加重的最常见原因是气管－支气管感染，主要是病毒、细菌感染所致。但是约1/3 的 COPD 患者急性加重不能发现原因。

COPD 急性加重的主要症状是气促加重，伴有喘息、胸闷、咳嗽加剧、痰量增加、痰液颜色和（或）黏度的改变及发热等，还可出现全身不适、失眠、嗜睡、疲乏、抑郁和精神紊乱等症状。与急性加重期前的病史、症状、体格检查、肺功能测定、血气等实验指标比较，对判断 COPD 严重程度甚为重要。对重症 COPD 患者，神志变化是病情恶化的最重要指标。COPD 急性加重期的实验室检查如下：①肺功能测定：对于加重期患者，难以满意的进行肺功能检查，通常 $FEV_1 < 1L$ 可提示严重发作。②动脉血气分析：呼吸室内空气下，$PaO_2 < 8kPa$（60mmHg）和（或）$SaO_2 < 90\%$，提示呼吸衰竭，如 $PaO_2 < 6.67kPa$（50mmHg），$PaCO_2 > 9.33kPa$（70mmHg），pH 值 < 7.30，提示病情危重，需加严密监护或住 ICU 治疗。③胸部 X 线片和心电图（ECG）：胸部 X 线片有助于 COPD 加重与其他具有类似症状疾病的鉴别，ECG 对右心室肥厚、心律失常及心肌缺血诊断有帮助，螺旋 CT 扫描和血管造影，或辅以血浆 D－二聚体检测是诊断 COPD 合并肺栓塞的主要手段，但核素通气－血流灌注扫描在此几无诊断价值，低血压和（或）高流量吸氧后 PaO_2 不能升至 8kPa（60mmHg）以上也提示肺栓塞诊断，如果高度怀疑合

— 63 —

并肺栓塞，临床上需同时处理 COPD 加重和肺栓塞。④其他实验室检查：血红细胞计数及血细胞比容有助于识别红细胞增多症或出血，血白细胞计数通常意义不大，部分患者可增高和（或）出现中性粒细胞核左移，COPD 加重出现脓性痰是应用抗生素的指征，肺炎链球菌、流感嗜血杆菌以及卡他莫拉菌是 COPD 加重最常见的病原菌，因感染而加重的病例若对最初选择的抗生素反应欠佳，应及时根据痰培养及抗生素敏感试验指导临床治疗，血液生化检查有助于明确引起 COPD 加重的其他因素，如电解质紊乱（低钠、低钾和低氯血症等）、糖尿病危象或营养不良（低白蛋白）等，并可以了解合并存在的代谢性酸碱失衡。

二、实验室检查及临床评估

1. 肺功能检查　肺功能检查是判断气流受限且重复性好的客观指标，临床常用于 COPD 严重程度和治疗效果的肺功能指标有：时间肺活量（FEV）、深吸气量（IC）、呼气峰流速（PEFR）、呼气中期最大流速（MMFR）、气道阻力和弥散功能等。

（1）时间肺活量：目前气流受限的常用肺功能指标是时间肺活量（图 6-1），即以第一秒用力呼气容积（FEV_1）和 FEV_1 与用力肺活量（FVC）之比（FEV_1/FVC）降低来确定的。时间肺活量对 COPD 的诊断、严重度评价、疾病进展、预后及治疗反应等均有重要意义。FEV_1/FVC 是 COPD 的一项敏感指标，可检出轻度气流受限。FEV_1 占预计值的百分比是中、重度气流受限的良好指标，变异性小，易于操作，应作为 COPD 肺功能检查的基本项目。吸入支气管扩张剂后 $FEV_1 < 80\%$ 预计值且 $FEV_1/FVC\% < 70\%$ 者，可确定为不能完全可逆的气流受限。

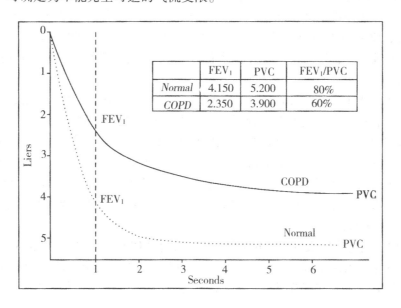

图 6-1　正常人和 COPD 患者的第 1 秒用力呼气容积（FEV_1）

FEV_1 是临床上评估 COPD 严重程度和支气管扩张药物疗效最重要的指标，同样也是肺通气功能指标，最常用为 FEV_1、FVC 及 FEV_1/FVC。其中，FEV_1 由于检测结果稳定，可重复性好、分辨率高，应用最为广泛。临床上常以应用支气管扩张剂后，FEV_1 改善的最大程度来显示支气管扩张剂的即时效应，这有多种表达方式，如：FEV_1 改善值占基础 FEV_1 的百分数；占患者预计值的百分数；FEV_1 改善的绝对值等。上述表述方法各有其优缺点，相互之间并无优劣差别。COPD 患者 FEV_1 增高多少才有临床意义，患者才能感受到呼吸困难的缓解呢？美国胸科协会（ATS）及 GOLD 的专家认为，用药后 FEV_1 增加值占基础值的 12%，同时绝对值增加 200mL 以上才表明患者对支气管扩张剂有反应。

FEV_1 应用虽然广泛，但也有局限性。由于 COPD 主要是小气道疾病，FEV_1 并不能敏感的反映小气道阻塞，同时其结果还与患者用力程度有关；而且 FEV_1 与患者平静呼吸及吹蜡烛或打喷嚏等日常生理活动也无关系；最重要的是，FEV_1 与 COPD 患者的一些临床指标如呼吸困难及一些长期的预后指标，如死亡率或医疗诊治费用等相关性也不强。

第1秒用力呼气容积/肺活量（FEV$_1$/FVC）也常被用作观测气流阻塞性疾病患者长期疗效的指标，与 FEV$_1$ 不同的是，这一指标与患者的年龄、性别、身高以及肺容量无关。FEV$_1$/FVC% 被认为是反映早期气流受限的敏感指标。因为 COPD 早期 FVC 可无明显变化，而 FEV$_1$ 即可出现下降。故只要 FEV$_1$ 有轻微下降，其比值就会有下降，能首先确定是否存在气流受限。只要 FEV$_1$/FVC% < 70% 即可诊断 COPD，所以目前可以说 FEV$_1$/FVC% < 70% 是 COPD 临床诊断的肺功能重要指标，也是所谓的"金标准"。

（2）深吸气量（inspiratory capacity，IC）：肺功能检查中另一有意义的肺量计检测指标是深吸气量（IC）。有很多的 COPD 患者，在使用支气管扩张剂后虽然有明显效果，但其 FEV$_1$ 却无显著改善，即所谓"容量反映者"。在这些患者中，支气管扩张剂的应用导致患者肺容积下降，因而用药后进行肺量计检测时患者起始肺容积小于用药前。由于呼气流速与肺绝对容积正相关，肺容积下降后，仍采用传统肺通气功能指标如 FEV$_1$，则可能会忽视掉支气管扩张剂的疗效。当然，如果在检测 FEV$_1$ 的同时也检测肺绝对容积，有助于明确避免这一误差，但这在实际工作中却不易实施。此时，如果采用深吸气量的指标，则可能避免这一误差。由于 FRC 下降，患者 IC 可有显著改善。IC 的检测相对比较容易，而且，IC 增加 0.3L 则与患者呼吸困难的改善及活动耐力提高显著相关。但是，IC 检测的意义还需要更深入的研究。肺容积下降时，COPD 患者可在更低的、更舒适的肺容积基础状态下呼吸，因而有助于减轻呼吸困难。为了更为准确地评测 COPD 患者使用支气管扩张剂疗效，应常规检测 FEV$_1$ 及深吸气量（图6-2）。

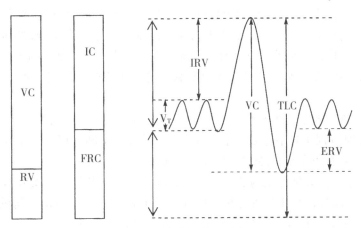

图6-2 肺容量组成和 IC（深吸气量）

VC：肺活量；RV：残气量；IC：深吸气量；IRV：补吸气容积；

V$_T$：潮气容积；TLC：肺总量；ERV：补呼气容积

IC 同样是反映呼吸肌力特别是膈肌肌力的良好指标。COPD 是一个全身性疾病，重症 COPD 患者常有肌肉受累。如果全身肌肉重量下降达30%，则膈肌的重量也同样可明显下降。肺功能指标与呼吸肌群张力有关，肺过度充气越严重，膈肌越低平，IC 越小。

吸气分数（深吸气量/肺总量，IC/TLC）也是一项有用的 COPD 严重程度的评估指标。近年研究表明，静态过度充气也能反映 COPD 的严重性，由于静态过度充气可能是动态过度充气的前体，在 COPD 症状产生中起重要作用。

（3）肺容量变化：COPD 患者在有效治疗后功能残气量和动态过度充气可出现改变。吸入支气管舒张剂后，COPD 患者活动耐力和呼吸困难有较明显的改善，这种改善与肺容量的降低有明显的关系，肺容量的降低表现为功能残气量（FRC）和肺动态过度充气的降低。肺容量增加对呼吸动力学有非常显著的不利影响，一方面降低吸气功能，动态过度充气改变了吸气肌的初长和形态，降低了吸气肌的收缩力和工作效率；另一方面增加呼吸做功和呼吸困难程度，COPD 患者产生内源性呼气末正压（PEEPi），患者必须首先产生足够的压力克服 PEEPi，使肺泡内压力低于大气压才能产生吸气气流，因此，胸腔内压下降幅度增加，吸气做功也相应增加。肺容量改变具有重要的生理学意义，肺容量的变化可能比通气功能（即 FEV_1）变化更敏感，可为 COPD 疗效评价的重要指标。

（4）其他指标：呼气峰流速（PEF）及最大呼气流量 – 容积曲线（MEFV）也可作为气流受限的参考指标，但 COPD 时 PEF 与 FEV_1 的相关性不够强，PEF 有可能低估气流阻塞的程度。气流受限也可导致肺过度充气，使肺总量（TLC）、功能残气量（FRC）和残气容量（RV）增高，肺活量（VC）减低。TLC 增加不及 RV 增加的程度大，故 RV/TLC 增高。肺泡隔破坏及肺毛细血管床丧失可使弥散功能受损，一氧化碳弥散量（DLco）降低，DLco 与肺泡通气量（VA）之比（DLco/VA）比单纯 DLco 更敏感。

（5）关于支气管扩张试验：支气管扩张试验作为辅助检查有一定临床价值，结合临床可以协助区分 COPD 与支气管哮喘，也可获知患者应用支气管扩张剂后能达到的最佳肺功能状态。目前对支气管舒张试验有了新评价：我国 COPD 诊治指南（2007 年修订版）指出："作为辅助检查，不论是用支气管舒张剂还是口服糖皮质激素进行支气管舒张试验，都不能预测疾病的进展。用药后 FEV_1 改善较少，也不能可靠预测患者对治疗的反应。患者在不同的时间进行支气管舒张试验，其结果也可能不同。"

现在 GOLD 也不再建议仅仅根据气流受限的可逆程度（如：使用支气管舒张剂或糖皮质激素后的 FEV_1 改变值）来鉴别 COPD 与哮喘，以及预计患者对支气管舒张剂或糖皮质激素长期治疗的反应。因为 COPD 可与哮喘并存，长期哮喘本身也可导致固定的气流受限。

2. 胸部 X 线片　胸片对确定肺部并发症及与其他疾病（如肺间质纤维化、肺结核等）鉴别有重要意义。COPD 早期胸片可无明显变化，以后出现肺纹理增多、紊乱等非特征性改变；主要 X 线征为肺过度充气：肺容积增大，胸腔前后径增长，肋骨走向变平，肺野透亮度增高，横膈位置低平，心脏悬垂狭长，肺门血管纹理呈残根状，肺野外周血管纹理纤细稀少等，有时可见肺大疱形成。并发肺动脉高压和肺源性心脏病时，除右心增大的 X 线征外，还可有肺动脉圆锥膨隆，肺门血管影扩大及右下肺动脉增宽等。

3. 胸部 CT　CT 检查一般不作为常规检查，但当诊断有疑问时，高分辨率 CT（HRCT）有助于鉴别诊断。另外，HRCT 对辨别小叶中心型或全小叶型肺气肿及确定肺大疱的大小和数量，有很高的敏感性和特异性，对预计肺大疱切除或外科减容手术等的效果有一定价值。

此外，胸部 CT 由于能除外肺外结构的影像重叠，故可以反映肺组织的实际状况，能定量显示早期的肺气肿并准确分级。目前认为 CT 检查可早于肺通气功能检查发现肺解剖结构的异常，定量 CT 检查与肺组织学检查的结果相关性很好，是替代肺组织学检查最好的方法。运用计算机自动分级方法，CT 评分与 COPD 患者肺通气容量相关性很好，但与气流检查及血气检查结果相关性较差。定量 CT 在评价支气管炎气道病理解剖时用处还有限，但是将来随着高分辨 CT 技术的发展，则可以定量检测气道的直/内径、气道壁的厚度。

4. 血气检查　血气分析对晚期 COPD 患者十分重要。$FEV_1 < 40\%$ 预计值者及具有呼吸衰竭或右心衰竭临床征象者，均应做血气检查。血气异常首先表现为轻、中度低氧血症。随疾病进展，低氧血症逐渐加重，并出现高碳酸血症。呼吸衰竭的血气诊断标准为海平面吸空气时动脉血氧分压（PaO_2）＜60mmHg（1mmHg＝0.133kPa）伴或不伴动脉血二氧化碳分压（$PaCO_2$）＞50mmHg。

5. 其他检查　低氧血症时，即 $PaO_2 < 7.32kPa$ 时，血红蛋白及红细胞可增高，血细胞比容＞55%可诊断为红细胞增多症。并发感染时，痰涂片可见大量中性白细胞，痰培养可检出各种病原菌，如肺炎链球菌、流感嗜血杆菌、卡他摩拉菌、肺炎克雷白杆菌等。

6. 多因素分级系统（BODE）　虽然 $FEV_1\%$ 预计值对反映 COPD 严重程度、健康状况及病死率有用，但 FEV_1 并不能完全反映 COPD 复杂的严重情况，除 FEV_1 以外，已证明体重指数（BMI）和呼吸困难分级在预测 COPD 生存率等方面有意义。近年来新推出的多因素分级系统（BODE），被认为可更全面的比 FEV_1 更好地反映 COPD 预后的标准（表 6 – 1）。

如果将 FEV_1 作为反映气流阻塞（obstruction）的指标，呼吸困难（dyspnea）分级作为症状的指标，BMI 作为反映营养状况的指标，再加上 6min 步行试验（6MWT）作为运动耐力（exercise）的指标，将这四方面综合起来建立一个多因素分级系统（BODE）。

BMI 等于体重（以 kg 为单位）除以身高的平方（以 m^2 为单位），BMI $<21kg/m^2$ 的 COPD 患者病死率增加。

功能性呼吸困难分级：可用呼吸困难量表来评价：0 级：除非剧烈活动，无明显呼吸困难；1 级：当快走或上缓坡时有气短；2 级：由于呼吸困难比同龄人步行得慢，或者以自己的速度在平地上行走时需要停下来呼吸；3 级：在平地上步行 100m 或数分钟后需要停下来呼吸；4 级：明显的呼吸困难而不能离开房屋或者当穿脱衣服时气短。

表 6 - 1 BODE 评分细则

评分指标	BODE 评分的分值（各项累加，0~10 分）			
	0	1	2	3
FEV_1 %	≥65	50~64	36~49	≤35
6MWT（m）	≥350	250~349	150~249	≤149
MMRC	0~1	2	3	4
BMI	>21	≤21		

三、临床类型

COPD 可分为两种典型的类型。一种以慢性支气管炎为主要表现，另一种以肺气肿为主要表现，但大多数 COPD 患者，兼有这两种类型的基本临床特点和肺功能特点（表 6 - 2，表 6 - 3）。

表 6 - 2 COPD 慢性支气管炎型与肺气肿型的临床特点比较（1mmHg = 0.133kPa）

临床表现	慢性支气管炎型（BB 型）	肺气肿型（PP 型）
一般表现	肥胖、体重超重、肢体温热	消瘦、憔悴、缩唇呼吸、主要应用辅助呼吸肌呼吸、肢体冷
年龄（岁）	40~55	50~75
发绀	明显	轻度或无
气短	轻	重
咳痰	多	少
呼吸音	中度减弱	显著减弱
支气管感染	频繁	少
呼吸衰竭	反复出现	少
肺心病和右心衰竭	常见	仅在呼吸系统感染期间发生或在临终时发生
胸部 X 线片	肺纹理增重、心脏大	肺透光度增加、肺大疱、心界小、横膈扁平
PaO_2（mmHg）	<60	>60
$PaCO_2$（mmHg）	50	<45
血细胞比容	增高	正常
肺心病	常见	少见或终末期表现
气道阻力	高	正常至轻度
弥散能力	正常	降低

表 6 - 3 COPD 慢性支气管炎型与肺气肿型的肺功能特点比较

	慢性支气管炎型（BB 型）	肺气肿型（PP 型）
FEV_1/VC	降低	降低
FRC	轻度增加	显著增加
TLC	正常或轻度增加	明显增加

	慢性支气管炎型（BB 型）	肺气肿型（PP 型）
RV	中度增加	显著增加
肺顺应性	正常或降低	正常或降低
肺泡弹性回缩力	正常或增加	降低
MVV	中度降低	显著降低
气道阻力	增加	正常或稍有增加
弥散功能	正常或降低	降低
动脉血氧分压	中度至重度降低	轻度至中度降低
动脉血高碳酸血症	慢性	仅在急性感染时发生
肺动脉压力	一般增加	正常或轻度增加

注：TLC：肺总量；RV：残气量；MVV：最大通气量。

1. 支气管炎型（发绀臃肿型——blue bloater，BB 型）　支气管病变较重，黏膜肿胀，黏液腺增生，而肺气肿病变较轻。患者常常有多年的吸烟史及慢性咳嗽、咳痰史。体格检查可发现患者较为肥胖、发绀、颈静脉怒张、下肢水肿，双肺底可闻及啰音。胸部 X 线检查有肺充血，肺纹理增粗，未见有明显的肺气肿征。肺功能检查示通气功能明显损害，气体分布不均匀，功能残气及肺总量增加，弥散功能正常，PaO_2 降低，$PaCO_2$ 增加，血细胞比容增高，易发展为呼吸衰竭和（或）右心衰竭。

2. 肺气肿型（粉喘型——pink puffer，PP 型）　肺气肿较为严重，多见于老年患者，体格消瘦，呼吸困难明显，通常无发绀。患者常采取特殊的体位，如两肩高耸、双臂扶床、呼气时两颊鼓起和缩唇。X 线片示双肺透明度增加。通气功能虽有损害，但不如 BB 型严重，残气占肺总量的比值增大，肺泡通气量正常甚至过度通气，故 PaO_2 降低不明显，$PaCO_2$ 正常或降低。

（冯俊飞）

第三节　慢性阻塞性肺疾病的诊断和鉴别诊断

一、诊断

1. 全面采集病史进行评估　诊断 COPD 时，首先应全面采集病史，包括症状、既往史和系统回顾、接触史。症状包括慢性咳嗽、咳痰、气短。既往史和系统回顾应注意：童年时期有无哮喘、变态反应性疾病、感染及其他呼吸道疾病如结核；COPD 和呼吸系统疾病家族史；COPD 急性加重和住院治疗病史；有相同危险因素（吸烟）的其他疾病，如心脏、外周血管和神经系统疾病；不能解释的体重下降；其他非特异性症状，喘息、胸闷、胸痛和晨起头痛；要注意吸烟史（以包/年计算）及职业、环境有害物质接触史等。

2009 年"慢性阻塞性肺疾病全球创议，GOLD"修订版提出 COPD 诊断的主要线索如下：大于 40 岁，出现以下任何症状，应考虑 COPD 的可能性，进行肺功能检查。临床症状本身不能诊断 COPD，但提示 COPD 的可能性。①呼吸困难：进行性（随时间恶化）、活动后加剧、持续性（每日都发生），患者诉说喘气费劲、呼吸用力、气不够用。②慢性咳嗽：可为间断、伴有多痰。③慢性咳痰：任何类型的痰量增多可能表明 COPD。④危险因素的接触史：吸烟、职业粉尘和化学物品、厨房烟尘和燃料等。

2. 诊断　COPD 的诊断应根据临床表现、危险因素接触史、体征及实验室检查等资料，综合分析确定。考虑 COPD 诊断的关键症状为慢性咳嗽，咳痰，呼吸困难及危险因素接触，存在不完全可逆性气流受限是诊断 COPD 的必备条件。肺功能检查是诊断 COPD 的金标准。用支气管扩张剂后 $FEV_1 < 80\%$ 预计值及 $FEV_1/FVC < 70\%$ 可确定为不完全可逆性气流受限。凡具有吸烟史，及（或）环境职业污染接

触史，及（或）咳嗽、咳痰或呼吸困难史者，均应进行肺功能检查。COPD 早期轻度气流受限时可有或无临床症状。胸部 X 线检查有助于确定肺过度充气的程度及与其他肺部疾病鉴别。

2009 年 WHO 在新修定的 GOLD 中，对 COPD 作出了新的定义，并制订了诊断 COPD 的新标准（见前述）。GOLD 提出在诊断 COPD 时应该注意：①COPD 的诊断基础是患者有明显的危险因素接触史，以及有气流阻塞且不能完全逆转的实验室检查证据，可伴有或不伴有临床症状。②如果患者有咳嗽和多痰的症状，并且有危险因素接触史，无论有无呼吸困难均应进行气流限制的测定，即肺功能检查。③诊断和评估 COPD 病情时，应用肺活量仪测定肺功能可作为一项"金"标准，其重复性强、标准化、能客观测定气流阻塞的程度。④在诊断和治疗 COPD 患者时应该使用肺活量仪。⑤所有 FEV_1 占预计值% < 40% 或临床症状提示有呼吸衰竭或右心室衰竭时，均应作动脉血气分析。

二、COPD 严重程度分级

COPD 严重程度分级是基于气流受限的程度。气流受限是诊断 COPD 的主要指标，反映了病理改变的严重度。由于 FEV_1 下降与气流受限有很好的相关性，故 FEV_1 的变化是严重度分级的主要依据。此外，还应考虑临床症状及并发症的程度。COPD 严重程度分为四级（表 6 - 4）。

Ⅰ级 轻度 COPD：特征为轻度气流受限（$FEV_1/FVC < 70\%$，但 $FEV_1 \geq 80\%$ 预计值），通常可伴有或不伴有咳嗽、咳痰。此时，患者本人可能还不认识到自己的肺功能是异常的。

Ⅱ级 中度 COPD：特征为气流受限进一步恶化（$50\% \leq FEV_1 < 80\%$ 预计值）并有症状进展和气短，运动后气短更为明显。此时，由于呼吸困难或疾病的加重，患者常去医院就诊。

Ⅲ级 重度 COPD：特征为气流受限进一步恶化（$30\% \leq FEV_1 < 50\%$ 预计值），气短加剧，并且反复出现急性加重，影响患者的生活质量。

Ⅳ级 极重度 COPD：为严重的气流受限（$FEV_1 < 30\%$ 预计值）或者合并有慢性呼吸衰竭。此时，患者的生活质量明显下降，如果出现急性加重则可能有生命危险。

表 6 - 4 COPD 病情严重程度分级

分级	特征
Ⅰ级：轻度 COPD	● $FEV_1/FVC < 70\%$
	● $FEV_1\%$ 预算值 $\geq 80\%$
Ⅱ级：中度 COPD	● $FEV_1/FVC < 70\%$
	● $50\% \leq FEV_1\%$ 预计值 $< 80\%$
Ⅲ级：重度 COPD	● $FEV_1/FVC < 70\%$
	● $30\% \leq FEV_1\%$ 预计值 $< 50\%$
Ⅳ级：极重度 COPD	● $FEV_1/FVC < 70\%$
	● $FEV_1\%$ 预计值 $< 30\%$ 或 $FEV_1\%$ 预计值 $< 50\%$ 合并慢性呼吸衰竭

注：$FEV_1\%$ 预计值为 FEV_1 占预计值百分比。

COPD 病程可分为急性加重期与稳定期。COPD 急性加重期是指在疾病过程中，患者短期内咳嗽、咳痰、气短和（或）喘息加重，痰量增多，呈脓性或黏脓性，可伴发热等炎症明显加重的表现。稳定期则指患者咳嗽、咳痰、气短等症状稳定或症状轻微。

三、鉴别诊断

慢性阻塞性肺疾病全球创议（GOLD）强调指出，COPD 应与支气管哮喘、支气管扩张症、充血性心力衰竭、肺结核等鉴别（表 6 - 5）。

表 6-5　COPD 的鉴别诊断

诊断	鉴别诊断要点
COPD	中年发病，症状缓慢进展，长期吸烟史，活动后气促，大部分为气流不可逆性受限
支气管哮喘	早年发病（通常在儿童期），每日症状变化快，夜间和清晨症状明显，也可有过敏史、鼻炎和（或）湿疹，哮喘家族史，气流阻塞大部分可逆
充血性心力衰竭	听诊肺基底部可闻细啰音，胸部 X 线片示心脏扩大、肺水肿，肺功能测定示限制性通气障碍（而非气流受限）
支气管扩张	大量脓痰，常伴有细菌感染，粗湿啰音、杵状指，胸片或 CT 示支气管扩张、管壁增厚
结核病	所有年龄均可发病，胸片示肺浸润性病灶或结节状阴影，微生物检查可确诊，流行地区高发
闭塞性细支气管炎	发病年龄较轻且不吸烟，可能有类风湿关节炎病史或烟雾接触史，CT 在呼气相显示低密度影
弥散性泛细支气管炎	大多数为男性非吸烟者，几乎所有患者均有慢性鼻窦炎，胸部 X 线片和 HRCT 显示弥散性小叶中央结节影和过度充气征

（一）支气管哮喘

COPD 主要与支气管哮喘进行鉴别诊断。一般认为 COPD 患者有重度的吸烟史，影像学上有肺气肿的证据，弥散功能降低，慢性低氧血症等支持 COPD 的诊断。而支气管哮喘则与上述 4 项特征相反，且应用支气管扩张剂或皮质激素后肺功能显著改善则支持哮喘的诊断。但在目前影像学和生理测定技术的情况下，对某些慢性哮喘与 COPD 作出明确的鉴别是不可能的。然而，此时 COPD 的治疗与支气管哮喘是相似的。

1. COPD 与支气管哮喘发病机制的差异　COPD 的炎症过程与支气管哮喘有着本质上的差别，当然少数患者可同时患有这两种疾病，具有这两种疾病的临床和病理生理特征。甚至有时鉴别 COPD 和支气管哮喘相当困难。几乎所有支气管哮喘患者周围血中的嗜酸细胞均有普遍增加，而 COPD 急性加重期也可有嗜酸细胞的增多。重症哮喘患者则在气道中有中性粒细胞的炎症过程，这与 COPD 相似。

但是，COPD 与支气管哮喘的病因、病程中所涉及的炎症细胞、所产生的炎症介质均不同且对皮质激素治疗的效果也不一样（表 6-6）。COPD 炎症过程中，涉及的炎症细胞主要有中性粒细胞、CD_8 细胞、较多的巨噬细胞；而哮喘炎症时参与的炎症细胞主要是肥大细胞、嗜酸细胞、CD_4 细胞，少许巨噬细胞。COPD 的主要炎症介质有 LTB_4，$TNF\alpha$，$IL-8$ 和较多的氧化剂作用参与；而哮喘炎症介质主要有白三烯 D_4（LTD_4），组胺、白介素 $IL-4$，$IL-5$，$IL-13$ 和少许的氧化剂作用参与。COPD 患者中，炎症效应主要作用于周围气道，气道高反应性不明显，常伴有气道上皮化生和中度的纤维化，有肺实质的破坏和较多的黏液分泌；而支气管哮喘患者中，炎症效应作用于所有气道，具有显著的气道高反应性，常伴有气道上皮细胞脱落，通常不累及肺实质，黏液分泌不多。

表 6-6　慢性阻塞性肺疾病和支气管哮喘在炎症过程中的差别

炎症过程	COPD	支气管哮喘
炎症细胞		肥大细胞
	中性粒细胞	嗜酸性粒细胞
	CD_8 细胞	CD_4 细胞
	巨噬细胞 ++	巨噬细胞 +
炎症调节介质	白三烯（LTB_4）	白三烯（LTD_4），组胺
	$TNF-\alpha$	白介素（$IL-4$，$IL-5$，$IL-13$）
	$IL-8$，$CRO-\alpha$	Eotaxin，BANTES
	氧化剂作用 +++	氧化剂作用 +
炎症效应	周围气道	所有气道
	气道高反应性 +-	气道高反应性 +++

炎症过程	COPD	支气管哮喘
	上皮细胞化生	上皮细胞脱落
	纤维化＋＋	纤维化＋
	肺实质破坏	不累及肺实质
	黏液分泌＋＋＋	黏液分泌＋
对激素治疗的反应	＋－	＋＋＋

注：RANTES：（regulated on normal T – cells expressed and secreted）对正常 T 细胞表达和分化的调节。

2. COPD 与支气管哮喘的临床鉴别诊断　虽然 COPD 与支气管哮喘的鉴别诊断有时存在一定的困难，但是临床上仍可依据以下数点鉴别诊断 COPD 与支气管哮喘（表6－7）。COPD 多于中年后起病，哮喘则多在儿童或青少年期起病；COPD 症状缓慢进展，逐渐加重，严重时合并肺心病；支气管哮喘则症状起伏大，极少合并肺心病；COPD 多有长期吸烟史和（或）有害气体、颗粒接触史，支气管哮喘患者则常伴过敏体质、过敏性鼻炎和（或）湿疹等，部分患者有哮喘家族史；COPD 时气流受限基本为不可逆性，哮喘时则多为可逆性。然而，部分病程较长的哮喘患者已发生气道重塑，气流受限不能完全逆转；而少数 COPD 患者伴有气道高反应性，气流受限部分可逆。此时应根据临床及实验室所见全面分析，必要时作支气管激发试验、支气管扩张试验和（或）最大呼气流量（PEF）昼夜变异率来进行鉴别。在少部分患者中，两种疾病可重叠存在。

此外，COPD 与支气管哮喘鉴别，病史很重要，支气管哮喘常有过敏史，常因某些刺激而发生阵发性的哮喘发作或加重，又可经治疗或不经治疗而自然缓解，这些特点在 COPD 是不具备的。肺功能能协助区别 COPD 和哮喘，二者均可有 FEV_1 的降低，但吸入支气管扩张剂后，哮喘的 FEV_1 改善率大于 COPD，一般以吸入支气管扩张剂后 FEV_1 改善≥12% 为判断标准。如果患者吸入支气管扩张剂之后，FEV_1 改善≥12% 则有助于哮喘的诊断。现在不再建议仅仅根据气流受限的可逆程度（如：使用支气管舒张剂的 FEV_1 改变值）来鉴别 COPD 与哮喘，在实际鉴别诊断时应综合评价，把病史、体征、X 线与肺功能等检查结合起来判断才比较可靠。因有一部分 COPD 患者经支气管扩张剂或吸入糖皮质激素治疗，FEV_1 的改善率也可能≥12%。

表6－7　慢性阻塞性肺疾病（COPD）和支气管哮喘的区别

	COPD	支气管哮喘
发病时间	多于中年后起病	多在儿童或青少年期起病
病史特点	多有长期吸烟史和（或）有害气体、颗粒接触史	常伴有过敏体质、过敏性鼻炎和（或）湿疹等，部分有哮喘家族史
症状	逐渐进展	间断发作
体征	严重时合并肺心病	极少有肺心病
对支气管扩张剂的效应	＜12%	＞12%
PEF 变异程度	＜12%	＞12%
对糖皮质激素的效应	＜12%	＞12%
炎性细胞	中性粒细胞	嗜酸性粒细胞

注：PEF：（peak expiratory flow）呼出气峰流速。

COPD 的炎症过程与支气管哮喘有着本质上的差别，当然少数患者可同时患有这两种疾病，具有这两种疾病的临床和病理生理特征（图6－3）。甚至有时鉴别 COPD 和哮喘相当困难。几乎所有哮喘患者周围血中的嗜酸性粒细胞均有普遍增加，而 COPD 急性加重期也可有嗜酸性粒细胞的增多。重症哮喘患者则在气道中有中性粒细胞的炎症过程，这与 COPD 相似。临床实际工作中，有时 COPD 与支气管哮喘很难区别，典型的支气管哮喘容易诊断，如以喘息为首发症状，有过敏史，发作间期症状消失，肺功能恢复正常。典型的 COPD 也容易诊断，如老年吸烟者，长年咳嗽、咳痰伴肺气肿，无过敏史，肺功能持续减退。但在这两个极端之间，常有一些患者出现重叠症状，即所谓慢性喘息支气管炎，这些患者常先有多年的吸烟、咳嗽、咳痰，而后出现哮喘，于病情加重时，肺部出现广泛的哮鸣音，经治疗后哮鸣音有不同程度的减少，甚至完全消失，许多患者也有过敏表现与血 IgE、嗜酸性粒细胞增高，这类患者的诊断最为困难，这类患者实际上是慢性支气管炎合并了支气管哮喘。对在慢性支气管炎的基础上发生了具有上述支气管哮喘发作特点的哮鸣可诊断为慢性支气管炎合并支气管哮喘，而且许多慢性支气管炎合并支气管哮喘的患者，其气道阻塞最终发展为不可逆，因此将慢性支气管炎合并支气管哮喘归入 COPD 的范畴是可以的。

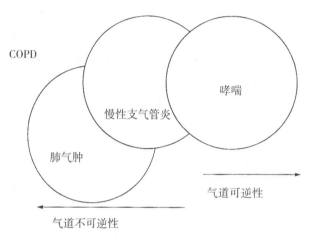

图 6 - 3　图示支气管哮喘和 COPD 的关系和重叠

3. COPD 与支气管哮喘的实验室区别辅助方法　COPD 与支气管哮喘的鉴别有时比较困难，支气管扩张试验可协助区分这两种疾病。虽然 COPD 与支气管哮喘患者均可有 FEV_1 的下降，但这两种疾病气流受限的可逆程度并不相同，因而结合临床能协助区分 COPD 与支气管哮喘。方法如下。

（1）试验前患者应处于临床稳定期，无呼吸道感染。试验前 6h、12h 分别停用短效与长效 β_2 受体激动剂，试验前 24h 停用长效茶碱制剂。

（2）试验前休息 15 分钟，然后测定 FEV_1，共 3 次，取其最高值，吸入 β_2 受体激动剂 400μg，或者 160μg 以上抗胆碱药物，或二者联合使用。吸入短效支气管扩张剂 10 ~ 15 分钟后再测定 FEV_1 3 次，取其最高值。

（3）计算 FEV_1 改善值

$$\frac{吸药后 FEV_1 - 吸药前 FEV_1}{吸药前 FEV_1} \times 100\% \geq 12\%$$

如果 FEV_1 改善值≥12%，而且 FEV_1 绝对值在吸入支气管扩张剂后增加 200mL 以上，为支气管扩张试验阳性，表示气流受限可逆性较大。结合临床可以协助支持支气管哮喘，如吸入支气管扩张剂后，FEV_1 改善率 < 12%，则有 COPD 的可能性。

必须指出，10% ~ 20% 的 COPD 患者支气管扩张试验或皮质激素可逆试验也可出现阳性，故单纯根据这一项检查来鉴别 COPD 或支气管哮喘是不可取的，应该结合临床表现及其他实验室检查结果，进行综合判断才比较可靠。

（二）充血性心力衰竭

COPD 的重要临床表现之一是呼吸困难，而呼吸困难是心功能不全（充血性心力衰竭）的重要症状之一，有时临床上 COPD 需要与充血性心力衰竭相鉴别。

充血性心力衰竭产生呼吸困难的主要原因是：①长期肺瘀血，导致肺泡弹性减退和限制性通气功能障碍。②心排血量减少与血流速度减慢，换气功能障碍，可导致低氧血症与二氧化碳潴留。③肺循环压力增高，导致反射性呼吸中枢兴奋性增高。

充血性心力衰竭的主要症状为呼吸困难、端坐呼吸、发绀、咳嗽、咳血性痰、衰弱、乏力等。痰中有大量的心力衰竭细胞。体检发现左心增大、心前区器质性杂音、肺动脉瓣第二音亢进、奔马律、双肺底湿啰音等。臂 – 舌循环时间延长。

充血性心力衰竭所致呼吸困难的临床特点可概括如下：①患者有重症心脏病存在，如高血压心脏病、二尖瓣膜病、主动脉瓣膜病、冠状动脉粥样硬化性心脏病等。②呼吸困难在坐位或立位减轻，卧位时加重。③肺底部出现中、小湿啰音。④X 线检查心影有异常改变，肺门及其附近充血或兼有肺水肿征。⑤静脉压正常或升高，臂 – 舌循环时间延长。

急性右心衰竭见于肺栓塞所致的急性肺源性心脏病，主要表现为突然出现的呼吸困难、发绀、心动过速、静脉压升高、肝大与压痛、肝颈回流征等。严重病例（如巨大肺栓塞）迅速出现休克。

COPD 合并肺心病时，临床上需与反复发生肺血栓栓塞所致的慢性肺源性心脏病相鉴别。但两者一般较容易区别，COPD 患者往往有长期咳喘病史，而肺血栓栓塞所致的肺心病则深静脉血栓病史；COPD 患者有肺气肿体征，听诊可闻哮鸣音或干啰音，胸部 X 线检查显示肺部过度充气等，肺功能检查可发现气流受限。而肺血栓栓塞所致肺心病则缺乏这些特点。

（三）支气管扩张

支气管扩张患者有时可合并气流受限，以往曾经将支气管扩张归入 COPD，目前已将支气管扩张与 COPD 分开。GOLD 特别指出 COPD 应该与支气管扩张相鉴别。支气管扩张多数有肺炎病史，特别是麻疹、百日咳、流感等所继发的支气管性肺炎。咯血是支气管扩张的常见症状，90% 患者有不同程度的咯血，并可作为诊断的线索。咯血可在童年开始，支气管扩张的咯血有两种不同表现。

1. 小量咯血　在经常有慢性咳嗽、脓痰较多情况下，同时有小量咯血；有时在咯血前先有一段咳嗽较重的感染阶段。因感染，支气管内肉芽组织充血及损伤小血管而导致咯血。

2. 大咯血　由于支气管有炎症性变，血管弹性纤维被破坏，管壁厚薄不匀或形成假血管瘤，加以炎症影响下，易破裂引起大咯血。血量每次达 300 ~ 500mL 以上，色鲜红，常骤然止血（因此种出血常来自支气管动脉系统，压力高，而动脉血管壁弹性好，收缩力强，故可较快止血）。

患者病程虽长，但全身情况比较良好。咳嗽和咳痰也为常有的症状，咳嗽可轻微，也可相当剧烈；咳嗽和咳痰常与体位改变有关，如在晨起或卧床后咳嗽可加剧，咳痰增多。痰量可为大量，每天达数百毫升（湿性型）。痰液静置后可分为三层：上层为泡沫状黏液，中层为较清的浆液，下层为脓液及细胞碎屑沉渣。有些患者痰量甚少（干性型），如合并感染，痰量随之增多，并有发热、咯血等。

支气管扩张的好发部位是下肺，以左下叶较右下叶为多见，最多累及下叶基底支。病变部位出现呼吸音减弱和湿性啰音，位置相当固定，体征所在的范围常能提示病变范围的大小。常有杵状指（趾）。

胸片检查不易确诊支气管扩张，但可排除慢性肺脓肿及慢性纤维空洞型肺结核。如患者有支气管扩张的临床表现，胸片又显示一侧或双侧下肺纹理增粗、紊乱及蜂窝状小透明区，或见有液平面则支气管扩张的可能性最大，支气管造影检查可确定诊断，并对明确病变部位及决定治疗方案有重要意义。在进行支气管造影前，应做痰结核菌检查，以除外结核性支气管扩张。

胸部 HRCT 可用于支气管扩张的诊断，HRCT 诊断支气管扩张的敏感性为 63.9% ~ 97%，特异性为 93% ~ 100%。HRCT 可显示 2mm 支气管，增强影像清晰度。支气管扩张的 CT 表现有：①柱状支气管扩张：如伴发黏液栓时，呈柱状或结节状高密度阴影，当支气管管腔内无内容物时，表现为支气管管腔较伴随的肺动脉内径明显增大，管壁增厚，呈现为环状或管状阴影，肺野外带见到较多的支气管影像。②囊状支气管扩张：常表现为分布集中，壁内、外面光滑的空腔，有时可见液平。③支气管扭曲及并拢：因肺部病变牵拉导致支气管扩张时，常合并支气管扭曲及并拢。

（四）肺结核

与 COPD 不同，肺结核患者以青壮年占大多数，常常以咯血为初发症状而就诊。咯血后常有发热，是由于病灶播散及病情发展所致。患者常同时出现疲乏、食欲减退、体重减轻、午后潮热、盗汗、脉快和心悸等全身中毒症状。

咯血是肺结核患者常见的症状，且常为提示此病诊断的线索。咯血量可多可少，多者一次可达500mL，少则仅为痰中带血，血色鲜红。咯血与结核病变的类型有一定的关系，多见于浸润型肺结核、慢性纤维空洞型肺结核和结核性肺炎，而少见于原发性综合征和急性血行播散性肺结核。咯血程度并不一定与病灶大小成比例，小的病灶可有较多的咯血，而病灶广泛的反可无咯血。出血量常和血管损害程度有关。血管壁渗透性增高所致的咯血，出血量少，但持续时间较长，而小血管的破裂则多引起小量出血，这多由于慢性活动性肺结核所致。大咯血多为肺动脉分支破损所致，其中以空洞内形成的动脉瘤破裂所致的大咯血为多。

肺结核的诊断主要依靠症状、体征、胸片和痰结核菌检查。如在青壮年患者一侧肺尖部经常听到湿啰音，又有上述全身性中毒症状，则支持活动性肺结核的诊断。胸片检查通常能确定病灶的存在、性质及范围。因此，定期进行胸片检查能及时发现早期病灶，并有助于早期治疗。有下列表现应考虑肺结核的可能：①咳嗽、咳痰3周或以上，可伴有咯血、胸痛、呼吸困难等症状。②发热（常午后低热），可伴盗汗、乏力、食欲降低、体重减轻、月经失调。③结核变态反应引起的过敏表现：结节性红斑、泡性结膜炎和结核风湿症等。④结核菌素皮肤试验：我国是结核病高流行国家，儿童普种卡介苗，阳性对诊断结核病意义不大，但对未种卡介苗儿童则提示已受结核分枝杆菌（简称结核菌）感染或体内有活动性结核病，当呈现强阳性时表示机体处于超过敏状态，发病概率高，可作为临床诊断结核病的参考指征。⑤患肺结核时，肺部体征常不明显。肺部病变较广泛时可有相应体征，有明显空洞或并发支气管扩张时可闻及中小水泡音。

临床上细菌学检查是肺结核诊断的确切依据，但并非所有的肺结核都可得到细菌学证实。胸片检查也常是重要的，肺结核胸部X线表现有：①多发生在肺上叶尖后段、肺下叶背段、后底段。②病变可局限也可多肺段侵犯。③X线影像可呈多形态表现（即同时呈现渗出、增殖、纤维和干酪性病变），也可伴有钙化。④易合并空洞。⑤可伴有支气管播散灶。⑥可伴胸腔积液、胸膜增厚与粘连。⑦呈球形病灶时（结核球）直径多在3cm以内，周围可有卫星病灶，内侧端可有引流支气管征。⑧病变吸收慢（一个月以内变化较小）。

痰结核菌检查阳性可确诊为肺结核，且可肯定病灶为活动性。但痰菌阴性并不能否定肺结核的存在，对可疑病例须反复多次痰液涂片检查，如有需要，可采取浓集法、培养法、PCR法、BACTEC法。在咯血前后，因常有干酪性坏死物脱落，其中痰菌阳性率较高。

（五）闭塞性细支气管炎

是一种小气道疾病，患者可能有类风湿关节炎病史或烟雾接触史，发病年龄通常较轻且不吸烟。临床表现为快速进行性呼吸困难，肺部可闻及高调的吸气中期干鸣音；胸片提示肺过度充气，但无浸润阴影，CT在呼气相显示低密度影。肺功能显示阻塞性通气功能障碍，而一氧化碳弥散功能正常。肺活检显示直径为1~6mm的小支气管和细支气管的疤痕狭窄和闭塞，管腔内无肉芽组织息肉，而且肺泡管和肺泡正常。闭塞性细支气管炎对皮质激素治疗反应差，患者常常预后不良。

（六）弥散性泛细支气管炎（diffuse panbronchiolitis，DPB）

是一种鼻窦–支气管综合征，其特征为慢性鼻窦炎和支气管炎症。主要表现为慢性咳嗽、咳痰，伴有气流受限和活动后呼吸困难，并可导致呼吸功能障碍。常有反复发作的肺部感染，并可诱发呼吸衰竭。DPB是以肺部呼吸性细支气管为主要病变区域的特发性、弥散性、炎性和阻塞性气道疾病。DPB与COPD在临床症状有相似之处，但DPB具有特殊的病理学和影像学表现。目前国内临床医师对DPB仍认识不足，DPB可被误诊为COPD、支气管扩张和肺间质纤维化等。

1. 临床表现　DPB通常隐袭缓慢发病，常见症状为咳嗽，咳痰及活动时气短。几乎所有患者都有慢性鼻窦炎的病史，通常发生于20~40岁，男性多于女性。肺部听诊可闻湿啰音、干啰音或高调的喘鸣音。早期可出现低氧血症，伴有发绀及轻度杵状指。慢性鼻窦炎症状有鼻塞，流脓性鼻涕，嗅觉减退等。

2. 胸片　表现为含气量增加所致的肺透亮度增强和两肺野弥散性小结节状和粟粒样阴影。结节直径 2~5mm，边缘不清，形状不规整，主要分布于双肺肺底部。这种小结节的存在有别于 COPD。轻度的支气管扩张常可发生于中叶和舌叶，表现于双轨征。随着病情进展，有些病例可有囊性病变或弥散性支气管扩张。

CT 显示小结节或粟粒样阴影的特点，表现为：①弥散性小结节影和线状阴影，小叶中心性小颗粒状，肺小动脉逐渐分支变细，在其前端或其邻近可见小结节，宛如"小雪团挂在树枝上"的影像，而且与胸壁有少许间隔是其特点，CT 上的圆形影常散在分布于胸膜至支气管和血管分支的末端以及叶中部区域。②小支气管和细支气管扩张，细支气管扩张表现为双轨状或小环形，多数病例以两肺下叶最明显，多呈弥散性，在其近端的细支气管常有扩张和肥厚。③支气管壁增厚。④另一特点是常易合并中叶和舌叶肺不张。

3. 肺功能测定　表现为阻塞性损害，FEV_1 降低，某些进展性的病例中，在阻塞性肺功能损害的基础上可伴有限制性通气障碍。但肺顺应性和弥散功能多在正常范围，血气分析显示早期低氧血症，晚期伴有高碳酸血症。残气量（RV）和残气量与肺总量（RV/TLC）之比通常是增加的。如肺泡通气不足加重，可出现高碳酸血症，病程较长者可并发肺动脉高压和肺心病，最终将演变为慢性呼吸衰竭。

诊断 DPB 的最低条件为：慢性鼻窦炎、慢性咳嗽、多痰和活动性呼吸困难；X 线上表现为弥散结节影，其边缘不清，肺功能为阻塞性障碍；冷凝集试验呈持续性的增加。通常在其疾病过程中，大部分患者有这些临床特点。

DPB 和 COPD 虽均表现为阻塞性通气功能障碍，但 COPD 患者的胸片缺乏结节状阴影；病理学检查有助于对本病的确诊。DPB 的病理诊断标准如下：①淋巴组织增生（淋巴滤泡的肥大、增生），淋巴细胞和浆细胞浸润。②脂肪吞噬细胞（泡沫细胞）的聚集。③胶原纤维化（纤维化）。上述 1、2、3 项的改变中至少有 2 项者，可诊断 DPB。

弥散性泛细支气管炎是一种慢性和进展性疾病，预后较差。疾病的进展依赖于炎症部位的范围和严重程度，以及慢性气道感染的并发症。长期、低剂量红霉素疗法，DPB 患者的预后得到了显著的改善。

（冯俊飞）

第四节　慢性阻塞性肺疾病的治疗

一、COPD 稳定期的治疗

慢性阻塞性肺疾病稳定期治疗目的主要是减轻症状，阻止 COPD 病情发展；同时缓解或阻止肺功能下降；并且改善 COPD 患者的活动能力，提高其生活质量；达到降低死亡率的目标。

（1）教育与管理：通过教育与管理可以提高患者及有关人员对 COPD 的认识和自身处理疾病的能力，更好地配合治疗和预防措施，减少反复加重，维持病情稳定，提高生活质量。主要内容包括：①教育与督促患者戒烟。②使患者了解 COPD 的病理生理与临床基础知识。③掌握一般和某些特殊的治疗方法。④学会自我控制病情的技巧，如腹式呼吸及缩唇呼吸锻炼等。⑤了解赴医院就诊的时机。⑥社区医生定期随访管理。

（2）控制职业性或环境污染，避免或防止粉尘、烟雾及有害气体吸入。

二、药物治疗

药物治疗用于预防和控制症状，减少急性加重的频率和严重程度，提高运动耐力和生活质量。

1. 支气管舒张剂　支气管舒张剂可松弛支气管平滑肌、扩张支气管、缓解气流受限，是控制 COPD 症状的主要治疗措施。短期按需应用可缓解症状，长期规则应用可预防和减轻症状，增加运动耐力。但不能使所有患者的 FEV_1 得到改善。

主要的支气管舒张剂有 β_2 受体激动剂、抗胆碱药及甲基黄嘌呤类，根据药物的作用及患者的治疗反映选用。定期用短效支气管舒张剂较为便宜，但不如长效支气管舒张剂方便。不同作用机制与作用时间的药物联合可增强支气管扩张作用、减少不良反应。短效 β_2 受体激动剂与抗胆碱药异丙托溴铵联合应用与各自单用相比可使 FEV_1 获得较大与较持久的改善；β_2 受体激动剂、抗胆碱药物和（或）茶碱联合应用，肺功能与健康状况亦可获进一步改善。

（1）β_2 受体激动剂：β_2 受体是一种广泛分布于呼吸道平滑肌，上皮细胞和内皮细胞膜上的跨膜受体，尤以小气道和肺泡中的数量居多。β_2 受体激动剂主要作用于呼吸道平滑肌细胞中的 β_2 受体，以舒张支气管。同时 β_2 受体激动剂还能抑制气道的胆碱能神经递质传递，减少血浆蛋白的渗出和细胞因子的分泌，增加气道的排痰作用，改善心血管的血流动力学，降低肺动脉高压，改善膈肌的耐力和收缩力，对减轻气道炎症和预防 COPD 病情恶化有重要意义。

β_2 受体激动剂可通过吸入或口服应用，临床常用的口服制剂有丙卡特罗和特布他林等。丙卡特罗为第三代高度选择性支气管 β_2 受体激动剂，对心脏的作用要明显弱于特布他林，该药在舒张支气管平滑肌的同时，还具有较强抗过敏和促进呼吸道纤毛运动的作用，因此还具有祛痰和镇咳作用。上述口服制剂均可有心悸、手颤等不良反应，临床应用受到一定限制。

临床上稳定期以吸入制剂为主，常用短效制剂主要有沙丁胺醇、间羟舒喘宁等，为短效定量雾化吸入剂，由支气管吸收迅速，数分钟内开始起效，15～30 分钟达到峰值，持续疗效 4～5 小时，每次剂量 100～200μg（每喷 100μg），24h 不超过 8～12 喷。主要用于缓解症状，按需使用。沙美特罗（salmeterol）与福莫特罗（formoterol）为长效支气管舒张剂，通过定量吸入装置吸入，起效快，且不良反应少。福莫特罗可于 3～5 分钟起效。沙美特罗在 30 分钟起效，作用持续 12 小时以上。沙美特罗 50μg，每日两次可改善 COPD 健康状况。

（2）抗胆碱药：COPD 患者的迷走神经张力较高，而支气管基础口径是由迷走神经张力决定的，迷走神经张力愈高，则支气管基础口径愈窄，此外各种刺激，均能刺激迷走神经末梢，反射性地引起支气管痉挛，抗胆碱能药物可与迷走神经末梢释放的乙酰胆碱竞争性地与平滑肌细胞表面的胆碱能受体相结合，因而可阻断乙酰胆碱所致的支气管平滑肌收缩。随着药物研究的发展，尤其是异丙托溴铵季胺结构类药物的发现使抗胆碱类药物已成为安全有效的支气管扩张剂，选择性、长效胆碱能受体阻断剂的临床应用，使其扩张支气管作用明显增加，在气流阻塞性疾病尤其是 COPD 治疗中占据重要地位。抗胆碱能药物在 COPD 的很多阶段都被提倡使用，能提高患者肺功能、和健康相关的生活质量及运动耐力，降低急性发作和死亡率。目前临床上用于 COPD 治疗的抗胆碱药物主要有以下几种：①短效抗胆碱能药物：异丙托溴铵、氧托溴铵。②长效抗胆碱能药物：噻托溴铵。③短效 β_2 受体激动剂和抗胆碱能药物联合制剂：沙丁胺醇/异丙托溴铵。

1）异丙托溴铵：异丙托溴铵属于水溶性的阿托品季胺类衍生物，经胃肠道黏膜吸收很少，不易被全身吸收，不能透过血脑屏障，从而可避免吸入后出现类似阿托品的一些不良反应，在 COPD 治疗中发挥着重要作用。异丙托溴铵为非亚型选择性的抗胆碱药物，同时阻断 M_1、M_2、M_3 受体，而阻断 M_2 受体会导致更多的乙酰胆碱释放，降低其扩张支气管的作用。目前临床常用短效抗胆碱药物主要为异丙托溴铵（ipratropinum bromide, atrorent, 爱全乐），起效 30～90 分钟，作用持续时间 3～6 小时，较 β_2 受体起效慢但激动剂长，尤其适用于需立即缓解症状，而不能耐受 β_2 受体激动剂的患者。

异丙托溴铵用定量吸入器（MDI）每日喷 3～4 次，每次 2 喷，每喷 20μg，必要时每次可喷 40～80μg，剂量愈大则作用时间愈长；水溶液用雾化吸入（用雾化器）每次剂量可用至 0.5mg。定量吸入时，开始作用时间比沙丁胺醇等短效 β_2 受体激动剂慢，但持续时间长，30～90 分钟达最大效果，维持 6～8 小时。由于此药不良反应少，可长期吸入，据最近资料：早期 COPD 患者吸入异丙托品每日 3 次，每次 40μg，经 5 年观察，未发现耐药与明显的不良反应。而抗胆碱能制剂（溴化异丙托品）有效持久的支气管扩张效应，长期使用抗胆碱能药物能改善基础肺功能，并可增加气道气流和改善 COPD 患者健康状况。

2）噻托溴铵（tiotropine）：是一种长效季胺类抗胆碱能药物，选择性结合 M 受体，能较快从 M_2 受体解离，而与 M_1、M_3 受体结合时间较长，尤其与 M_3 受体结合时间长达 34.7 小时，支气管扩张作用 1～3 小时达峰，持续时间 >24 小时，1 次/天给药，疗效持久时间长，支气管扩张效果明显。该药作为一种选择性和长效的抗胆碱能药物，与 M 受体的结合力大约是异丙托溴铵的 10 倍，支气管扩张作用更强。使用方便，提高了患者的治疗依从性，在 COPD 的治疗中具有特异、强大的抗胆碱能作用。噻托溴铵 $18\mu g$，1 次/天吸入治疗，支气管扩张作用优于异丙托溴铵 4 次/天。噻托溴铵能显著缓解呼吸困难临床症状，提高 COPD 患者活动耐力，降低 COPD 急性发作的频率和严重程度，持续显著改善肺功能。噻托溴铵像异丙托溴铵一样，不易被胃肠道吸收，安全性较好，全身不良反应小，主要的不良反应口干，发生率为 10%～16%，且能较易耐受。研究表明，噻托溴铵可以有效改善 COPD 患者的肺功能，改善健康相关的生活质量，降低急性加重和相关住院风险，降低死亡率。目前还没有发现其对支气管扩张作用有耐受性。

3）抗胆碱能药物和 β_2 受体激动剂的联合应用：抗胆碱能药物和 β_2 受体激动剂具有不同的作用机制，为联合应用提供了理论依据和理论基础。当单独使用药物吸入治疗不能很好控制 COPD 患者临床症状时，可以推荐联合用药，尤其吸入性抗胆碱能药物和 β_2 受体激动剂联合，能更好缓解症状，提高肺功能。噻托溴铵的支气管扩张作用大于 24 小时，联合长效 β_2 受体激动剂（LABA），达到更快的支气管平滑肌的松弛。研究显示：噻托溴铵联合福莫特罗较噻托溴铵单用，显著提高 FEV_1，更好缓解呼吸困难症状，减轻 COPD 急性加重。严重气流受限、反复急性加重、持续呼吸困难的 COPD 患者，推荐抗胆碱能药物和 β_2 受体激动剂以及糖皮质激素联合吸入治疗，可以使支气管达到最大程度的扩张。

（3）茶碱类药物：可解除气道平滑肌痉挛，在 COPD 应用广泛。另外，还有改善心搏血量、扩张全身和肺血管，增加水盐排出，兴奋中枢神经系统、改善呼吸肌功能以及某些抗炎作用等。但总的来看，在一般治疗血浓度下，茶碱的其他多方面作用不很突出。缓释型或控释型茶碱每天 1 次或 2 次口服可达稳定的血浆浓度，对 COPD 有一定的效果。茶碱血浓度监测对估计疗效和不良反应有一定的意义。血茶碱浓度大于 $5\mu g/mL$，即有治疗作用；茶碱在较高的血清水平时，有一种剂量－治疗效应的相应关系。但是当茶碱水平上升到一定的水平后，药物的治疗作用就不再增加。在茶碱的血清水平达到 $15\mu g/mL$ 之后，FEV_1 就变得平坦，症状也不再改善，然而茶碱的不良反应却会显著增加，甚至于在治疗水平范围内也会发生。故大于 $15\mu g/mL$ 时不良反应明显增加。吸烟、饮酒、服用抗惊厥药、利福平等可引起肝脏酶受损并减少茶碱半衰期；老人、持续发热、心力衰竭和肝功能明显障碍者；同时应用西咪替丁、大环内酯类药物（红霉素等）、氟喹诺酮类药物（环丙沙星等）和口服避孕药等都可使茶碱血浓度增加。

茶碱在治疗 COPD 中有多系统效应：

1）茶碱对呼吸系统的效应：茶碱能使严重的 COPD 患者改善通气，使陷闭气体的容量减少。茶碱能增加呼吸肌的强度和效能，并能增加膈肌血流，故能预防和减轻 COPD 患者的膈肌疲劳。COPD 患者茶碱治疗后，其肺功能的改进与呼吸肌功能的改善密切相关。茶碱也能增加气道内黏液的清除，通过降低气道对刺激物的反应性，能减轻气道的炎症反应和分泌物的量，从而缓解支气管痉挛。

2）茶碱对心血管系统的效应：茶碱也是一种肺血管扩张剂，茶碱可增加心肌收缩力，所以能改善右心室功能，因而可使 COPD 患者的运动能力提高和改善 COPD 患者的生活质量。

3）茶碱对中枢通气驱动力的效应：茶碱类药物也是一种呼吸兴奋剂，能在中枢中起到增加中枢通气驱动力的作用。

临床上应用茶碱治疗 COPD 时应注意以下几方面：①开始使用茶碱治疗时，应使用相对较低的剂量（如在中等身材的成年 COPD 患者中，可选用缓释制剂）。②通过几天对患者的观察，如治疗效应不明显，可适当增加剂量。③如有不良反应出现，则应测定血清茶碱水平，并根据所测结果重新调整茶碱剂量。④如果有低氧血症，发热，充血性心力衰竭或肝功能不全等，茶碱的清除率下降，则应暂时降低茶碱的剂量。⑤加用其他药物时应该慎重，因为可能影响茶碱的清除率或产生中毒的可能，必要时应测定茶碱的血清浓度，西咪替丁、喹诺酮应尤为小心，因为该二药可迅速增加血清茶碱的水平。⑥无论患者或医师发现有茶碱的不良反应表现时，应立即测定茶碱的血浓度，并应相应地降低茶碱剂量。

2. 糖皮质激素　糖皮质激素对支气管哮喘的治疗效果较好，但对 COPD 的效果目前尚不清楚，一般来说，只有 10%～15% 的患者对皮质激素治疗有效。故对于皮质激素在 COPD 治疗中的应用，仍有不同的意见。所以在COPD患者应用糖皮质激素应取谨慎态度。在COPD急性加重期，可考虑口服或静脉滴注糖皮质激素，但要尽量避免大剂量长期应用。通常皮质激素可通过三种途径了给药：静脉、口服和吸入。急性加重期可口服或静脉给药，一般试用泼尼龙30~40mg/d，7~10日；但是这种全身给药的方法，有皮质激素的不良反应：肥胖、肌无力、高血压、心理障碍、糖尿病、骨质疏松、皮肤变薄等。10日后，如无疗效，则停用；如有效，则改为吸入疗法。吸入疗法具有无或很少发生周身不良反应等优点，但对其疗效仍有争议。现有研究表明COPD稳定期应用糖皮质激素吸入治疗并不能阻止其FEV_1的降低。吸入激素的长期规律治疗只适用于具有症状且治疗后肺功能有改善者。目前有关长期吸入激素治疗COPD的效果和安全性尚无结论。对稳定期COPD患者，不推荐长期口服糖皮质激素治疗。

（1）糖皮质激素在COPD稳定期的应用：COPD稳定期治疗原则是根据病情采用个性化治疗方案，目标为提高生活质量，减少症状和并发症。目前认为FEV_1<50%预计值并有症状的COPD患者（Ⅲ、Ⅳ期）或反复加重的患者可规律性吸入糖皮质激素治疗（inhaled cortico steroids，ICS），可减少恶化次数，改善健康状态，及降低死亡率。ICS作为COPD稳定期吸入用药，属于局部给药，与全身用药相比具有以下优点：①局部靶区域可达到较高的药物浓度，充分利用了药物剂量反应曲线的顶部。②较少的剂量进入全身，极大地减少不良反应的发生，增加药物的安全性，研究发现ICS（布地奈德800μg/d或丙酸氟替卡松1mg/d）能使稳定期COPD患者急性发作频率、就诊率降低，改善健康生活质量、降低气道高反应。

（2）联合用药：ICS联合长效β_2受体激动剂（long-acting beta agonist，LABA）在COPD稳定期的疗效已明确。ICS和LABA有相互促进作用，糖皮质激素可提高β_2肾上腺受体的表达，而LABA可加速激素受体核转位，促进诱导基因的转录和表达，增强糖皮质激素的抗炎效应。吸入氟替卡松，每次500μg，每日2次，联合吸入沙美特罗，每次50μg，每日2次可大幅减少气道炎症细胞，尤其是CD_8^+T细胞和巨噬细胞（CD_{68}^+），对痰中性粒细胞有一定影响。两者在气道细胞内相互补充的这种生物效应在临床上产生协同效应，因此在气道平滑肌细胞和上皮细胞代谢，炎症介质释放及对呼吸道黏膜的保护作用等方面，两药联用的疗效比单用一种要好。中重度COPD患者应用氟替卡松/沙莫特罗8周，可减少急性发作，改善健康状态，其效果明显优于单一用药，肺功能也有一定程度的改善。TORCH研究证明联合吸入治疗后可改善COPD患者的呼吸困难评分、6min步行距离、生活质量评分等指标，并减少急性加重次数和住院次数，表明联合用药对COPD的治疗有相当优越性。目前临床上可用长效β_2受体激动剂和糖皮质激素联合制剂有：福莫特罗/布地奈德、沙美特罗/氟替卡松。2006年德国上市的倍氯米松/福莫特罗，以及未来几年中可能投入市场的环索奈德/福莫特罗、莫米松/茚达特罗（indacaterol）、卡莫特罗/布地奈德均是以每日一次应用剂型为主。

临床上对于严重气流受限、反复急性加重、持续症状的COPD患者，抗胆碱能药物和β_2受体激动剂以及糖皮质激素联合使用，使其支气管达到最大程度的扩张。噻托溴铵+沙美特罗+氟替卡松三个药物联合应用吸入治疗COPD，在住院次数、健康相关生活质量方面等疗效方面显示相当明显的疗效。

3. 其他药物

（1）祛痰药（黏液溶解剂）：COPD气道内可产生大量黏液分泌物，可促使继发感染，并影响气道通畅，应用祛痰药似有利于气道引流通畅，改善通气，但除少数有黏痰患者获效外，总的来说效果并不十分确切。常用药物有盐酸氨溴索（Ambroxol）、乙酰半胱氨酸等。

（2）抗氧化剂：COPD气道炎症使氧化负荷加重，促使COPD的病理、生理变化。应用抗氧化剂如N-乙酰半胱氨酸可降低疾病反复加重的频率。但目前尚缺乏长期、多中心临床研究结果，有待今后进行严格的临床研究考证。

（3）免疫调节剂：对降低COPD急性加重严重程度可能具有一定的作用。但尚未得到确证，不推荐作常规使用。

（4）疫苗：流感疫苗可减少COPD患者的严重程度和死亡，可每年给予1次（秋季）或两次（秋、冬）。它含有杀死的或活的、无活性病毒，应每年根据预测的病毒种类制备。肺炎球菌疫苗含有23种肺炎球菌荚膜多糖，已在 COPD 患者应用，但尚缺乏有力的临床观察资料。

（5）中医治疗：辨证施治是中医治疗的原则，对 COPD 的治疗亦应据此原则进行。实践中体验到某些中药具有祛痰、支气管舒张、免疫调节等作用，值得深入地研究。

4. 戒烟药物 大部分 COPD 患者发病与吸烟有关，目前戒烟在这些患者中是减缓 COPD 进展最有效的措施。现在常用的有尼古丁替代疗法及抗抑郁药物，两者效果差，患者复吸率高。随着对尼古丁成瘾的神经机制逐渐明确，多种新型戒烟药物将应用于临床。伐尼克兰（畅沛，Varenicline）为 $\alpha_4 - \beta_2$ 尼古丁受体部分拮抗剂，通过减轻或阻断尼古丁对人体的作用，帮助吸烟者戒烟。恶心是最常见的不良反应，其他还包括头痛、呕吐、肠胃胀气、失眠、多梦和味觉障碍。利莫那班是首个大麻脂（CB1）受体拮抗剂，通过作用于大脑与脂肪组织中的大麻脂受体来减少食物和烟草的摄取，达到戒烟及减肥的效果。

5. 氧疗 COPD 稳定期进行长期家庭氧疗（LTOT）对具有慢性呼吸衰竭的患者可提高生存率。对血流动力学、血液学特征、运动能力、肺生理和精神状态都会产生有益的影响。LTOT 应在 Ⅲ 级重度 COPD 患者应用，具体指征是：①$PaO_2 < 7.33kPa$（55mmHg）或 $SaO_2 < 88\%$，有或没有高碳酸血症。②PaO_2 7.33 ~ 9.33kPa（55 ~ 70mmHg），或 $SaO_2 < 89\%$，并有肺动脉高压、心力衰竭水肿或红细胞增多症（血细胞比容 > 55%）。LTOT 一般是经鼻导管吸入氧气，流量 1.0 ~ 2.0L/min，吸氧持续时间 > 15h/d。长期氧疗的目的是使患者在海平面水平，静息状态下，$PaO_2 > 8kPa$（60mmHg）和（或）使 SaO_2 升至 90%，这样才可维持重要器官的功能，保证周围组织的氧供。

6. 康复治疗 康复治疗可以使进行性气流阻塞、严重呼吸困难而很少活动的患者改善活动能力、提高生活质量，是 COPD 稳定期患者一项重要的治疗措施。它包括呼吸生理治疗，肌肉训练，营养支持、精神治疗与教育等多方面措施。在呼吸生理治疗方面包括帮助患者咳嗽，用力呼气以促进分泌物清除；使患者放松，进行缩唇呼吸以及避免快速浅表的呼吸以帮助克服急性呼吸困难等措施。在肌肉训练方面有全身性运动与呼吸肌锻炼，前者包括步行、登楼梯、踏车等，后者有腹式呼吸锻炼等。在营养支持方面，应要求达到理想的体重；同时避免过高碳水化合物饮食和过高热卡摄入，以免产生过多二氧化碳。

三、夜间无创机械通气

无创通气在稳定期 COPD 中的应用存在争议，缺乏足够证据。临床上对明显 CO_2 潴留［$PaCO_2 \geq$ 6.93kPa（52mmHg）］的患者，尤其是夜间存在缺氧和睡眠障碍的患者，无创通气获益最大。而对 CO_2 潴留不明显者，尽管其气流受限很明显，但由于患者呼吸肌疲劳问题不突出，因而无创通气的效果并不明显。

理论上 COPD 患者夜间无创机械通气可使呼吸肌群得到休息，改善通气，纠正夜间低氧血症，并降低睡眠时的 $PaCO_2$。同时改善睡眠质量，而且可使白天的 PaO_2 和 $PaCO_2$ 也得到明显改善。部分严重夜间低氧血症的 COPD 患者能够从夜间无创机械通气受益，目前常用的方法有：

1. 经鼻持续气道正压（CPAP） COPD 患者在睡眠中上气道阻力可有显著的增加。CPAP 通过对上气道的作用，使上气道的阻力降低，并降低睡眠时吸气肌群的作用。CPAP 可使用较低的压力，0.49 ~ 0.78kPa（5 ~ 8cmH_2O）。研究证明，经鼻 CPAP 应用 7 天后，COPD 患者的最大吸气压力可得到显著改善。夜间 CPAP 治疗，也能减少内源性 PEEP（PEEPi），尤其在 REM 时期，CPAP 可有效地对抗 PEEPi。

2. 经鼻间歇正压通气（IPPV） 经鼻 IPPV 能治疗 COPD 所致的慢性呼吸衰竭，并缓解呼吸肌疲劳，可通过改善肺部顺应性来消除微小肺不张，也能使呼吸中枢得到休息，最终纠正夜间低氧血症。因而可应用 COPD 所致的夜间严重的气体交换异常。COPD 患者如使 CPAP 效果欠佳时，可考虑使用 IPPV。

3. 经鼻/面罩双水平气道正压通气（BiPAP） BiPAP 应用时，同时设定气道内吸气正压水平（IPAP）和气道内呼气正压水平（EPAP）。IPAP 通常为 0.49 ~ 1.96kPa（5 ~ 20cmH_2O），而 EPAP 尽可能保持较低水平。IPAP 的设定数值增加，可改善肺泡通气，增加每分通气量，以纠正低通气，使

$PaCO_2$ 下降。而 EPAP 数值的增加，可使上气道维持开放状态，以克服阻塞性通气障碍。BiPAP 可用于 COPD 患者的夜间通气治疗。BiPAP 与经鼻 CPAP 相比，BiPAP 能提供吸气辅助，把患者的潮气量"放大"，因而可对微弱的呼吸肌群提供辅助。而 CPAP 不能提供吸气辅助。此外，CPAP 由于有时不能有效地改善通气，因而可在睡眠时导致 CO_2 潴留；但 BiPAP 能改善通气而避免 CO_2 潴留。

四、外科治疗

1. 肺容量减容术　肺容量减容术（lung volume reducion surgery，LVRS），为近年来新发展的手术治疗 COPD 并发重症肺气肿的方法。即：通过手术切除部分肺组织，以缓解 COPD 患者的临床症状，改善肺功能。其治疗机制为：①多个楔形切除严重肺气肿组织可恢复肺的弹性回缩力，使邻近相对正常的肺组织扩张，在呼气时维持气道的扩张，使气道阻力下降。②由于 LVRS 降低肺容量，因而可改变原先膈肌过度变平的状态，改善膈肌的收缩力。③切除病变的气肿组织后，使相对正常肺组织复张，恢复通气，改善通气/血流比例及动脉血氧。④部分肺组织切除后也可缓解对组织血管的压迫作用，使总血管阻力降低和肺动脉内压力降低，改善右心功能。

LVRS 的指征有：COPD 患者有明显的呼吸困难、活动受限，影像学检查提示肺脏过度充气，通气/血流扫描出现肺气肿组织分布不均，有明显的肺气肿区。肺功能检查：$FEV_1 < 35\%$ 预计值、$RV > 250\%$ 预计值，肺总量 > 125% 预计值等。心功能正常，年龄 < 75 岁。总之，LVRS 为 COPD 并发重症肺气肿的患者提供了一个有效的治疗方式，但是其适应证、疗效、手术方法都有待于进一步评估。

2. 微创肺减容术　由于 LVRS 手术创伤较大，对手术条件有一定要求，且存在一定的围手术期死亡率，目前正在探索一些不需开胸的微创 LVRS 技术。主要包括：内镜下单向活瓣（one – way valve）的放置、内镜下肺气肿局部注射聚合体使其不张、支气管肺开窗增加呼气流量，胸腔镜下压缩肺气肿部位等方法。其中，通过支气管镜在肺气肿最严重的部位气管内放置单向活瓣，导致局部肺不张，可以达到类似 LVRS 的效果，此项研究较多。

3. 肺大疱切除术　在有指征的患者，术后可减轻患者呼吸困难的程度并使肺功能得到改善。术前胸部 CT 检查、动脉血气分析及全面评价呼吸功能对于决定是否手术是非常重要的。肺减容术：与常规的治疗方法相比，其效果及费用仍待进一步调查研究，目前不建议广泛应用。

4. 肺移植术　对于选择合适的 COPD 晚期患者，肺移植术可改善生活质量，改善肺功能，但技术要求高，花费大，很难推广应用。

总之，稳定期 COPD 的处理原则根据病情的严重程度不同，选择的治疗方法也有所不同，关于 COPD 分级治疗问题，表 6 – 8 可供参考。

表 6 – 8　COPD 的分级治疗

分级	Ⅰ级（轻度）	Ⅱ级（中度）	Ⅲ级（重度）	Ⅳ极（极重度）
特征	$FEV_1/FVC < 70\%$	$FEV_1/FVC < 70\%$	$FEV_1/FVC < 70\%$	$FEV_1/FVC < 70\%$
	$FEV_1 \geqslant 80\%$	$50\% \leqslant FEV_1 < 80\%$	$30\% \leqslant FEV_1 < 50\%$	$FEV_1 < 30\%$ 或 $FEV_1\% < 50\%$ 并发慢性呼吸衰竭
	避免危险因素；接种流感疫苗 ——————————————→			
	按需使用短效支气管舒张剂 ——————————————→			
		规律应用一种或多种长效支气管舒张剂（需要时）		
治疗		康复治疗		
				反复急性发作，可吸入糖皮质激素
				如有慢性呼吸衰竭，长期氧疗，可考虑外科治疗

五、COPD 的预防

COPD 的预防应包括预防 COPD 的发生和防止慢性支气管炎、肺气肿患者进展为气流阻塞。主要措施包括以下几个方面：①戒烟：吸烟者应立即戒烟。②避免或减少有害粉尘、烟雾或气体吸入。③预防呼吸道感染：包括病毒、支原体、衣原体或细菌感染，流感疫苗和肺炎球疫苗等对于预防易受到流感病毒或肺炎球菌感染的易感者可能有一定的意义，但目前难于广泛应用。④对慢性支气管炎患者进行监测肺通气功能（FEV_1、FEV_1/FVC 及 $FEV_1\%$），及早发现慢性支气管炎气流阻塞发生以便及时采取措施也有重要意义。此外，提高患者的生活水平，避免环境污染，加强卫生宣教和改善工作条件与卫生习惯等对 COPD 防治都有重要的意义。

六、COPD 治疗展望

近年来随着对 COPD 研究的进展，COPD 的治疗也有了不少新的动向，这些新疗法能预防气流受限的加重，改善 COPD 患者的预后。

（一）新型支气管扩张剂

目前认为，支气管扩张剂在控制 COPD 症状方面起了关键作用，是治疗 COPD 的首选药物，研究长效支气管扩张剂成为新的课题。

1. 新型抗胆碱能制剂　在 COPD 的治疗方面，抗胆碱能制剂是较好的支气管扩张药物，比 β 受体激动剂疗效为佳。目前对蕈毒碱（muscarine）。受体的药理学已有很大进展，认识到气道上有多种蕈毒碱受体，具有不同的生理功能。故应用选择性的蕈毒碱受体拮抗剂比非选择性的药物（如：溴化异丙托品）更有优越性。M_1 受体位于副交感神经节，阻断这些受体可以缓解支气管痉挛作用。乙酰胆碱的支气管痉挛作用主要通过 M_1 受体起作用。相反 M_2 受体位于胆碱能神经的末梢，能抑制乙酰胆碱的释放。非选择性的抗胆碱能制剂同时阻断 M_1 和 M_2 受体，然而，阻断 M_2 受体可增加乙酰胆碱释放，使支气管扩张效应减弱。噻托溴铵（思力华）可迅速与 M_2 受体解离，而与 M_1 和 M_3 受体解离缓慢。该药最重要的特征是作用时间长，在气道平滑肌上对蕈毒碱受体产生长时间的阻断作用。噻托溴铵 - 这一长效吸入性抗胆碱能药物成为 COPD 治疗中重要的里程碑。

新型长效抗胆碱能制剂，如阿地溴铵（aclidinium，LAS34273），LAS - 35201，GSK656398（TD5742），GSK233705，格隆溴铵（NVA - 237，glycopyrrolate）和 OrM3、CHF5407、QAI370 正在研究之中。和噻托溴铵和异丙托溴铵相比，阿地溴铵（aclidinium）具有抗胆碱能活性，较噻托溴铵起效更快，较异丙托溴铵作用时间更久，具有 24h 持续活性。NVA - 237 作用同噻托溴铵相似，但对心血管影响较低。OrM3 是 4 - 乙酰胺哌啶衍生物，不同于 M_2 受体，对 M_3 受体具有高度选择性，同时能口服给药，尤其适用于顺应性差及不能吸入给药的患者。CHF5407 对 M_3 受体结合持续时间同噻托溴铵相似，但于 M_2 受体作用时间更短。GSK233705，通过吸入给药应用于动物模型，作用时间长，1 天 1 次给药对 COPD 起到扩张支气管作用。

临床上使用包含多种支气管扩张剂的吸入器将简化用药，对治疗起有利作用。临床试验结果显示，LABA 和噻托溴铵联合明显扩张支气管，改善 COPD 症状，作用大于单独使用及 LABA + ICS 联合。目前福莫特罗 + 噻托溴铵联合吸入治疗，沙美特罗 + 噻托溴铵联合吸入治疗目前正在进行临床试验，Carmoterol + 噻托溴铵，Indacaterol + NVA237，GSK159797 + CSK233705 都在研究之中。

2. 长效 $β_2$ 受体激动剂　每日使用一次的新型吸入型长效 $β_2$ 受体激动剂，如茚达特罗（indacaterol）和卡莫特罗（carmoterol）现正处于临床开发阶段。茚达特罗是一种非常有效的小气道扩张剂，对 COPD 患者的支气管扩张作用超过 24 小时，起效迅速，且未出现明显不良反应或患者耐药现象。茚达特罗和卡莫特罗均为新型超长效 $β_2$ 受体激动剂（VLABA），可迅速起效，疗效持续 24 小时。临床实验显示卡莫特罗可使 FEV_1 改善 30 小时以上，布地奈德和卡莫特罗合用可增加疗效，很可能制作成一种联合剂型。茚达特罗在游离支气管中表现出高度的内在拟交感活性，在中重度哮喘患者可保持 24 小时扩张支气管的疗效，200mg 的剂量可保证安全有效，有可能单独或与其他药物合用。超长效 β 受体激动剂可以简化治疗，使患者应用更便利，依从性增高，最终改善疾病的预后。如与长效抗胆碱能药物合用可以起到疗效协同作用。

阿福特罗为福莫特罗一种新的变构体，阿福特罗可减少小气道上皮细胞在受到抗原刺激后 IL - 8 的释放。其吸入制剂和雾化剂型（商品名 brovana）在美国已经获得批准并将投入临床，可用于维持治疗 COPD 引起的支气管收缩。该药起效快，主要疗效持续时间不足 24 小时，通常一日 2 次应用。临床实验显示，患者吸入较高剂量后，$FEV_1\%$ 在 24 小时后仍可改善 15%，因此在某些情况下可每日 1 次。

（二）抗感染治疗

COPD 的特征为气道炎症、支气管灌洗液中有中性粒细胞数量的增加。COPD 患者的痰液中有中性粒细胞数量的增加。COPD 患者的痰液中有 $TNF-\alpha$ 的增加。白三烯 B_4 为气道中的化学介质，在 COPD 的痰液中浓度显著增加。目前已有多种药物用于抑制 COPD 患者的气道炎症。

1. 化学激动因子抑制剂（Chemokine inhibitors） COPD 痰液中白介素 -8（IL-8）有显著的升高，阻断 IL-8 的抗体可抑制中性粒细胞炎症。转录因子 $NF-\kappa B$ 可诱发 IL-8，抑制 $NF-\kappa B$ 则能抑制 IL-8。$TNF-\alpha$ 也能增加气道中的 IL-8。目前人类 TNF 抗体已被用于临床治疗，对某些慢性炎症性疾病，如类风湿关节炎和克罗恩病有效。可溶性的 TNF 受体能结合释放出来的 TNF，目前已在临床试用，未来也许能用于 COPD 的治疗。

2. 磷酸二酯酶抑制剂 抑制磷酸二酯酶（PDE）可增加中性粒细胞中的环腺苷酸（cAMP）的含量，降低其化学趋化性、活性、脱颗粒和黏附作用。其主要同工酶为 PDE_4，现在临床上正在试用几种 PDE_4 抑制剂治疗哮喘。第一代 PDE_4 抑制剂由于存在某种不良反应，如恶心，而限制了其临床应用。第二代 PDE_4 抑制剂不良反应较少。既往常用的茶碱制剂，作用较弱，并且是一种非选择性 PDE 抑制剂。而 PDE_4 抑制剂不仅能抑制从肺泡巨噬细胞中释放出化学趋化因子，而且对中性粒细胞产生直接作用。PDE_4 为人体内肺泡巨噬细胞内 PDE 的主要亚型。罗氟司特（roflumilast）是一种选择性 PDE_4 抑制剂，在吸烟小鼠 COPD 模型中，罗氟司特能抑制肺内炎症和肺气肿。COPD 患者口服罗氟司特 4 周以上可明显减少痰内中性粒细胞数量和 CXCL8（即 IL-8）浓度。在临床研究中，服用罗氟司特 6 个月或 12 个月以上可轻度改善 COPD 患者肺功能。

3. 转化生长因子 β 抑制剂 小气道纤维化是 COPD 患者 FEV_1 和活动能力进行性下降的主要原因之一，转化生长因子（TGF）-β 可能在其中起关键作用。在氧化应激状态下或患者吸烟时，$TGF-\beta$ 可被激活。COPD 患者小气道内 $TGF-\beta$ 相关基因表达上调。$TGF-\beta$ 受体酪氨酸激酶（激动素受体样激酶 5）的小分子抑制剂如 SD-280 已经问世。并且一种哮喘模型已显示 SD-280 能抑制气道纤维化。然而，对于长期的 $TGF-\beta$ 抑制尚存顾虑。$TGF-\beta$ 对维持调节型 T 淋巴细胞水平有重要作用。$TGF-\beta$ 的很多功能是通过结缔组织生长因子介导的，因此抑制该因子或其受体可能在将来是一条更有吸引力的途径。

4. 核因子 -κB 抑制剂 核因子（NF）-κB 调节 CXCL8 和其他趋化因子、$TNF-\alpha$ 和其他炎症细胞因子及 MMP9 表达。COPD 患者巨噬细胞和上皮细胞中 $NF-\kappa B$ 处于被激活状态，COPD 急性加重的患者尤为明显。在多条可能抑制 $NF-\kappa B$ 的途径中，$NF-\kappa B$ 激酶（IKK）2 的小分子抑制物可能是最有前景的。

5. p38 MAP 激酶抑制剂 有丝分裂原激活的蛋白激酶（MAPK）在慢性炎症中发挥重要作用，p38 MAPK 通路就是其中一种，在细胞应激状态下被激活，调控炎症因子表达。COPD 患者肺泡巨噬细胞中，p38 MAPK 处于激活状态。已开发出几种 p38 MAPK 小分子抑制剂。SD-282 是 p38-α 亚型的一种强效抑制剂，在体外能有效抑制肺巨噬细胞释放 $TNF-\alpha$，并能有效抑制吸烟 COPD 小鼠模型的炎症。

（三）表面活性物质

表面活性物质的重要功能是防止气道关闭，且有免疫调节效应和黏液清除作用。吸烟使表面活性物质生成减少，对气道产生不良作用。外源性的表面活性物质疗法，可能对 COPD 治疗有效，但代价高昂。

（四）抗蛋白酶制剂

COPD 患者中存在着消化弹性蛋白酶和对抗消化弹性蛋白酶之间失平衡，故抑制这种蛋白溶解酶或者增加抗蛋白酶，理论上都能预防 COPD 患者气道阻塞的加重。

1. 中性粒细胞弹性蛋白酶抑制剂 中性粒细胞弹性蛋白酶是肺强力蛋白溶解活性的主要成分，能刺激黏液分泌，此外还能使上皮细胞释放出 IL-8，造成炎症状态。中性粒细胞弹性蛋白酶的多种肽抑制剂：如 ICI 200355，和非多肽类抑制剂，如：ONO-5046，能抑制中性粒细胞弹性蛋白酶诱制的肺损伤和黏液分泌。但目前还没有在 COPD 患者应用此类抑制剂的研究报道。

2. α_1-抗胰蛋白酶制剂 α_1-抗胰蛋白酶制剂（α_1-AT）缺乏与肺气肿的关系，提示这种内源性的中性粒细胞蛋白酶抑制剂，可能对 COPD 有治疗作用。虽然人类 α_1-AT 已能应用 α_1-AT 缺乏的患者和严重的肺气肿患者治疗，但目前只发现 α_1-AT 对 FEV_1 的改善只有边缘的效应，没有证据表明 α_1-AT 对阻断 COPD 患者病程的进展。

（五）抗氧化制剂

氧化剂参与了 COPD 的病理过程，氧化剂有损伤作用，可加强弹性蛋白酶的活性和增加黏液的分泌。此外，还能活化许多炎性因子，如 IL-8 和诱导型 NO（一氧化氮）合成酶。这些均提示抗氧化剂可用于 COPD 的治疗。N-乙酰半胱氨酸（N-acetyl cysteine，NAC）在体内外有抗氧化作用，能抑制内毒素诱发的中性粒细胞炎症，在 COPD 患者中可减慢 FEV_1 的下降速度，并且缓解重症 COPD 患者的病情。将来可能有更有效的抗氧化制剂应用于临床。

（六）黏液调节制剂

COPD 患者的气道内黏液分泌增多与 FEV_1 的迅速下降有着密切关系。这提示临床上应有一种药物能抑制黏液的过度分泌，而且又不影响纤毛的清除功能以及腺体的正常分泌功能。

1. 速激肽（tachykinin）拮抗剂 速激肽为一种有效的刺激黏膜下腺体和杯细胞分泌的物资，速激肽受体拮抗剂能显著地抑制黏液分泌，也许能成为 COPD 患者黏液过度分泌的一种调节制剂。临床试验表明，对 COPD 患者能有效地减少黏液生成和缓解咳嗽症状。

2. 感觉神经多肽释放抑制剂 阻断速激肽的调节效应，抑制感觉神经末端释放出速激肽，也为减少黏液分泌的一种途径。吗啡能作用于感觉神经而抑制黏液分泌，但由于吗啡能成瘾而不能用于临床治疗。然而，周围作用的阿片，如 BW443，不能透过血脑屏障，临床上有一定的应用前途。

3. 黏液溶解制剂 已有多种药物能降低黏液的黏稠度，使之容易从呼吸道中被清除，包括半胱氨酸衍生物，如 N-乙酰半胱氨酸、甲基半胱氨酸和 carbocisteine 能有效地降低黏液的黏稠度。DNA 酶也能降低痰的黏稠度，尤其是感染性的痰液。

（七）肺血管扩张药物

血管活性肠肽（VIP）有抗炎，扩张血管和支气管的作用，因此有可能治疗 COPD。COPD 患者雾化吸入 VIP 3 个月，6min 步行试验行走距离明显增加，生活质量改善，且无严重的不良反应。初步证实 VIP 可改善 COPD 患者的运动能力及生活质量。

七、COPD 加重期的治疗

（一）COPD 急性加重的诱因

COPD 急性加重（AECOPD）的最常见原因是气管-支气管感染，主要是病毒、细菌感染。部分病例加重的原因尚难以确定。肺炎、充血性心力衰竭、气胸、胸腔积液、肺血栓栓塞和心律失常等可以引起与 AECOPD 类似的症状，需加以鉴别。

AECOPD 的主要症状是气促加重，常伴有喘息、胸闷、咳嗽加剧、痰量增加、痰液颜色和（或）黏度的改变及发热等，此外亦可出现全身不适、失眠、嗜睡、疲乏、抑郁和精神紊乱等症状。当患者出现运动耐力下降、发热和（或）胸部 X 线影像异常时可能为 AECOPD 的征兆。痰量增加及出现脓性痰常提示细菌感染。

与加重前的病史、症状、体格检查、肺功能测定、动脉血气检测和其他实验检查指标进行比较，对判断 AECOPD 的严重性甚为重要。应注意了解本次病情加重或新症状出现的时间，气促、咳嗽的严重程度和频度，痰量和颜色，日常活动的受限程度，是否曾出现水肿及持续时间，既往加重情况和是否曾住院治疗，以及目前的治疗方案等。本次加重期肺功能和动脉血气结果与既往对比可提供非常重要的信息，这些指标的急性改变较其绝对值更为重要。对于严重COPD患者，神志变化是病情恶化的最重要指标，一旦出现需及时送医院诊治。是否出现辅助呼吸肌参与呼吸运动、胸腔矛盾呼吸、发绀、外周水肿、右心衰竭、血流动力学不稳定等征象亦可有助于判定COPD加重的严重程度。

（二）AECOPD 的评估

1. 肺功能测定　对于加重期患者，难以满意的进行肺功能检查。通常 $FEV_1 < 1L$ 可提示严重发作。

2. 动脉血气分析　呼吸室内空气下，$PaO_2 < 8kPa$（60mmHg）和（或）$SaO_2 < 90\%$，提示呼吸衰竭。如 $PaO_2 < 6.67kPa$（50mmHg），$PaCO_2 > 9.33kPa$（70mmHg），pH < 7.30，提示病情危重，需加严密监护或住ICU治疗。

3. 胸部X线片和心电图（ECG）　胸部X线片有助于COPD加重与其他具有类似症状疾病的鉴别。ECG对右心室肥厚、心律失常及心肌缺血诊断有帮助。螺旋CT扫描和血管造影，或辅以血浆D-二聚体检测是诊断COPD合并肺栓塞的主要手段，D-二聚体不升高是排除肺栓塞的指标之一。但核素通气-血流灌注扫描在此几无诊断价值。低血压和（或）高流量吸氧后 PaO_2 不能升至8kPa（60mmHg）以上也提示肺栓塞诊断。如果高度怀疑合并肺栓塞，临床上需同时处理COPD加重和肺栓塞。

4. 其他实验室检查　血红细胞计数及血细胞比容有助于识别红细胞增多症或出血。血白细胞计数通常意义不大。部分患者可增高和（或）出现中性粒细胞核左移。COPD加重出现脓性痰是应用抗生素的指征。肺炎链球菌、流感嗜血杆菌以及卡他莫拉菌是COPD加重最常见的病原菌。因感染而加重的病例若对最初选择的抗生素反应欠佳，应及时根据痰培养及抗生素敏感试验指导临床治疗。血液生化检查有助于明确引起COPD加重的其他因素，如电解质紊乱（低钠、低钾和低氯血症等）、糖尿病危象或营养不良（低白蛋白）等，并可以了解合并存在的代谢性酸碱失衡。

（三）AECOPD 的治疗

1. 门诊治疗　对于COPD加重早期、病情较轻的患者可以在门诊治疗，但需特别注意病情变化，及时决定送医院治疗的时机。COPD加重期的院外治疗包括适当增加以往所用支气管舒张剂的量及频度。若未曾使用抗胆碱药物，可以加用，直至病情缓解。对更严重的病例，可以使用数天较大剂量的雾化治疗。如沙丁胺醇 $2\,500\mu g$、异丙托溴铵 $500\mu g$ 或沙丁胺醇 $1\,000\mu g$ 加异丙托溴铵 $250 \sim 500\mu g$，用生理盐水稀释后雾化吸入。

全身使用糖皮质激素对加重期治疗有益，可能加快病情缓解和肺功能恢复。如果患者的基础 $FEV_1 < 50\%$ 预计值，除支气管舒张剂外可考虑加用糖皮质激素如给予泼尼松龙每日 $30 \sim 40mg$，连用10天。

COPD症状加重、特别是有痰量增加并呈脓性时应给予抗生素治疗。抗生素的选用需依据患者所在地常见病原菌类型及药物敏感情况决定。

2. 住院治疗　COPD急性加重且病情严重者需住院治疗。COPD急性加重期住院患者的处理方案：①根据症状、血气分析、胸片等评估病情的严重程度。②控制性氧疗并于30分钟后复查血气。③应用支气管扩张剂：增加剂量或频度；联合应用 β_2 受体激动剂和抗胆碱能药物，使用贮雾器或气动雾化器，考虑静脉加用茶碱类药物。④口服或静脉加用糖皮质激素。⑤细菌感染是COPD急性加重的重要原因，应密切观察细菌感染征象，积极、合理的使用抗生素。⑥考虑应用无创性机械通气。⑦整个治疗过程中应注意：水和电解质平衡和营养状态，识别和处理可能发生的并发症（如心力衰竭、心律失常等），对患者情况进行密切监测。此外，鉴于近来血栓栓塞病例增多的趋势，在COPD治疗中应对本病给予注意，必要时考虑皮下注入低分子肝素进行预防。

COPD加重期主要的治疗方法包括：

（1）控制性氧疗：氧疗是COPD加重期患者住院的基础治疗。无严重并发症的COPD加重期患者氧疗后较容易达到满意的氧合水平 [$PaO_2 > 8kPa$（60mmHg）或 $SaO_2 > 90\%$]，但有可能发生潜在的 CO_2 潴留。给氧途径包括鼻导管或Venturi面罩，其中Venturi面罩更能精确地调节吸入氧浓度。氧疗30分钟后应复查动脉血气以确认氧合满意而未引起 CO_2 潴留或酸中毒。

（2）抗生素：当患者呼吸困难加重，咳嗽伴有痰量增加及脓性痰时，应根据患者所在地常见病原菌类型及药物敏感情况积极选用抗生素。由于多数 COPD 急性加重由细菌感染诱发，故抗感染治疗在 COPD 加重治疗中具有重要地位。COPD 患者多有支气管－肺部感染反复发作及反复应用抗生素的病史，且部分患者合并有支气管扩张，因此这些患者感染的细菌耐药情况较一般肺部感染患者更为严重。长期应用广谱抗生素和糖皮质激素者易导致真菌感染，宜采取预防和抗真菌措施。

（3）支气管舒张剂：短效 β_2 受体激动剂较适用于 COPD 加重期治疗。若疗效不显著，建议加用抗胆碱药物。对于较为严重的 COPD 加重者，可考虑静脉滴注茶碱类药物，监测血茶碱浓度对估计疗效和不良反应有一定意义。

（4）糖皮质激素：COPD 加重期住院患者宜在应用支气管扩张剂基础上加服或静脉使用糖皮质激素。皮质激素的剂量要权衡疗效及安全性，建议口服泼尼松龙 30～40mg/d，连续 7～10 天。也可静脉给予甲泼尼龙。延长给药时间不能增加疗效，相反使不良反应增加。

（5）无创性机械通气：COPD 急性加重期患者应用无创性间断正压通气（NIPPV）可以降低 $PaCO_2$，减轻呼吸困难，从而降低气管插管和有创机械通气的使用，缩短住院天数，降低患者的病死率。使用 NIPPV 要注意掌握应用指征和合理的操作方法，避免漏气，从低压力开始逐渐增加辅助吸气压和采用有利于降低 $PaCO_2$ 的方法，从而提高 NIPPV 的效果。

（冯俊飞）

第七章

支气管扩张

支气管扩张症（bronchiectasis）是指由多种原因引起的支气管扩张和与之相关的咳嗽、咳痰和咯血等临床表现，其名称来源于病理解剖改变，但临床特征具有一定的共性。支气管扩张可以是局限性的，仅涉及局部气道，也可以是弥散性的，涉及更广泛的气道。临床上引起支气管扩张的疾病较多，但支气管扩张症通常指的是特发性的，多与早年的反复气管支气管感染有关。自从抗生素和疫苗问世以来，该病的发病率已有明显下降。在我国和其他发展中国家，特发性支气管扩张症在临床上并非少见疾病，而相关的研究却相当缺乏。

典型的特发性支气管扩张症临床表现为慢性咳嗽、咳大量痰和反复咯血。有些患者的支气管扩张并不出现大量咳痰，以咯血为主要表现，此类支气管扩张被称为"干性支气管扩张症"。

一般认为，支气管扩张是一种持久的病理过程。但有些支气管扩张可有部分、甚至是大部分的逆转，如：单纯支气管阻塞、感染、和其他可以纠正的基础疾病引起的支气管扩张。在特发性支气管扩张症，支气管扩张是一种永久的病理改变。

第一节 病因及发病机制

一、病因

支气管扩张症可与很多疾病相关（表7-1）。可分为三组：与囊性肺纤维化（cystic fibrosis）相关、与其他肺部疾病相关和特发性支气管扩张症。在与其他肺部疾病相关的支气管扩张的病因中，各种感染、气管支气管先天或获得性的异常改变、气道纤毛功能异常、先天或获得性免疫功能低下等，均可导致支气管扩张。

表7-1 支气管扩张及相关疾病

第一组：囊性肺纤维化
第二组：感染后并发症［结核、非典型分枝杆菌、百日咳、细菌、病毒（麻疹、流感、腺病毒）］
免疫缺陷（低丙种球蛋白、IgG 亚型缺乏、HIV 感染、移植后）
黏液纤毛清除障碍（Kartegener 综合征、原发性纤毛不动症、Young 综合征）
吸入性肺炎后
气道吸入性损伤
变态反应性支气管肺曲菌病（ABPA）
机械性支气管阻塞（异物、狭窄、肿瘤、淋巴结）
风湿病（类风湿性关节炎、干燥综合征等）
胃食管反流症
炎症性肠病

支气管哮喘和慢性阻塞性肺疾病

α_1 糜蛋白缺乏

弥散性泛细支气管炎（DPB）

结节病

特发性肺纤维化（IPF）及其他间质性肺炎

气道软骨发育不全

黄甲综合征

第三组：特发性支气管扩张症

二、发病机制

支气管扩张症存在含软骨的近段支气管部分异常扩张。其发病机制主要与以下因素有关：①最初的病因可能多样，在慢性期出现气道的反复感染和慢性炎症是导致支气管扩张的主要机制。②在巨噬细胞和气道上皮细胞释放细胞因子（白细胞介素 8 和白三烯 B_4）的作用下，中性粒细胞聚集到肺部并释放弹性蛋白酶和胶原酶等导致支气管管壁的破坏。③支气管壁破坏后周围相对正常组织收缩力将受损气道牵张导致特征性的气道扩张改变。④在病程较长的支气管扩张中，支气管周围的肺组织也会受到炎症破坏，从而导致弥散的支气管周围纤维化。

常见的受累部位与以下因素相关。①由于气管支气管是一种倒置的数形结构，因为重力引流的关系，双肺下叶的后基底段及下叶其他部位是病变最常累及的部位。②上叶支扩通常发生在后段和尖段，通常原因是支气管内膜结核、变态反应性支气管肺曲霉菌病和囊性纤维化。③根据引起支气管扩张症的原因不同，支气管扩张可以发生在肺内任何部位。支气管扩张患者气道解剖学的改变所引起的最重要的功能改变是气管支气管清除能力的下降，使细菌容易在气道内生长。而气道内的反复感染加重了原有的支气管扩张，致使病情不断反复和进展。重症患者可以出现肺动脉高压，与肺循环血容量增加和肺泡低氧等因素有关。

支气管扩张症可导致肺功能异常。大多数患者肺功能检查提示不同程度的阻塞性的改变，也可能会有轻度的限制性通气功能障碍和弥散功能可以减低。由于通气－血流失衡和肺内分流的存在，大多数患者会存在轻度的低氧血症。少数患者会发展成为肺心病。

（冯俊飞）

第二节 病理

Reid 根据支气管扩张症的病理和支气管造影的发现，将支气管扩张症分为柱状支气管扩张、囊柱型支气管扩张和囊状支气管扩张三种基本类型。

支气管扩张症可以表现为弥散性病变，或局限性病变。支气管扩张多发生于双肺下叶，且左肺多于右肺，左下肺和左舌叶常同时发生支气管扩张。左肺上叶一般很少发生。支气管扩张症常发生于中等大小的支气管，更小的支气管则形成瘢痕而闭塞。

支气管扩张形成的过程中，受损支气管壁由于慢性炎症而遭到破坏，包括软骨、肌肉和弹性组织被破坏，纤毛细胞受损或消失，黏液分泌增多。此外，支气管壁的正常张力丧失，受累支气管向外突出，或形成囊状。黏液分泌增多有利于细菌滋生，局部感染进一步损害支气管壁。炎症亦可扩展至肺泡，引起支气管肺炎，瘢痕形成，以及正常肺组织减少。

（冯俊飞）

第三节　临床表现

支气管扩张可发生于任何年龄，常见于青少年，在中老年也不少见。很多支气管扩张患者在幼年曾有麻疹、百日咳或支气管肺炎的病史，一些支气管扩张患者可能伴有慢性鼻窦炎或家族性免疫缺陷病史。临床表现分为 4 种类型：快速进展型、缓慢进展型、惰性无症状型和咯血为主型。

支气管扩张症患者的症状可以分为由支气管扩张本身引起的和由原发病变引起的两组症状。支气管扩张本身可以引起的症状有：慢性咳嗽、脓痰、发热、乏力和体重下降。咳痰的量和性状取决于病情轻重及是否合并感染。咳嗽通常发生于早晨和晚上，患者晨起时由于体位变化，痰液在气道内流动而刺激气道黏膜引起咳嗽和咳痰，痰液为脓性或黏液脓性。当合并急性感染时，咳嗽和咳痰量明显增多，痰液常呈黄绿色脓性，有厌氧菌感染者，常有臭味和呼出气恶臭。收集全日痰量并静置于玻璃瓶中，数小时后痰液可分离成四层：上层为黏液泡沫，下层为脓液，中层为混浊浆液，最下层为坏死沉淀组织，此为典型支气管扩张的痰液改变，但现在已较少见。部分支气管扩张症患者中会出现呼吸困难。在支气管扩张患者中，如果反复发作者，常可出现咯血症状，通常咯血程度不重，表现为脓痰中带血丝，随病情的发展，咯血量由少到多，可出现反复大量咯血，咯血间隔时间由长到短。一些患者以咯血为首发表现，另一些患者无咳嗽和咳痰，而以咯血为唯一表现，称为干性支气管扩张症。

支气管扩张症如果反复继发感染，患者可有发热、咳嗽、咳痰、气急和咯血等症状。支气管扩张迁延不愈而反复发作者，可有食欲减退、消瘦和贫血。此外，重症支气管扩张患者由于支气管周围肺组织化脓性炎症和广泛的肺组织纤维化，可并发阻塞性肺气肿，亦可产生上述症状。极其严重者，可导致心脏负担加重，甚或右心功能衰竭而发生下肢水肿、腹腔积液形成和呼吸困难加重等。

支气管扩张患者的肺部体检可发现啰音，有时可闻及哮鸣音。部分患者有杵状指、发绀和多血质。可能会有鼻息肉或慢性鼻窦炎。体重下降和肺心病的体征多提示病情进展。

支气管扩张常见的并发症有反复的肺部感染、脓胸、气胸和肺脓肿等，小部分患者可出现肺心病。

（冯俊飞）

第四节　辅助检查及诊断

一、辅助检查

1. 胸部 X 线检查　胸部 X 线检查对支气管扩张的敏感性较差。胸部前后位 X 线片在支气管扩张早期常无特殊发现。以后胸片可显示一侧或双侧下肺叶肺纹理明显粗乱增多，边缘模糊，在增多的纹理中可有管状透亮区，为管壁明显增厚的支气管影，称为"轨道征"。严重病例肺纹理可呈网状，其间有透亮区，类似蜂窝状。囊性支气管扩张时，较为特征性的改变为卷发样阴影，表现为多个圆形薄壁透亮区，直径 0.5～3cm，有时囊底有小液平面。继发感染时可引起肺实质炎症，胸片显示多数小片或斑点状模糊影，或呈大片非均匀性密度增高影。炎症消散缓慢或在同一部位反复出现。

2. 支气管碘油造影术　支气管碘油造影可明确支气管扩张的部位、性质和范围，为外科手术提供重要的资料。随着胸部 CT，尤其是高分辨 CT（HRCT）的应用的普及，支气管碘油造影的应用已逐渐被 HRCT 取代。因此，目前该项检查已很少应用。

3. 胸部 HRCT 扫描　胸部 HRCT 诊断支气管扩张症的敏感性和特异性均达到了 90%，是支气管扩张症的首选检查手段图 7-1。普通胸部 CT 扫描也可以诊断支气管扩张，但敏感性仅有 66%。支气管扩张在 HRCT 上的特征性的表现包括：支气管扩张，支气管管壁增厚，支气管由中心向外周逐渐变细的特点消失以及扩张气管内气液平的存在。当支气管内径大于相伴行支气管动脉时，可以考虑支气管扩张的诊断。囊状支气管扩张的临床严重程度较其他两种类型的支气管扩张重。HRCT 显示的支气管扩张的程度除了与肺功能相关，也与肺动脉高压的发生有相关性。

— 88 —

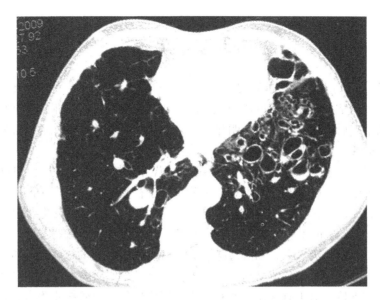

图 7 - 1 支气管扩张症患者的胸部 HRCT
显示扩张的气道和管壁增厚、多发囊状阴影，部分含有分泌物

4. 肺功能检查 由于肺脏具有极大的通气储备能力，病变比较局限的支气管扩张，患者的肺功能可无明显改变。柱状支气管扩张对肺功能影响较小，囊状支气管扩张因对支气管管壁破坏严重，可并发肺纤维化和慢性阻塞性肺疾病，肺功能可有明显改变。支气管扩张的肺功能损害主要表现为阻塞性通气功能障碍，FEV_1、最大通气量、FEV_1/FVC 及小气道用力呼气流速（FEE 25% ~ 75%）均降低，而残气量/肺总量比增高。支气管扩张发展至广泛性肺组织纤维化时，肺功能可出现弥散功能障碍。最近有研究证实，部分支气管扩张患者存在可逆性气流阻塞或气道高反应，主要表现为 FEV_1 和最大呼气流速降低。

5. 支气管镜检查 支气管镜检查对支气管扩张的诊断价值不大，但可明确支气管扩张患者的支气管阻塞或出血部位。此外，经保护性刷检和冲洗检查对确定支气管扩张感染的病原学有重要价值，且经支气管冲洗可清除气道内分泌物，对支气管扩张的病情控制有一定帮助，并可帮助发现支气管肿瘤、支气管内异物等病因。

6. 一氧化氮呼气测定 与支气管哮喘等其他慢性气道炎症性疾病不同，支气管扩张症患者的呼出气一氧化氮没有明显增高，研究报告的结果不一致，提示其应用价值有限。在肺囊性纤维化患者，呼出气一氧化氮的浓度常正常或偏低。在原发性纤毛不动症中，呼出气一氧化氮浓度降低。

7. 其他检查 周围血常规检查：白细胞计数和分类升高提示支气管扩张患者存在急性细菌感染。痰培养及药敏试验可判断致病微生物，并对抗生素的选择具有重要的指导意义。最常见的病原菌为流感嗜血杆菌和铜绿假单胞菌。非结核分枝杆菌见于 2% ~ 10% 的患者。血气分析可助于评价支气管扩张患者肺功能的受损程度。鼻窦片检查有助于明确支气管扩张患者是否合并鼻窦炎。汗液氯离子的测定对囊性纤维化患者具有诊断价值。疑有免疫缺陷者应进行免疫球蛋白定量测定。若怀疑纤毛不动综合征，需进行鼻和支气管黏膜活检的电镜检查以及精液检查。

诊断不应只局限于支气管扩张的诊断，应注意除外有无与支气管扩张相关的基础疾病存在。

二、诊断

支气管扩张症的诊断来自两个线索，一是有提示性的临床表现，如反复咳痰和咯血，病变部位湿性啰音；一是胸部 X 线片、CT 或 HRCT 提示。胸片可显示在粗乱肺纹理中多个不规则环状透亮阴影或沿支气管的卷发状阴影。确诊支气管扩张的辅助诊断包括胸部 HRCT 或支气管造影显示支气管扩张改变。

支气管扩张症的诊断需要通过病史和相应的检查了解有无相关的基础疾病，同时和其他呼吸道疾病相鉴别。

（冯俊飞）

第五节 治疗

1. **病因治疗** 由于引起支气管扩张症的原因较多，发现并治疗基础疾病是很重要的环节。虽然特发性支气管扩张症的气道结构改变是不可逆的，但在一些继发性支气管扩张症，如变态反应性支气管肺曲菌病，通过有效的治疗后支气管扩张可以明显改善。对于一些相关联的疾病或症状，如鼻窦炎，需要得到有效的处理。下面的讨论主要针对特发性支气管扩张症。

2. **支持和对症治疗** 一般性的支持治疗包括戒烟、营养支持、康复治疗、和对有氧疗指征的患者给予氧疗。针对常见的咳痰、咯血和呼吸困难，可分别给予祛痰剂、止血药物和支气管扩张剂。

气道黏液高分泌是支气管扩张症的一个显著特征。支气管解黏剂常用于急性和慢性期支气管扩张的应用。重组人 DNase I 吸入未证明对特发性支气管扩张症有帮助。甘露醇吸入是一种比较有前景的新的治疗方法。研究显示，甘露醇吸入后，黏液清除显著改善。临床常用的祛痰药均可用于治疗支气管扩张症的气道黏液高分泌，如：氯化铵、溴己新、盐酸氨溴索、乙酰半胱氨酸、羧甲司坦和厄多司坦等。

尽管缺乏临床研究支持，对于有气流阻塞和气道高反应性的支气管扩张患者，常使用支气管扩张剂来帮助患者。

3. **抗生素的应用** 支气管扩张症患者常继发支气管慢性感染和急性加重，不仅导致很多症状，也导致支气管结构的进一步破坏。由于支气管扩张症常发生反复呼吸道感染，抗生素使用非常普遍，各种耐药菌也比较常见。急性感染时使用抗生素有以下注意事项：①轻中度感染病原菌在治疗后可被清除，但重症感染的病原菌很难被清除，临床上有不少患者的慢性期有病原菌定植于气道。②耐药菌以铜绿假单胞菌最为常见。③选用组织通透性高的抗生素：如大环内酯类和喹诺酮类抗生素。④重症患者选用静脉制剂，轻中度可选用口服制剂。⑤通过痰培养监测痰病原学。

对于经常反复感染发作的患者，可以考虑预防性使用抗生素。常用的方法有：长时间使用口服抗生素（每个周期至少四周），雾化吸入抗生素，或定期间断使用静脉抗生素。长时间使用口服抗生素在小规模的临床观察中没有发现可以减少发作、改善肺功能或减少病死率。但确实观察到能够减少病原菌负荷、炎症指标和改善痰的颜色和量。雾化吸入的治疗方法可能更容易被医生和患者接受，文献中使用的药物有庆大霉素和妥布霉素等。总体来说，在决定是否需要在非急性期使用抗生素时，需要考虑到可能产生的耐药菌、治疗费用和潜在不良反应等。另外，可能需要更多地考虑使用非抗生素的治疗方法来预防复发。

4. **抗炎症治疗** 慢性气道炎症是支气管扩张症很重要的一个致病机制。抗炎症治疗有可能减轻气道炎症，帮助受损气道黏膜和纤毛功能的修复。有三种药物有潜在研究价值：吸入皮质激素、大环内酯类药物和白三烯受体阻断剂。除了白三烯受体阻断剂，前两者已有一些临床研究报道（表7-2）。吸入皮质激素虽然对改善肺功能和减轻发作没有显著作用，但可以改善痰液的黏性和产生量。氟替卡松吸入剂的推荐量为500g bid。大环内酯类药物具有抗炎症的作用，同时对减轻气道黏液分泌有作用，对破坏铜绿假单胞菌的生物膜有效。小剂量红霉素在弥散性泛细支气管有效，但在特发性支气管扩张症没有经验。新一代大环内酯类药物，如阿奇霉素、克拉霉素和罗红霉素对支气管扩张症均有一定的效果。

表7-2 吸入皮质激素和大环内酯类药物随机临床研究一览表

研究者（年）	例数	研究设计	治疗	发现
吸入皮质激素				
Elborn 等（1992）	20	DB，交叉，PC	丙酸培氯米松 1 500g/d，6wk	↓痰量
Tsang 等（1998）	24	DB，PC	氟替卡松 500g/d，52wk	↓痰炎症指标（IL-1，IL-8，LTB$_4$）
Tsang 等（2005）	86	DB，PC	氟替卡松 1 000g/d，52wk	↓痰量 ↓铜绿假单胞菌感染者痰量

研究者（年）	例数	研究设计	治疗	发现
Martinez-Garcia 等（2006）	93	DB（剂量）	氟替卡松 500, 1 000g/d, 6mo	↓1 000g/d: ↓痰量、咳嗽、呼吸困难 ↑生命质量
大环内酯类				
Koh 等（1997）	25	DB，PC	罗红霉素 8mg/（kg·d），12wk	↓气道反应性
Tsang 等（1999）	21	DB，PC	红霉素 1 000mg/d, 8wk	↓痰量 ↑FEV$_1$，FVC
Cymbala 等（2005）	12	交叉	阿奇霉素 1 000mg/wk, 6mo	↓痰量 ↓急性加重
Yalcin 等（2006）	34	PC	克拉霉素 15mg/kg·d, 3mo	↓痰量↓痰炎症指标

注：缩写：DB：双盲，PC：安慰剂对照，wk：周，mo：月。

5. 体位引流和物理治疗 综合性的物理治疗方法包括体位引流、胸部叩击和机械呼吸治疗等。体位引流是改善痰液引流的简单有效的手段，其效果与需要引流的部位所对应的体位很有关系（图7-2）。一般根据扩张支气管所在的部位选择不同的引流体位，其原则为将病变部位抬高，引流支气管开口向下，使痰液流入大气道而咳出，一般在饭前进行每次引流15~30分钟，每日2~3次。在体位引流时，辅以祛痰药物和胸部叩击则效果更佳。随机临床试验显示振荡正压呼气压力仪的有效性。对于选择性患者，也可通过纤维支气管镜帮助排痰。

对于大多数支气管扩张患者来说，体位引流不存在禁忌。尤其是坐位、半卧位和角度较小的倾斜位。但在头低脚高位和某些倾斜角度较大的体位，一些年老体弱，心血管功能不全及有明显呼吸困难者可能难以耐受，应慎重考虑。此类体位对于严重心脏病，心衰明显及呼吸困难伴发绀者不宜采用。对于体位引流后，可能会污染或危及置于低位的正常肺和支气管者也不宜采用。

体位引流的注意事项：①明确需要引流病灶的部位。②根据病变部位采取相应的引流体位：在一些危重患者，尤其是重症监护室的患者，往往仅能获得正位胸片，难以确定病变的叶段分布，如有引流的必要，可采用以下体位，如果病变在上肺，可采取坐位或半卧位；如果病变在中下肺，一般可采用角度较小的健侧卧位，在病情允许的条件下，也可健侧卧位，甚至加小角度的头低脚高位。③体位引流在早晨清醒后立即进行效果最好，头低脚高位引流时，为了预防胃食管反流、恶心和呕吐，应在饭后1~2小时在进行，尤其是留置胃管患者。④有支气管痉挛的患者，在体位引流前可先给予支气管扩张剂，痰液干燥的患者应注意气道湿化，在引流过程中可进行叩拍，并嘱患者作深呼气，促进痰液排出，引流后应进行有意识的咳嗽或用力呼气，廓清留于大气道的分泌物。⑤体位引流：每天2~3次，总治疗时间30~45分钟，每种体位维持5~10分钟，也可根据效果调整时间长度，如果有多个体位需要引流，可先从病变严重或积痰较多的部位开始，逐一进行。

6. 手术治疗 适合于局限性的支气管扩张。对于弥散性支气管扩张的治疗价值还不清楚。

7. 肺移植 适合于呼吸功能严重下降的支气管扩张症患者。

8. 预防感染 针对麻疹和百日咳的儿童免疫有助于减少支气管扩张的发生。对于容易发生呼吸道感染的人群，通过每年的流感疫苗接种可以有效减少流感所致的继发性感染。肺炎疫苗可预防特定类型的肺炎及其严重并发症。免疫球蛋白缺乏者，应用免疫球蛋白可预防复杂的反复感染。对于已经发生支气管扩张症的患者，预防感染可以得到事半功倍的作用，必须将预防感染纳入治疗计划之中。通过规律的康复锻炼来增强体质和增加活动耐力对支气管扩张症有益。有吸烟习惯者必须戒烟。建议患者注射流感疫苗和肺炎球菌疫苗。含有多种常见呼吸道感染菌的口服疫苗（如：泛福舒）可能对支气管扩张症的感染预防也有效。

　　总之，支气管扩张症在临床并不少见，但相关研究和治疗状况相当的令人不满意，高质量的大样本随机对照研究严重缺乏。由于支气管扩张与支气管壁的反复感染和慢性炎症相关，急性期有效的抗感染治疗和缓解期的抗炎症治疗可能同样重要。

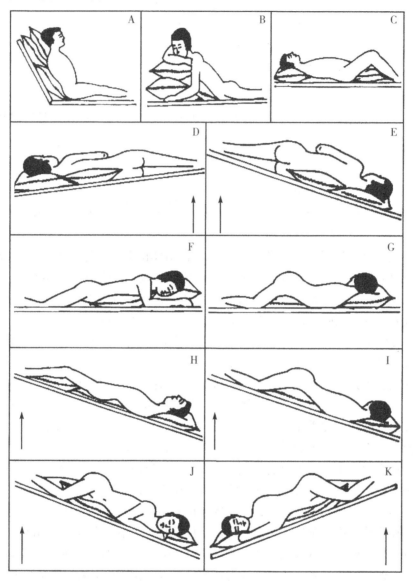

图7-2　体位引流示意图

A. 上叶尖段；B. 左上叶后段；C. 上叶前段；D. 右中叶；E. 左舌叶；F. 右上叶后段；G. 下叶背段；H. 下叶前基底段；I. 下叶后基底段；J. 下叶外基底段；K. 下叶内基底段。未标明左右者适用于双侧

（冯俊飞）

第八章

肺不张

第一节　概述

肺不张（atelectasis）是指一侧肺或其一个或多个叶、段及亚段的容量及含气量减少，肺组织塌陷。肺不张可分为先天性或后天获得性两种。先天性肺不张是指婴儿出生时肺泡内无气体充盈，常见原因为新生儿呼吸窘迫综合征，又称肺透明膜病。由于早产等原因，患儿缺乏肺表面活性物质，呼气末肺泡萎陷，临床表现为出生不久即有进行性加重的呼吸窘迫和呼吸衰竭。临床绝大多数肺不张为后天获得性，又可根据起病时间分为急性肺不张及慢性肺不张，是本章讨论的重点。

肺的主要功能是进行气体交换，从外界环境摄取新陈代谢所需要的 O_2，排出代谢过程中产生的 CO_2。当肺组织塌陷时，影响肺通气和（或）肺换气两个环节，导致外界吸入的气体不能进入肺泡，流经病变区域的血流不能得到充分的气体交换，进一步导致低氧血症等病理生理改变。

（冯俊飞）

第二节　病因和发病机制

导致肺不张的病因很多，根据其发生机制分为阻塞性（吸收性）和非阻塞性，后者包括压迫性、被动性、粘连性、瘢痕性及盘状肺不张等。而根据气道阻塞部位的不同，可将阻塞性肺不张进一步分为大气道阻塞及小气道阻塞（表 8-1）。

表 8-1　肺不张分类及常见原因

Ⅰ. 阻塞性肺不张：大气道阻塞

　1. 肿瘤

　　支气管肺癌

　　支气管类癌

　　腺样囊性瘤

　　转移性肿瘤

　　淋巴瘤

　　其他较少见肿瘤（脂肪瘤，颗粒细胞瘤）

　2. 炎症

　　结核和真菌感染（支气管内肉芽肿、结石、支气管狭窄）

　　结节病，支气管内肉芽肿型（罕见）

　3. 其他

　　左心房增大

　　吸入异物、食物或胃内容物

气管导管移位

　　支气管切开

　　淀粉样变

　　Wegener 肉芽肿

Ⅱ. 阻塞性肺不张：小气道阻塞

　1. 黏液栓

　　胸腔或腹腔剧烈疼痛（如手术、创伤）

　　使用呼吸抑制药物（如吗啡）

　　哮喘

　　囊性纤维化

　2. 炎症

　　支气管肺炎

　　支气管炎

　　支气管扩张

Ⅲ. 压迫性肺不张：肺疾病

　1. 外周性肺肿瘤

　2. 弥散性间质性肺疾病（如结节病，淋巴瘤）

　3. 邻近肺组织过度充气（如肺大疱、严重肺气肿及气流受限）

Ⅳ. 被动性肺不张：肺外疾病

　1. 气胸

　2. 胸腔积液，血气胸

　3. 膈疝

　4. 胸腔肿瘤（如间皮瘤，胸膜转移肿瘤）

Ⅴ. 粘连性肺不张

　1. 新生儿呼吸窘迫综合征

　2. 肺栓塞

　3. 静脉注射碳氢化合物

Ⅵ. 瘢痕性肺不张

　1. 肺结核

　2. 组织胞质菌病

　3. 矽肺

　4. 胶原沉着病

　5. 特发性肺间质纤维化（寻常型间质性肺炎，脱屑性间质性肺炎）

　6. 放射性肺炎（末期）

Ⅶ. 医源性肺不张

　　经支气管镜肺减容术治疗肺大疱

　　支气管内单向活瓣

　　堵塞物或生物蛋白胶支气管堵塞

　　大多数肺不张由叶或段的支气管内源性或外源性的阻塞所致，阻塞支气管远端的肺段或肺叶内的气体被吸收，使肺组织塌陷，因此又称为吸收性肺不张。压迫性肺不张系因邻近肺组织出现病变，对其周围正常组织的推压所致，常见原因包括肿瘤、弥散性间质性肺疾病肺气囊以及肺大疱。被动性（松弛型）肺不张是由胸腔内积气、积液、纵隔肿瘤、膈疝等原因导致胸腔压力变化，进而压缩肺组织导致肺不张。粘连性肺不张指肺泡壁内膜表面相互粘连，导致周围气道与肺泡的塌陷，形成机制尚未完全明确，可能与缺乏表面活性物质有关，此类肺不张主要出现在以下两种疾病：新生儿呼吸窘迫综合征（透明膜病）以及肺栓塞。瘢痕性肺不张多来自慢性炎症，常伴有肺实质不同程度的纤维化。此种肺不张通常继发于支气管扩张、结核、真菌感染或机化性肺炎。盘状（线状）肺不张较为少见，其发生与横膈运动减弱（常见于腹腔积液时）或呼吸动度减弱有关。另外，最近有研究通过封堵器、单向活瓣以及生物蛋白胶封堵人为造成肺大疱组织塌陷，从而达到治疗肺大疱作用。

（一）阻塞性肺不张

叶、段支气管部分或完全性阻塞可引起多种放射学改变，其中之一为肺不张。阻塞的后果与阻塞的程度、病变的可变性、是否有侧支气体交通等因素有关。引起阻塞的病变可在管腔内、外或管壁内。当气道发生阻塞后，受累部分肺组织中的血管床开始吸收空气使肺泡逐渐萎陷。在既往健康的肺脏，阻塞后 24 小时空气将完全吸收。因为氧气的弥散速率远远高于氮气，吸入 100% 纯氧的患者在阻塞后 1 小时即可发生肺不张。空气吸收后使胸腔内负压增高，促使毛细血管渗漏，液体潴留于不张肺的间质与肺泡中，此种情况类似"淹溺肺"。但支气管的阻塞并非一定引起肺不张。如果肺叶或肺段之间存在良好的气体交通，阻塞远端的肺组织可以保持正常的通气，甚至在少见情况下还可发生过度膨胀。

1. 肿瘤性支气管狭窄　支气管肺癌是导致气道阻塞的重要原因之一。完全性支气管阻塞主要见于鳞癌和大细胞未分化癌，而腺癌和小细胞癌较为少见。典型的患者为中老年男性，有多年重度吸烟史，常有呼吸道症状如咳嗽、咯血、咳痰、胸痛和气短。胸片可见肺门增大，纵隔增宽。在某些病例肿瘤体积较大，形成"S"征。支气管抽吸物或刷片做细胞学检查或支气管活检对于明确肿瘤所致的肺不张有极高的诊断价值，支气管肺癌经皮肺穿刺或纵隔镜检查亦可得到阳性结果，特别是有肺门增大或锁骨上淋巴结肿大时，后者还可直接活检。肺内转移性肿瘤偶亦侵及支气管使其阻塞，但不易与支气管肺癌鉴别诊断，肾上腺样瘤为支气管内转移的常见原因。肿瘤转移时亦可因肿大的淋巴结压迫支气管而致肺不张。淋巴瘤亦可引起支气管阻塞和肺不张。Hodgkin 淋巴瘤可在支气管内浸润引起肺不张，同时常伴有其他部位的病变如纵隔淋巴结肿大、空洞形成、肺内结节或粗大的弥散性网状浸润。通过纤维支气管镜活检、冲洗或痰的细胞学检查常可做出诊断。一些非 Hodgkin 淋巴瘤亦可引起肺不张，但一般见于疾病的晚期。肺泡细胞癌一般不会引起支气管阻塞。

良性支气管肿瘤比较少见，约有 10% 的畸胎瘤表现为孤立性支气管内肿瘤，除非引起阻塞性肺不张或阻塞性肺炎，一般无临床症状。其他支气管内良性肿瘤如支气管腺瘤、平滑肌瘤、纤维瘤、神经鞘瘤、软骨瘤、血管瘤、脂肪瘤等也可引起阻塞性肺不张。支气管腺瘤恶性程度相对较低，90% 的支气管腺瘤为类癌。支气管腺瘤常常较大部分位于支气管外，故在胸片上可见邻近肺门的中等大小的不透光阴影伴远端肺不张。大多数腺瘤起源于较大的主支气管，故易在纤维支气管镜下窥见肿瘤并取活检。通常腺瘤表面的支气管黏膜保持完整，纤维支气管镜下活检偶可引起大量出血。细胞学检查或支气管冲洗常无阳性发现。

2. 感染与炎症　支气管结核是引起良性支气管狭窄的最主要原因。大多数病例肺不张发生于纤维空洞型肺结核，由结核性肉芽组织及溃疡引起狭窄，病变愈合期也可出现纤维性狭窄。在原发性肺结核，支气管阻塞和肺不张主要由肿大的淋巴结在管外压迫所致。结核性支气管狭窄的 X 线征象为迅速长大的薄壁空洞，伴有肺不张或支气管扩张。支气管镜检查及痰培养可以明确诊断。有时仅从纤维支气管镜下所见即可明确狭窄的性质为结核性，结核性肺不张还可由肺实质的瘢痕所致。肺真菌病特别是变应性支气管肺曲霉菌病（ABPA）亦可引起支气管狭窄。大多数慢性炎症所致的支气管狭窄其原发病因常不明了，有时可能是由于管腔外的压迫所致。Wegener 肉芽肿也可引起支气管狭窄和肺不张，但支气管镜下活检通常不易明确诊断。

3. 其他原因　临床上黏液栓或黏液脓性痰栓引起的支气管阻塞和随后的肺叶、段或全肺不张较为常见。痰栓多位于中央气道，形成均一的肺叶段透光度降低。如果周围气道痰栓嵌塞则中央气道可出现支气管空气征。手术患者在术后 24～48 小时出现发热、心动过速与呼吸急促咳嗽有痰声但咳嗽无力，受累区域叩呈浊音，呼吸音降低需要考虑黏液栓导致的肺不张，特别是慢性支气管炎、重度吸烟或手术前呼吸道感染的患者，以及患者麻醉时间过长、上腹部手术、术中和术后气道清洁较差，更容易发生。纤维支气管镜检查常可见相应支气管有散在的黏液栓。神经疾患患者及胸部外伤患者由于呼吸肌无力、胸廓活动能力受限或昏迷状态，肺清除分泌物能力下降，也易形成黏液栓而致肺不张。慢性呼吸道疾病如慢性化脓性支气管炎、支气管哮喘急性发作、支气管扩张以及肺囊性纤维化病患者细支气管内形成黏稠的黏液栓亦可引起段或叶的不张。一般通过胸部理疗常可奏效，但有时可能需要紧急的支气管镜吸出痰栓。成年哮喘患者若发生肺不张，需注意是否有变应性支气管肺曲霉菌病所致黏液嵌塞的可能性。

异物吸入主要见于婴幼儿，常见吸入物为花生、瓜子、糖果、鱼刺、笔帽等等，偶见于戴义齿或昏迷、迟钝的老年人。面部创伤，特别是车祸伤，可吸入碎牙。有明确的异物吸入史往往能明确诊断，但如果吸入异物及症状出现时间间隙期太长，以及婴幼儿异物吸入时周围无陪伴，往往不能提供吸入史，此时诊断往往比较困难。胸部影像有相当大的诊断价值，如果异物不透 X 线，胸片即可明确诊断并定位。若为透过 X 线异物，则 X 线片上的阻塞性病变或其他的放射学改变亦可提示异物所在。支气管内活瓣性病变所致的阻塞性肺过度充气是婴幼儿异物吸入最常见的放射学改变，而成人往往表现为肺不张。如果临床上初步考虑为支气管内异物，应通过支气管镜检查证实，通过支气管镜检常常也能达到治疗的目的。大多数异物在镜下可以看到，某些植物性异物由于引起明显的炎症反应，可隐藏于水肿的黏膜下而不易发现。

支气管结石较为少见，系由支气管周围的钙化淋巴结穿破支气管壁形成，常见的病因为肺结核和组织胞质菌病。临床症状有咳嗽、反复咯血与胸痛，咳出沙粒状物或钙化物质的病史极有诊断价值。造成阻塞的主要原因为围绕突出管腔的结石形成大量的肉芽肿组织。典型的胸片表现为肺不张与近端的多数钙化影，断层摄片和 CT 对于明确结石的存在及评价结石与支气管壁的关系更有价值，纤维支气管镜检查可以明确诊断。

邻近结构异常压迫支气管也可引起肺不张，如动脉瘤、心腔扩大（特别是左心房）、肺门淋巴结肿大、纵隔肿瘤、纤维化性纵隔炎及纵隔囊肿。外源性压迫最常见为支气管周围肿大的淋巴结，其中右侧中叶最常受累。引起淋巴结肿大的疾病主要为结核，其次为真菌感染、淋巴瘤、转移性肿瘤。普通胸片可见与肺不张同时存在的肺门肿大与血管异常，从而提示外源性压迫的可能性。胸部断层摄影和 CT 可进一步明确诊断。纤维支气管镜下在阻塞部位作黏膜活检有时可获得原发疾病的组织学资料，但在活检前必须排除动脉瘤。受压的支气管可能存在非特异性的炎症。类癌的淋巴结肿大罕有压迫支气管，而淋巴瘤和转移性肿瘤亦极少引起肺门淋巴结肿大，此种情况下的肺不张通常由支气管内的直接侵犯而非外源性压迫所致。

右肺中叶特别易于发生慢性或复发性感染以及肺不张。可能与中叶支气管解剖特点有关，其较为细长，周围有多组淋巴结环绕；另一原因是中叶与其他肺叶缺乏侧支通气。各种原因引起的中叶慢性或反复的不张称为中叶综合征，最常见的原因为非特异性感染，而此种肺不张多为非阻塞性的，肿瘤也是常见原因之一，另外，结核、支气管结石、支气管扩张等也可导致中叶肺不张。

（二）非阻塞性肺不张

1. 压迫性肺不张（compressive atelectasis）　压迫性肺不张是指因肺组织受其邻近的肺部扩张性病变的推压所致，包括肺内肿瘤、肺大疱、肺气囊肿。压迫性肺不张往往较局限，较轻微或为不完全性，不张部位位于肺部病变周围。

2. 被动性肺不张（passive atelectasis）　胸腔内占位性病变可推移挤压肺组织使其不张，此种不张一般较轻微或为不完全性，但偶可为完全性肺萎陷。胸腔内病变有胸腔积液、脓胸、气胸及胸腔内肿瘤。腹部膨隆亦可使膈肌上抬挤压肺脏如过度肥胖、腹腔内肿瘤、肝脾长大、大量腹水、肠梗阻以及怀孕等。

3. 粘连性肺不张（adhesive atelectasis）　粘连性肺不张是由于表面活性物质不足而致肺容量减少，表面活性物质产生不足或活性下降常见于透明膜病、急性呼吸窘迫综合征。肺栓塞也可能导致肺不张。其产生机制目前还不明确，目前认为是肺动脉栓塞发生后数小时内肺泡表面活性物质耗竭，结果肺容积和肺顺应性降低，从而继发肺不张或肺梗死。

4. 瘢痕性肺不张（cikatricial atelectasis） 大多数瘢痕性肺不张继发于慢性炎症过程，如结核、真菌感染、矽肺、煤尘肺石棉肺、支气管扩张、矿物油肉芽肿和慢性非特异性肺炎（机化性肺炎），其中结核导致的瘢痕性肺不张最为常见，慢性炎症伴有明显的纤维化，可引起受累肺叶的皱缩和容量减少，此种情况下肺容量的减少较其他类型的肺不张更为严重。硬皮病和其他结缔组织疾病亦可引起肺内的纤维化和瘢痕性肺不张。

5. 圆形肺不张（rounded atelectasis） 圆形肺不张为一种特殊类型肺不张，一般位于胸膜下肺基底部呈圆形或椭圆形，其下方有支气管或血管影延伸到肺门，形似"彗星尾"常可见邻近的胸膜与叶间裂增厚。产生机制为脏层胸膜或小叶间隔纤维变性及增厚，胸膜内陷，肺组织不能充分复张，常见于石棉性胸膜炎。

6. 盘状肺不张 盘状或碟状肺不张为局部亚段肺不张，呈线状，位于横膈上方，几乎总是延伸到胸膜，常呈水平方向，但有时可呈斜或垂直的方向，这种肺不张的厚度自数毫米至1cm以上，宽2～6cm，表现为盘状或碟状阴影，随呼吸上下移动。常见于腹腔积液或过度肥胖时横膈运动减弱，或各种原因引起的呼吸动度减弱时。

7. 坠积性肺不张（hypostatic atelectasis） 肺脏存在重力依赖部分和非重力依赖部分，重力依赖部分的减少提示有肺组织灌注增加与肺泡通气下降。直立位时呼吸末肺尖与肺底肺泡容积梯度约为4：1，平卧时其比例约为2.5：1，重力梯度可在某些情况下参与肺不张的形成，如长期卧床的患者，呼吸过于表浅，黏液纤毛输送系统受损，以及肺重量增加的疾病如肺炎、肺水肿与肺充血等。

（郭凯敏）

第三节　临床表现

肺不张的症状和体征主要取决于原发病因，阻塞的程度发生的速度、受累的范围以及是否合并感染。由肺不张自身导致的症状只有呼吸困难。短期内形成的阻塞伴大面积的肺组织萎陷，特别是并发感染时，除了突发的呼吸困难、发绀以外，患侧可有明显的疼痛，甚至出现血压下降、心动过速、发热。而缓慢形成的肺不张可以没有症状或只有轻微的症状。而中叶综合征多无症状，但常有剧烈的刺激性干咳。

既往病史可提示支气管阻塞和肺不张的可能性。若病史中有肺结核、肺真菌感染、异物吸入或慢性哮喘，应注意有无支气管狭窄。以前有胸部创伤史应注意排除有无未发现的支气管裂伤和支气管狭窄。某些哮喘患儿若持续发作喘息，可能因黏液嵌塞发生肺不张，此时如有发热，则需考虑是否合并变态反应性肺曲霉菌病；外科手术后48小时出现发热和心动过速（手术后肺炎）常由肺不张引起。继发于支气管结石的肺不张患者约有50%有咳出钙化物质的历史，患者常常未加以注意，需要医生的提示。部分患者比较容易发生肺不张，如重症监护病房的患者、全身麻醉手术患者，当此类患者出现不明原因呼吸急促、血氧饱和度下降等表现时，需要考虑是否发生肺不张。儿童出现呼吸系统症状时均应想到异物吸入的可能。继发于支气管肺癌的肺不张主要见于有吸烟史的中年或老年男性并常有慢性咳嗽史。

阻塞性肺不张的典型体征有肺容量减少的证据（触觉语颤减弱膈肌上抬、纵隔移位）、叩浊、语音震颤和呼吸音减弱或消失如果有少量的气体进入萎陷的区域，可闻及湿啰音。手术后发生肺不张的患者可有明显的发绀和呼吸困难，较有特征的是反复的带痰声而无力的咳嗽。如果受累的区域较小，或周围肺组织充分有效地代偿性过度膨胀此时肺不张的体征可能不典型或缺如。非阻塞性肺不张其主要的支气管仍然通畅，故语音震颤常有增强，呼吸音存在。上叶不张因其邻近气管，可在肺尖闻及支气管呼吸音。下叶不张的体征与胸腔积液和单侧膈肌抬高的体征相似。体检时发现与基础疾病有关的体征，可提供诊断线索。

（郭凯敏）

第四节　辅助检查

血液常规检查对肺不张的鉴别诊断价值有限。哮喘及伴有黏液嵌塞的肺曲霉菌感染，血嗜酸性粒细胞增多，偶尔也可见于 Hodgkin 淋巴瘤、非 Hodgkin 淋巴瘤、支气管肺癌和结节病。阻塞远端继发感染时有中性粒细胞增多、血沉增快。慢性感染和淋巴瘤多有贫血。结节病淀粉样变、慢性感染和淋巴瘤可见 γ 球蛋白增高。血清学试验检测抗曲霉菌抗体对诊断变应性支气管肺曲霉菌感染的敏感性与特异性较高，组织胞质菌病和球孢子菌病引起支气管狭窄时，特异性补体结合试验可为阳性。血及尿中检出 5 - 羟色胺对支气管肺癌引起的类癌综合征有诊断价值。

（郭凯敏）

第五节　诊断

肺不张不是一种疾病而是众多疾病的一种共同的临床表现，因此，对肺不张的诊断主要包括两个部分：明确肺不张的诊断；寻找导致肺不张的基础病因（病因诊断）。

1. 明确肺不张的诊断　存在容易发生肺不张基础疾病的患者，出现呼吸困难或者呼吸困难程度迅速加重，需考虑是否在基础疾病基础上发生肺不张，而影像学检查常常能够建立诊断，在胸部平片上，除了肺部实变影，更具有诊断意义的是由于肺不张导致的不张肺容量降低而导致的影像学改变，如叶间裂移位，肺门、气管、膈以及心脏移位，肋间隙变窄，以及邻近肺代偿性气肿等。

2. 病因诊断　当通过临床症状及胸部 X 线明确肺不张诊断后，不论患者年龄大小，均需寻找阻塞原因。借助纤维支气管镜检查，可以窥视到段支气管和亚段支气管内病变，胸部 CT 则可帮助澄清发生肺不张的原因。

（郭凯敏）

第六节　治疗和预防

一、治疗

1. 急性肺不张（acute atelectasis）　急性肺不张（包括手术后急性大面积的肺萎陷）需要尽快去除基础病因。如果怀疑肺不张由阻塞所致而咳嗽、吸痰、24 小时的胸部理疗仍不能缓解时或者患者不能配合治疗时，应当考虑行纤维支气管镜检查。支气管阻塞的诊断一旦确定，治疗措施即应针对阻塞病变以及合并的感染。纤维支气管镜检查时可吸出黏液栓或浓稠的分泌物而使肺脏得以复张。如果怀疑异物吸入，应立即行支气管镜检查，较大的异物可能需经硬质支气管镜方能取出。

肺不张患者的一般处理包括：①卧位时头低脚高患侧向上，以利引流。②适当的物理治疗。③鼓励翻身咳嗽、深呼吸。如果在医院外发生肺不张，如由异物吸入所致而又有感染的临床或实验室证据，应当使用广谱抗生素。住院患者应根据病原学资料和药敏试验选择针对性强的抗生素。神经肌肉疾病引起的反复发生的肺不张可试用 $5 \sim 15cmH_2O$ 的经鼻导管持续气道正压（CPAP）通气可能有一定的帮助。

2. 慢性肺不张（chronic atelectasis）　肺萎陷的时间越久，则肺组织毁损纤维化或继发支气管扩张的可能性越大。任何原因的肺不张均可继发感染，故若有痰量及痰中脓性成分增加应使用适当的抗生素。部分结核性肺不张通过抗结核治疗也可使肺复张。以下情况应考虑手术切除不张的肺叶或肺段：①缓慢形成或存在时间较久的肺不张，通常继发慢性炎症使肺组织机化挛缩，此时即使解除阻塞性因素，肺脏也难以复张。②由于肺不张引起频繁的感染和咯血。如系肿瘤阻塞所致肺不张，应根据细胞学类型，肿瘤的范围与患者的全身情况，决定是否进行手术治疗以及手术的方式，放射治疗与化疗亦可使部分患者的症状得以缓解。对某些管腔内病变可试用激光治疗。

— 98 —

二、预防

重度吸烟与 COPD 患者是手术后肺不张的主要易患因素，因此应在术前戒烟并训练咳嗽与深呼吸。应避免使用作用时间过长的麻醉方式，术后尽量少用镇静剂，以免抑制咳嗽反射。麻醉结束时不应使用 100% 的纯氧。患者应每小时翻身一次，鼓励咳嗽和深呼吸。必要时可雾化吸入支气管扩张剂，雾化吸入生理盐水也可达到湿化气道，促进分泌物排出的目的。由胸廓疾患神经肌肉疾病或中枢神经疾病所致通气不足，或呼吸浅快，以及长期进行机械通气的患者，均有发生肺不张的可能，应予以特别注意并进行严密的监护。

（郭凯敏）

第九章

肺血管疾病

第一节 肺栓塞

一、概述

肺栓塞（pulmonary embolism，PE）是以各种栓子阻塞肺动脉系统为其发病原因的一组疾病或临床综合征的总称，包括肺血栓栓塞症、脂肪栓塞综合征、羊水栓塞、空气栓塞等。而肺血栓栓塞症（pulmonary thrombo embolism，PTE）为来自静脉系统或右心的血栓阻塞肺动脉或其分支所致疾病，以肺循环和呼吸功能障碍为其主要临床和病理生理特征。PTE 为肺栓塞的常见类型，占 PE 中的绝大多数，通常所称 PE 即指 PTE。肺动脉发生栓塞后，若其支配区的肺组织因血流受阻或中断而发生坏死，称为肺梗死（pulmonary infarction，PI）。

二、病因和发病机理

1. 年龄　肺栓塞的发病率随年龄的增加而上升，儿童患病率约为 3%，60 岁以上可达 20%，肺栓塞以 50～60 岁年龄段最多见，90% 致死性肺栓塞发生在 50 岁以上。

2. 血栓形成　血栓 70%～95% 来源于深静脉血栓，血栓脱落后随血循环进入肺动脉及其分支。原发部位以下肢深静脉为主，如股、深股及髂外静脉，文献报告达 90%～95%，尤行胸、腹部手术，患脑血管意外及急性心肌梗死的患者中深静脉血栓的发生率很高。手术中或手术后 24～48 小时内，小腿深静脉内可形成，但活动后大部可消失，其中 5%～20% 该处的血栓可向高位的深静脉延伸，3%～10% 于术后 4～20 天内引起肺栓塞。腋下、锁骨下静脉也有血栓形成，但来自该处的血栓仅 1%。盆腔静脉血栓是妇女肺栓塞的重要来源。静脉血栓形成的基本原因是血流停滞、血液高凝状态及血管壁损伤。常见的诱因是卧床少动、创伤、术后，肥胖超过标准体重的 20%、糖尿病、红细胞增多症、吸烟及某些凝血、纤溶机制的先天性缺陷等。

3. 心脏病　慢性心、肺疾病是肺栓塞的主要危险因素，25%～50% 肺栓塞患者同时有心、肺疾病，特别是心力衰竭伴心房纤颤患者。以右腔血栓最多见，少数亦源于静脉系统。细菌性栓子除见于亚急性细菌性心内膜炎外，亦可由于起搏器感染引起。前者感染性栓子主要来自三尖瓣，偶尔先心病患者二尖瓣赘生物可自左心经缺损分流入右心而到达肺动脉。

4. 肿瘤　在我国为第二位死亡原因，占 35%，以胰腺癌、肺癌、泌尿系癌、结肠癌、胃癌、乳腺癌等较常见。恶性肿瘤并发肺栓塞仅约 1/3 为瘤栓，其余均为血栓。恶性肿瘤患者易并发肺栓塞的原因可能与凝血机制异常有关。故肿瘤患者肺栓塞发生率高，甚至是首发症状。

5. 妊娠和避孕药　孕妇肺栓塞的发生率比同龄未孕妇女高 7 倍，易发生于妊娠的头 3 个月和围产期。服避孕药的妇女静脉血栓形成的发生率比不服药者高 4～7 倍。避孕药能引起凝血因子、血小板、纤维蛋白酶系统的活化。羊水栓塞是分娩期的严重并发症。

6. 其他　长骨、髋骨骨折致脂肪栓塞、空气栓塞、寄生虫和异物栓塞等也有报道。没有明显的促发因素时，还应考虑到抗凝因素减少或纤维蛋白溶酶原激活抑制剂的增加。

三、病理和病理生理改变

（一）病理

肺栓塞可单发也可多发。多部位或双侧性的栓塞更常见。一般认为栓塞更易出现在右侧和下叶，这可能是由于右肺和下叶血流更充沛的关系。栓子可从几毫米至数十厘米，按栓子大小可以分为以下几种。

1. 急性巨大肺栓塞　均为急性发作，肺动脉被栓子阻塞达 50%，相当于两个或两个以上的肺叶动脉被阻塞。

2. 急性次巨大肺栓塞　不到两个肺叶动脉受阻。

3. 中等肺栓塞　即主肺段和亚肺段动脉栓塞。

4. 肺小动脉栓塞　即肺亚段动脉及其分支栓塞。

当肺动脉主要分支受阻时，肺动脉即扩张，右心室急剧扩大，静脉回流受阻，产生右心衰竭的病理表现。若能及时去除肺动脉的阻塞，仍可恢复正常，如没有得到正确治疗，并反复发生肺栓塞，肺血管进行性闭塞至肺动脉高压，继而出现慢性肺源性心脏病。血栓溶解几乎伴随着栓塞同时出现，在纤溶系统的作用下，急性肺动脉血栓栓子可在 7 天至数月内完全或部分溶解。肺梗死与肺栓塞不同，通常无心肺疾患的患者发生肺栓塞后，很少产生肺梗死。这主要是因为肺组织的供氧来自肺动脉、支气管动脉、周围气道。只有当支气管动脉和/或气道受累时才发生肺梗死。如患者存在慢性心、肺疾病时，即使小的栓子也易发生肺梗死。

（二）病理生理

肺栓塞的病理生理改变，不仅取决于栓子的大小、栓塞的部位和程度，同时还取决于患者的神经体液反应状态和基础心肺功能。主要表现在呼吸功能和血流动力学的影响两方面。

1. 呼吸生理改变　如下所述。

（1）肺泡无效腔增加：肺栓塞时被栓塞区域有通气无血流，造成 V/Q 失调，无灌注的肺泡不能进行有效的气体交换，故肺泡无效腔增大。

（2）通气功能障碍：较大的肺栓塞可引起反射性支气管痉挛，同时 5 - 羟色胺、缓激肽、血小板活化因子等也促进气道收缩，气道阻力明显增加，使肺泡通气量减少，可引起呼吸困难。

（3）肺表面活性物质减少：在栓塞后 24 小时最明显，因不能维持肺泡张力，发生萎陷，肺顺应性下降；肺表面活性物质下降又促进肺泡上皮通透性增加，引起局部或弥散性肺水肿和肺不张，使通气和弥散功能进一步下降。

（4）低氧血症：由于上述原因，低氧血症常见，并还有 V/Q 比例失调、动静脉交通支开放和非梗死区血流增加等原因。

（5）对 PaO_2 的影响：在肺栓塞患者中由于过度通气 $PaCO_2$ 下降，表现为呼吸性碱中毒。

2. 血流动力学改变　血流动力学改变主要决定于下列因素。

（1）血管阻塞的程度。

（2）栓塞前心肺疾病状态。

（3）神经体液因素。

栓子堵塞肺动脉后，受机械、神经反射和体液因素的综合影响，肺血管阻力和肺动脉压增高，约70% 的肺栓塞患者肺动脉平均压（MPAP）大于 2.67kPa，常为 3.33 ~ 4.00kPa。当达到 5.33kPa 时，可发生急性右心衰竭（即急性肺源性心脏病）。当肺血管被阻塞 20% ~ 30% 时，开始出现一定程度的肺动脉高压；肺血管床被阻塞 30% ~ 40% 时，MPAP 可达 4.00kPa 以上，右心室平均压可增高；肺血管床被阻塞 40% ~ 50% 时，MPAP 可达 5.33kPa，右心室充盈压增加，心脏指数下降；肺血管床被阻塞 50% ~ 70% 时，出现持续严重的肺动脉高压；阻塞达 85% 时，出现所谓"断流"现象，可猝死。

四、临床表现

肺栓塞的临床症状和体征常常是非特异性的，且变化大，症状轻重与栓子大小、栓塞范围有关，但不一定成正比，往往与原有心肺疾病的代偿能力有密切关系，可从轻症患者的 2～3 个到严重患者 15～16 个肺段不等，但基本包括以下几种类型。

（一）肺栓塞的临床表现类型

1. 急性肺源性心脏病　突发呼吸困难、发绀、濒死感、低血压、休克、右心衰竭等，见于栓塞 2 个肺叶以上的患者。

2. 肺梗死　突然气短、胸痛、咯血及胸膜摩擦音或胸腔积液，常为外周血管阻塞所致。

3. "不能解释"的呼吸困难　梗死面积相对较小，是提示无效腔增加的唯一症状，此型较为常见。

4. 慢性反复性肺栓塞　发病隐匿、缓慢，发现较晚，主要表现为重症肺动脉高压和右心功能不全，是临床进行性的一个类型。

（二）症状

最常见的症状有以下几种。

1. 呼吸困难　尤以活动后明显。栓塞较大时，呼吸困难严重且持续时间较长，为不祥之预兆。呼吸频率 40～50 次/min。

2. 胸痛　小的周围性肺栓塞常有类似胸膜炎性的胸痛，随呼吸运动而加重，占 75% 左右。较大的栓子可呈剧烈的挤压痛，位于胸骨后，难以忍受，向肩和胸部放射，酷似心绞痛发作，约占 4%，可能为冠状动脉痉挛所致。

3. 咯血　多在肺栓塞后 24 小时内发生，量不多，血色鲜红，几日后变为暗红色，占 30%。

4. 惊恐　发生率约为 55%，原因不清，可能与胸痛或低氧血症有关。

5. 咳嗽　重的或慢性肺栓塞都会出现咳嗽，干咳，无痰。

6. 昏厥　约占 13%，小的肺栓塞常有阵发性头晕，这是肺循环功能暂时性失调的反映。急性大块肺栓塞可引起昏厥，这是脑血流降低所致。

（三）体征

1. 一般体征　发热、呼吸加快、心率加快、发绀、黄疸等。

2. 肺部体征　可出现呼吸音减低，哮鸣音，干、湿性啰音，也可有肺血管杂音，其特点是吸气过程杂音增强，部分患者有胸膜摩擦音和胸腔积液的体征。

3. 心脏体征　心动过速往往是肺栓塞患者唯一及持续的体征，肺动脉第二音亢进，胸骨左缘第 2 肋间闻及收缩期喷射性杂音，颈静脉充盈、搏动、肝颈反流征阳性。

4. 下肢深静脉血栓的检出是诊断肺栓塞的主要体征　可有下肢肿胀、压痛、色素沉着和浅静脉曲张等。

（四）实验室检查

1. 动脉血气分析　肺血管床堵塞 15%～20% 时可出现低氧血症，发生率 76%，而且 PaO_2 可完全正常；93% 有低碳酸血症；86%～95% 有 $P_{(A-a)}O_2$ 增大，后二者正常是诊断肺栓塞的反指征。

2. 胸部 X 线检查　无特异性，仅凭 X 线片不能确诊或排除肺血栓栓塞症，但是对提供疑诊肺血栓栓塞症线索和除外其他疾病具有重要价值。

（1）局部性肺血管纹理变细、稀疏或消失，肺叶透亮度增加。

（2）肺野局部浸润阴影，尖端指向肺门楔形阴影。

（3）肺膨胀不全或肺不张，胸腔积液（少量至中量）。

（4）右下肺动脉干增宽（也可正常或变细）或肺动脉段突出，右心室扩大。

（5）患侧横膈抬高。

3. 心电图 多为一过性，动态观察有助于对本病的诊断。常见的心电图改变是 QRS 电轴右偏，S_I $Q_{III}T_{III}$ 型，肺型 P 波，右心前区导联及 II、III、aVF 导联 T 波倒置，顺钟向转位至 V_5，完全性或不完全性右束支传导阻滞。大多数患者心电图正常，或仅有非特异性改变，因此，ECG 正常不能排除本病。

4. 核素肺通气及灌注（V/Q）显像 为无创伤性、简便、安全、敏感性较高的方法，主要用于筛查临床疑诊为肺栓塞的患者。灌注显像是用标记药物 $^{99m}Tc-MAA$（人血浆白蛋白聚合颗粒），通过血流到达肺循环，通过扫描可以发现被阻塞的肺动脉供应区放射性分布稀少或缺损，但肺灌注显像的假阳性率较高。如与肺通气显像或胸部 X 线片结合，可明显降低假阳性率，使诊断的准确率达 87% ~95%。肺血流灌注结合肺通气显像或结合胸部 X 线片对 PTE 诊断标准如下。

（1）高度可能性：①大于或等于 2 个肺段的血流灌注稀疏、缺损区，同一部位的肺通气显像与胸部 X 线片均未见异常；或肺血流灌注缺损面积大于肺通气或胸部 X 线片异常的面积。②1 个较大面积（1 个肺节段的 75% 以上）和 2 个以上中等面积（1 个肺节段的 25% ~75%）的肺血流灌注稀疏、缺损区，同一部位的肺通气显像与 X 片检查正常。4 个以上中等面积肺血流灌注稀疏、缺损区，同一部位的肺通气显像和胸部 X 线片检查正常。

（2）中度可能性：①1 个中等面积，2 个以下较大面积的肺血流灌注稀疏、缺损区，同一部位的肺通气显像和胸部 X 线片正常。②出现在肺下野的血流灌注、通气显像均为放射性分布减低、缺损区，与同一部位胸部 X 线片病变范围相等。③1 个中等面积的肺血流灌注，通气缺损区，同一部位的胸部 X 线片检查正常。④肺血流灌注，通气显像均为放射性分布减低、缺损区，伴少量胸腔积液。

（3）低度可能性：①肺多发的"匹配性"稀疏、缺损区，同一部位胸部 X 线片检查正常。②出现在肺上、中叶的肺气流灌注，通气缺损区，同一部位胸部 X 线片正常。③双肺血流灌注、通气显像均为放射性分布减低、缺损，伴大量胸腔积液。④肺血流灌注稀疏、缺损面积小于胸部 X 线片显示阴影的面积，肺通气显像正常或异常。⑤肺内出现条索状血流灌注稀疏、缺损，通气显像正常或异常。⑥4 个以上面积较小（1 个肺节段的 25% 以下）的肺血流灌注稀疏、缺损区，通气显像正常或异常，同一部位胸部 X 线片检查正常。⑦非节段性肺血流灌注缺损。

5. 超声心动图 经胸与经食管二维超声心动图能直接显示肺栓塞的征象，前者适用于肺动脉主干及其左右分支栓塞；后者为右室扩大，室间隔左移，左室变小，呈"D"字形，右室运动减弱，肺动脉增宽，三尖瓣反流及肺动脉压增高等。

6. CT 肺动脉造影（CTPA） 由外周浅静脉快速注入碘造影剂，造影剂经腔静脉回流，以首次通过的方式使肺动脉显影，通过 CT 扫描而成像的方法。CTPA 通常应用螺旋 CT（SCT）或电子束 CT（EBCT）进行扫描。由于 CTPA 检出肺栓塞敏感性与特异型可达 95%，多数学者认为 CTPA 可作为急性 PTE 临床一线筛查方法。

CTPA 还可以做栓塞的定量分析。分析的结果与临床严重程度有很好的相关性，对准确进行临床分型、指导治疗有潜在价值。

CTPA 诊断肺栓塞的依据有直接征象和间接征象。

（1）直接征象：指血栓的直接征象，在纵隔窗观察。①管腔部分性充盈缺损：表现为肺动脉及其分支内充盈缺损影，呈圆形，半圆形等。②管腔梗阻：肺动脉及其分支的部分或完全性梗阻。肺动脉及其分支完全闭塞且管腔缩小者为慢性 PTE 征象。③飘浮征：血栓游离于肺动脉腔内，又称"轨道征"，多为新鲜血栓征象。④马鞍征：条状血栓骑跨于左右肺动脉分支部，呈"马鞍"形充盈缺损，为新鲜血栓征象。⑤管壁不规则：主肺动脉及左右肺动脉管壁不规则，为慢性 PTE 征象。⑥血栓钙化：为慢性 PTE 征象，较少见。

（2）间接征象：指造成肺组织心脏，特别是右心房、室和体肺循环的继发改变，在肺窗或纵隔窗观察。①肺血管分布不均匀。②肺实质灌注不均匀形成"马赛克"征。③肺梗死征象。早期为三角形实质变影，反映肺出血，肺不张；中期可以坏死溶解形成空洞；晚期可形成陈旧纤维条索，可并存胸腔积液，膈肌升高。④主动脉增粗，右心室扩大等肺动脉高压征象。⑤右心功能不全的表现-右心房、室增大、腔（奇）静脉扩张，胸腔积液或并存心包积液。⑥胸膜改变，可见胸腔积液等。

7. 磁共振血管造影（MRPA） 二维增强 MR 血管造影（MRA）是另一种无创性检查方法，用它进行 MR 肺动脉造影（MRPA）可准确地检出 PTE 主肺动脉、肺叶及肺段动脉内的栓子，对亚段肺动脉水平的栓子检出能力还有待于进一步研究。MRPA 无放射性损害，很少引起过敏反应，使用对比剂［钆－二乙烯三胺五乙酸（Gd－DTPA）］无肾脏不良反应，检查简便，易行、经济，患者无须住院。MR 影像显示的形态学改变：①肺动脉增粗或右心室增大。②黑血序列中肺动脉内流空信号消失或出现软组织信号。③亮血序列中肺动脉内有充盈缺损。

MRPA 显示的形态学改变：①肺动脉内充盈缺损。②肺动脉分支中断。③血管缺支。④未受累血管扭曲、增粗。

8. 血浆 D－二聚体 D－二聚体是交联纤维蛋白在纤溶系统作用下产生的可溶性降解产物，血栓时因血栓纤维蛋白溶解使其增高，D－二聚体对急性肺血栓栓塞症诊断敏感性 92％，特异性 40％。因手术、肿瘤、炎症感染、组织坏死等情况均升高，若其含量低于 500μg/L，可基本除外肺血栓栓塞症。

9. 肺动脉造影（PA） PA 始终被认为是诊断肺栓塞最可靠的方法和"金标准"，其敏感性 98％，特异型性 95％～98％。征象为肺动脉内有充盈缺损或血管中断；局限性肺叶、肺段血管纹理减少或呈剪枝征象；造影过程中动脉期延长，肺静脉的充盈和排空延迟。作为一种有创性的检查技术，肺动脉造影有一定危险性，因此造影前要权衡利弊，慎重考虑，应严格掌握其适应证。

10. 下肢深静脉检查 肺栓塞的栓子 70％～90％ 来自下肢深静脉，故下肢深静脉的检查对诊断和防治肺栓塞十分重要。①深静脉造影可清楚显示静脉堵塞的部位、性质、程度、范围和侧支循环以及静脉功能状态，但可致局部疼痛、过敏反应及静脉炎加重，因此传统静脉造影目前已较少应用。②放射性核素静脉造影，与传统静脉造影符合率达 90％。③血管超声多普勒检查，准确性为 88％～93％。④肢体阻抗容积图，与静脉造影的符合率为 77％～95％。

五、诊断与鉴别诊断

（一）诊断

凡有可以引起肺栓塞的原因，如外科手术、分娩、骨折、心脏病（尤其是合并心房纤颤）的患者，突然发生呼吸困难、胸痛、咯血、发绀、心悸、休克、昏厥等的症状，而没有其他原因者应考虑有肺栓塞，但有典型肺栓塞征象的患者不多。患者通常仅有一两个提示可能有肺栓塞的症状，如突发"原因不明"的气短，特别是劳力性呼吸困难，当伴有一侧或双侧不对称性下肢肿胀、疼痛者更需考虑有肺栓塞的可能。需进一步做心电图、胸片、核素肺扫描、CT 或 MR 血管造影，必要时行肺动脉造影以明确诊断。

血栓栓塞性疾病的诊断问题一直是近年来的研究热点。在新近完成的 PTE 诊断前瞻性研究（PIOPED）Ⅱ中，多排螺旋 CT 肺动脉造影（CTPA）联合 CT 静脉造影（CTV）诊断 PTE 的敏感性高于单纯 CTA（90％ vs 83％）。当临床与 CTA 结果不符时需作进一步检查。PIOPED Ⅱ的研究者们建议对所有疑诊 PTE 患者根据临床评估进行分层。D－二聚体检查阴性结合低或中度临床概率可排除 PTE。如果通过上述检查 PTE 不能除外，建议继续行 CTPA 或 CTPA/CTV 检查，以 CTPA/CTV 检查为宜。当临床评估与 CTPA 检查结果不一致时，建议根据临床评估的结果做进一步检查。对妊娠妇女多数研究者建议首选 V/Q 扫描。PIOPED－Ⅰ研究阐明了肺通气灌注扫描在肺栓塞诊断中的价值；PIOPED Ⅱ的研究目的则在于着重阐明 CTPA/CTV 的作用；PIOPED Ⅲ研究亦正在进行当中，主要是评价钆增强 MRA 造影在 PE 诊断中的特异性和灵敏度。来自 PIOPED 研究者的推荐意见将对肺栓塞的诊断和治疗带来了巨大的影响。

（二）鉴别诊断

肺栓塞主要与下列疾病鉴别。

（1）肺炎：发热、咳嗽、白细胞增多、胸部 X 线片示肺浸润性阴影与肺栓塞相混淆。如能注意较明显呼吸困难，下肢静脉炎，胸部 X 线片显示反复的浸润阴影的呼吸困难，下肺纹理减少以及血气异常等，应疑有肺栓塞，再进一步做肺通气/灌注显像等检查，多可予鉴别。

（2）结核性胸膜炎：约1/3肺栓塞患者可发生胸腔积液，易被诊断为结核性胸膜炎。但是并发胸腔积液的患者缺少结核病的全身中毒症，胸腔积液常为血性、量少、消失也快，胸部 X 线片可同时发现吸收较快的肺浸润或梗死等阴影。

（3）术后肺不张：可能与术后并发的肺栓塞相混淆，周围静脉检查正常有助于区别，需要时可做放射性核素肺灌注扫描或可动脉造影以资鉴别。

（4）冠状动脉供血不足：典型者有劳力性心绞痛，而无劳力性呼吸困难。约19%的肺梗死可发生心绞痛，原因有：①巨大栓塞时，心输出量明显下降，造成冠状动脉供血不足，心肌缺血。②右心室压力升高，冠状动脉中可形成反常栓塞（或矛盾栓塞）。故诊断冠状动脉供血不足时，如发现患者有肺栓塞的易发因素时，则需考虑肺栓塞的可能性。

（5）夹层动脉瘤：多有高血压病史，疼痛部位广泛，与呼吸无关，发绀不明显，超声心电图检查有助于鉴别。

（6）慢性阻塞性肺疾病合并肺源性心脏病：有时会与慢性栓塞性肺动脉高压混淆，但仔细询问病史，进行肺功能和 $PaCO_2$ 测定两者不难鉴别。如肺动脉高压伴有严重低氧血症，而 $PaCO_2$ 不随之上升甚至降低，肺通气功能、肺容量也大致正常时，应警惕慢性血栓栓塞性肺动脉高压。

（7）原发性肺动脉高压（PPH）：与慢性血栓栓塞性肺动脉高压难以鉴别，但肺灌注显像正常或普遍稀疏有助于 PPH 诊断，最后鉴别有赖于开胸肺活检。

（8）急性心肌梗死、心肌炎、降主动脉瘤破裂、心包填塞、急性左心衰竭、食管破裂、气胸、纵隔气肿、支气管哮喘、骨折、肋软骨炎和高通气综合征等也可表现呼吸困难、胸痛，也应与肺栓塞鉴别。

六、治疗

治疗原则是对高度疑诊肺血栓栓塞症但不具备确诊条件或病情暂不能进行相关确诊时，在比较充分排除其他疾病的可能，并无显著出血风险的前提下，可考虑溶栓和抗凝治疗，以免延误病情。

1. 一般治疗　如下所述。

（1）严密的生命体征和心电图监测。

（2）大面积肺血栓栓塞症要入住监护病房，绝对卧床，防栓子再次脱落，保持大便通畅。

（3）对症处理疼痛、发热。

2. 呼吸循环支持治疗　如下所述。

（1）吸氧治疗：严重呼吸衰竭时用无创面罩机械通气或气管插管通气，避免气管切开，以免影响溶栓抗凝治疗。

（2）循环治疗：①对右心功能不全，正排血量下降但血压尚正常者给一定的肺血管扩张和正性肌力药物，如多巴酚丁胺和多巴胺。②出现血压下降者可增大多巴酚丁胺和多巴胺的剂量或用间羟胺、肾上腺素治疗。

3. 溶栓治疗　适用于大面积肺栓塞［即因栓塞所致休克和（或）低血压］的病例，对于次大面积肺栓塞，即血压正常但超声心动图显示右室运动功能减退的病例，若无禁忌证可以进行溶栓，对于血压和右室运动均正常的病例不推荐进行溶栓，溶栓的时间窗一般定为 14 天。

绝对禁忌证有活动性内出血。相对禁忌证有 2 周内的大手术、分娩、器官活检或不能以压迫止血部位的血管穿刺，2 个月内的缺血性脑卒中；10 天内的胃肠道出血；15 天内的严重创伤；1 个月内的神经外科或眼科手术；难于控制的重度高血压（收缩压 >180mmHg，舒张压 >110mmHg）；近期曾行心肺复苏；血小板计数低于 10 000/mm^3；妊娠；细菌性，心内膜炎；严重肝肾功能不全；糖尿病出血性视网膜病变等。对于大面积 PTE，属上述绝对禁忌证。

主要并发症为出血，溶栓前配血，宜置外周静脉套管针，避免反复穿刺血管。

以下方案与剂量供参考使用。

（1）尿激酶：负荷量 4 400IU/kg，静脉推注 10 分钟，随后以 2 200IU/（kg·h），持续静脉滴注 12 小时，另可考虑 2 小时溶栓方案；以 20 000IU/kg 量持续滴注 2 小时。

（2）链激酶：负荷量 250 000IU，静脉注射 30 分钟，随后以 100 000IU/h，持续静脉滴注 24 小时。链激酶具有抗原性，故用药前需肌注苯海拉明或地塞米松，以防止过敏反应。

（3）rt - PA：50 ~ 100mg 持续静脉滴注 2 小时。

使用尿激酶、链激酶溶栓期间勿用肝素。对以 rt - PA 溶栓时是否需停用肝素无特殊要求。溶栓治疗结束后，应每 2 ~ 4 小时测定一次凝血酶原时间或活化部分凝血酶时间（APTT）。

4. 抗凝治疗　当 APTT 水平低于正常值的 2 倍，即应重新开始规范的肝素治疗。为 PTE 的基本治疗方法，抗凝药物主要有肝素、低分子肝素和华法林（warfarin）。抗血小板药物的抗凝作用尚不能满足 PTE 或 DVT 的抗凝要求。

（1）肝素：临床疑诊 PTE 时，即可使用肝素或低分子肝素进行有效的抗凝治疗。应用肝素/低分子肝素前应测定基础 APTT、凝血酶原时间（PT）及血常规（含血小板计数，血红蛋白）；注意是否存在抗凝的禁忌证，如活动性出血、凝血功能障碍、未控制的严重高血压等。对于确诊的 PTE 病侧，大部分为相对禁忌证。普通肝素的推荐用法：予 3 000 ~ 5 000IU 或接 80IU/kg 静推，继之以 18IU/（kg·h）持续静脉滴注。在开始治疗后的最初 24 小时内每 4 ~ 6 小时（常为 6 小时）测定 APTT，根据 APTE 调整剂量，尽快使 APTT 达到并维持于正常值的 1.5 ~ 2.5 倍。达稳定治疗水平，改每天测定 APTT 一次。使用肝素抗凝务求有效水平。若抗凝不充分将严重影响疗效并可导致血栓复发率的显著增高。

肝素亦可用皮下注射方式给药，一般先予静注负荷量 3 000 ~ 5 000IU，然后按 250IU/kg 剂量每 12 小时皮下注射一次。调节注射剂量使在下一次注射前 1 小时内的 APTT 达到治疗水平。

APTT 并不是总能可靠地反映血浆肝素水平或抗栓效果。若有条件测定血浆肝素水平，使之维持 0.2 ~ 0.4IU/mL（鱼精蛋白硫酸盐测定法）或 0.3 ~ 0.6IU/mL，作为调整肝素剂量的依据。

肝素可能会引起血小板减少症，若血小板持续降低达 30% 以上，或血小板计数 < 100 000/mm^3，应停用肝素。

（2）低分子肝素（LMWH）：不需监测 APTT 和调整剂量，但对过度肥胖者或孕妇监测血浆抗 Xa 因子活性，并据调整用量。

法安明：200anti - XaIU/（kg·d）皮下注射。单次剂量不超过 18 000IU。

克赛：1mg/kg 皮下注射 12 小时 1 次；或 1.5mg/（kg·d）皮下注射，单次总量不超过 180mg。

速避凝：86anti - XaIU/（kg·d）皮下注射。

肝素或低分子肝素须至少应用 5 天，对大面积 PTE 或髂股静脉血栓，肝素约需至 10 天。

华法林：可以在肝素开始应用后的第 1 ~ 3 天加用。初始剂量为 3.0 ~ 5.0mg。由于肝素需至少重叠 4 ~ 5 天，当连续两天测定的国际标准化比率（INR）达到 2.5（2.0 ~ 3.0）时或 PT 延长至 1.5 ~ 2.5 倍时，即可停止使用肝素，单独口服华法林治疗。疗程至少 3 ~ 6 个月。对于栓子来源不明的首发病例，需至少给予 6 个月的抗凝；对癌症、抗凝血酶Ⅲ缺乏、复发性静脉血栓栓塞症、易栓症等，抗凝治疗 12 个月或以上，甚至终生抗凝。妊娠期间禁用华法林，可用肝素或低分子量肝素治疗。

5. 其他　肺动脉血栓摘除术，经静脉导管碎解和抽吸血栓，静脉滤器。

（唐华平）

第二节　肺血管炎

血管炎（vasculitis）是以血管壁的炎症性改变为主要病理表现的一组疾病。血管炎症可导致血管破坏，故有时又称坏死性血管炎。血管炎包括的疾病很广泛，既可以是原发性血管炎，也可以伴随或继发于其他疾病；侵犯的血管可以动脉为主，也可以同时累及动脉、静脉和毛细血管；可以小血管为主要侵犯对象，也可以是以较大血管为主的疾病；血管炎可以是系统性的，引起多系统、多器官的功能障碍，也可以局限于某一器官。肺血管炎，顾名思义，就是指肺血管受侵犯的血管炎，通常是系统性血管炎的肺部受累，少数可以是局限于肺血管的炎症；一些肺血管炎比较少见，诊断比较困难，应该引起临床足够重视。

一、概论

（一）分类

1837 年 Schonlein 最早将血管炎作为一有特殊临床病理表现的独立疾病提出。此后随着人们对血管炎认识的不断深入，对血管炎的定义和分类不断进行修改和补充，出现了很多分类标准。之所以学者们对血管炎的分类各有侧重，未能统一，是因为：①这些血管炎病因大都不很清楚。②临床病理及血清学指标缺少特异性。③不同器官以及器官的不同部位其病理表现并不完全一样，且可能处于不同进展阶段以至于组织活检常为非特异表现或出现假阴性。④每一种血管炎其具体临床表现差异较大，严重程度不等。⑤其他一些非血管炎性疾病如肿瘤、药物毒副反应、心内膜炎等临床表现类似血管炎表现，这些因素给血管炎的临床诊断和分类造成很大困难。

美国风湿病学会1990 年通过对807 例患者的研究讨论提出了7 种原发性血管炎的分类标准，包括 Takayasu 动脉炎（大动脉炎）、巨细胞动脉炎（颞动脉炎）、结节性多动脉炎（未区分经典型和显微镜下型）、韦格纳肉芽肿（目前建议采用坏死性肉芽肿性血管炎这一名称）、Churg - Strauss 综合征（变应性肉芽肿性血管炎）和超敏性血管炎。需要指出，这些分类标准并不能包括这些原发性血管炎所有临床病理表现，因而对具体血管炎患者的诊断并不总是十分合适。但这些标准为临床医师评价及描述这些血管炎的流行病学资料以及治疗提供可比研究。

此后，1994 年在美国 Chapel Hill 会议上，来自6 个不同国家、不同中心和不同专业学者经过认真讨论，对原发性血管炎的一系列命名和分类标准进行了总结，见表9 - 1。Chapel Hill 会议还讨论了非肉芽肿性小血管炎累及上或下呼吸道，伴或不伴有坏死性肾小球肾炎，且无抗肾基底膜抗体或免疫复合物的这一类患者，并建议对这一类疾病的诊断采用显微镜下多血管炎（显微镜下多动脉炎）一词，因这些患者肺血管炎主要是肺泡毛细血管炎。

表 9 - 1　Chapel Hill 会议关于系统性血管炎的命名及其定义

一、大血管的血管炎病

1. 巨细胞（颞）动脉炎　主动脉及其分支的肉芽肿性动脉炎，特别易发于颈动脉的颅外分支。常累及颞动脉，多发于50 岁以上患者，多伴有风湿性多肌痛。

2. Takayasu 动脉炎　主动脉及其主要分支的肉芽肿性炎症，多发于50 岁以下患者。

二、中等大小血管的血管炎病

1. 结节性多动脉炎（经典的结节性多动脉炎）中动脉及小动脉的坏死性炎症，不伴有肾小球肾炎，无微小动脉（arte - riole）、毛细血管（capillary）或微小静脉（venule）的炎症。

2. 川崎（Kawasaki）病　累及大、中、小动脉的血管炎，并伴有皮肤黏膜淋巴结综合征。常累及冠状动脉，并可累及主动脉及静脉，多见于儿童。

三、小血管的血管炎

1. 韦格纳肉芽肿*　累及呼吸道的肉芽肿性炎症，涉及小到中血管的坏死性血管炎（如毛细血管、微小静脉、微小动脉、小及中等动脉），坏死性肾小球肾炎多见。

2. Churg - Strauss 综合征*（变应性肉芽肿性血管炎）　累及呼吸道的高嗜酸性粒细胞肉芽肿性炎症，涉及小到中等大小血管的坏死性血管炎，并伴有哮喘和高嗜酸性粒细胞血症。

3. 显微镜下多血管炎*　累及小血管（毛细血管、微小静脉或微小动脉）的坏死性血管炎，很少或无免疫物沉积，也可能涉及小及中等动脉。坏死性肾小球肾炎很多见，肺的毛细血管炎也常发生。

4. 过敏性紫癜（Henoch - Schonlein purpura）　累及小血管（毛细血管、微小静脉、微小动脉）的、伴有 IgA 免疫物沉积为主的血管炎，典型的累及皮肤、肠道及肾小球，伴有关节痛或关节炎。

5. 原发性冷球蛋白血症血管炎累及小血管（毛细血管、微小静脉、微小动脉）的、伴有冷球蛋白免疫物沉积和冷球蛋白血症的血管炎。皮肤及肾小球常被累及。

6. 皮肤白细胞碎裂性血管炎局限性皮肤白细胞碎裂性血管炎，无系统性血管炎或肾小球肾炎。

　　注：大血管指主动脉及走向身体主要部位（如肢体、头颈）的最大分支。中等动脉指主要脏器动脉（如肾、肝、冠状、肠系膜动脉）。小血管指微小动脉、毛细血管、微小静脉及实体内与微小动脉连接的远端动脉分支。有些小及大血管的血管炎病可能累及中等动脉，但大及中等血管的血管炎不累及比中等动脉小的血管。正常字体代表各项命名定义的必备内容，斜体字部分为常见但不必要。

　　* 与抗中性粒细胞胞质抗体（ANCA）密切关联。

（二）流行病学

　　至今我国尚缺乏原发性系统性血管炎的发病率和患病率的资料。肺血管炎在临床并不常见，以继发于弥散性结缔组织病较为多见；随着对血管炎认识的不断提高，抗中性粒细胞胞质抗体（ANCA）相关血管炎，包括坏死性肉芽肿性血管炎（Wegener 肉芽肿）、Churg – Strauss 综合征和显微镜下多血管炎，临床上发病率呈增高趋势。原发性系统性血管炎中 Takayasu 动脉炎和白塞病可累及肺动脉；而 ANCA 相关性血管炎主要侵犯肺实质。

　　血管炎各年龄段均可发现，但一些具体病种有年龄和性别倾向。川崎病和过敏性紫癜以青少年儿童多见；Takayasu 动脉炎以青中年女性多见；巨细胞动脉炎多见于老年人；结缔组织病的继发性血管炎则以育龄期女性多见。坏死性肉芽肿性血管炎和 Churg – Strauss 综合征中青年男性患者占多数，而显微镜下多血管炎老年患者不少见。

　　原发性系统性血管炎的发病率有明显的地域和种族差异：巨细胞动脉炎主要见于欧美的白种人，而 Takayasu 动脉炎在日本、中国等亚洲国家和南美洲地区较为常见；ANCA 相关性血管炎中欧美国家以坏死性肉芽肿性血管炎为主，日本和中国则以显微镜下多血管炎较多见；白塞病的高发区为土耳其等地中海周围的国家，其次为中国、韩国和日本，欧美人则明显少见。

（三）病理

　　血管炎病理特点是血管壁的炎症反应，常常贯穿血管壁全层，且多以血管为病变中心，血管周围组织也可受到累及，但支气管中心性肉芽肿病是个例外。大中小动静脉均可受累，亦可出现毛细血管炎症。炎症常伴纤维素样坏死、内膜增生及血管周围纤维化。因此肺血管炎可导致血管堵塞而产生闭塞性血管病变。炎症反应细胞有中性粒细胞、正常或异常淋巴细胞、嗜酸性粒细胞、单核细胞、巨噬细胞、组织细胞、浆细胞和多核巨细胞，且多为多种成分混合出现。如以中性粒细胞为主时，即表现为白细胞碎裂性血管炎；以淋巴细胞为主时，则是肉芽肿性血管炎的主要表现。但不同血管炎的不同病期，浸润的炎症细胞种类和数目也会有变化。如在白细胞碎裂性血管炎急性期过后也会出现大量淋巴细胞浸润，而在肉芽肿性血管炎晚期，炎症细胞可以单核细胞、组织细胞及多核巨细胞为主而非淋巴细胞。

（四）病因和发病机制

　　近年来，血管炎的治疗取得了很多进步，但血管炎的病因和发病机制仍不十分清楚。目前认为在遗传易感性基础上，在环境因素作用下，通过免疫异常介导的炎症反应所致，参与血管炎发病的因素见表 9 – 2。

　　如前所述，有些血管炎的发生率有种族差异，部分血管炎有家族聚集现象，均提示遗传因素是其发病原因之一。近年研究发现了不同血管炎的多个易感基因，但是其研究结果在不同人群之间不一致。血管炎的发生率也存在地域差异，提示可能有环境因素参与，包括感染及药物等。许多研究提示病毒（乙型肝炎病毒、丙型肝炎病毒、EB 病毒、巨细胞病毒、细小病毒 B19、HIV 病毒等）和细菌（金黄色葡萄球菌及结核分枝杆菌等）感染与不同类型血管炎可能相关，如乙型肝炎病毒与结节性多动脉炎、丙型肝炎病毒与原发性冷球蛋白血症血管炎、金黄色葡萄球菌与坏死性肉芽肿性血管炎（Wegener 肉芽肿）、结核分枝杆菌与 Takayasu 动脉炎及白塞病，但均缺乏直接证据。研究提示接触硅物质与坏死性肉芽肿性血管炎（Wegener 肉芽肿）发病有关。丙硫氧嘧啶、甲巯咪唑、肼屈嗪等药物可引起 ANCA 阳性，部分患者出现血管炎表现。白三烯受体拮抗剂与 Churg - Strauss 综合征发病有一定关系。

表 9 - 2　参与血管炎发病机制的细胞和因子

细胞	细胞因子和趋化因子
T 淋巴细胞	肿瘤坏死因子（TNF）
B 淋巴细胞	干扰素 γ（IFN - γ）
单核细胞/巨噬细胞	白介素（IL）- I，IL - 1Ra
血小板	IL - 2
NK 细胞	IL - 4
嗜酸性粒细胞	IL - 6
中性粒细胞	IL - 10
内皮细胞	IL - 12
生长因子	IL - 15
血管内皮生长因子（VECF）	IL - 17
血小板来源生长因子（PDCF）	IL - 18
粒细胞集落刺激因子（G - CSF）	IL - 8
巨噬细胞集落刺激因子（M - CSF）	RANTES
自身抗体	黏附因子/细胞受体
抗中性粒细胞胞质抗体（ANCA）	β_2 - integrin
抗内皮细胞抗体（ACEA）	E - selectin
补体成分	ICAM - 1
药物	VCAM - 1
感染性因素（病原体）	Fcγ 受体

　　由表 9 - 2 可知，参与血管炎发病机制因素可能是多方面的，具体包括病理性免疫复合物在血管壁的形成和沉积、体液免疫反应（抗中性粒细胞胞质抗体、抗内皮细胞抗体）、细胞免疫反应和肉芽肿形成，由病原微生物、肿瘤以及毒物导致血管内皮细胞功能受损。大量证据显示免疫细胞之间、淋巴细胞和内皮细胞之间以及细胞因子和黏附因子之间的相互作用，在血管炎的发病机制中都起一定的作用。参与不同类型血管炎发病的因素和具体机制也不相同。

　　致病免疫复合物的形成及沉积在血管壁，通过经典途径激活补体而导致血管壁炎症。已经证实经典型结节性多动脉炎、原发性冷球蛋白血症血管炎和过敏性紫癜等主要影响小到中等血管的血管炎的主要发病机制为免疫复合物沉积。

　　越来越多研究表明抗中性粒细胞胞质抗体（ANCA）在血管炎发病机制中起重要作用。ANCA 是一种以中性粒细胞和单核细胞胞质成分为靶抗原自身抗体，通常以乙醇固定的底物用间接免疫荧光法检测，根据荧光染色模型分为胞质型（cytopalsmic pattem，c - ANCA），其靶抗原为蛋白酶 3（PR3），在乙醇固定过程中，初级颗粒破裂，PR3 释放，因其电荷性不强，因此间接免疫荧光染色就表现为粗糙颗粒样胞质内染色类；核周型（Peinuclear pattem，p - ANCA）ANCA 主要针对颗粒中丝氨酸蛋白酶，如髓过氧化物酶（MPO）、弹力蛋白酶、乳铁蛋白等成分，这些成分多带阳性电荷，在间接免疫荧光染色中，随着颗粒破裂释放，易与带负电荷的细胞核结合，表现为核周型。目前认为，针对 PR3 的 c - ANCA 主要在活动性坏死性肉芽肿性血管炎（Wegener 肉芽肿）患者血清中检测到，且特异性较高，大多数情况下 PR3 - ANCA 滴度与病情活动呈正相关。而针对 MPO 的 p - ANCA 在显微镜下多血管炎（包括特发性新月体肾小球肾炎）和 Churg - Strauss 综合征中更常出现。因此，坏死性肉芽肿性血管炎（Wegener 肉芽肿）、显微镜下多血管炎（包括特发性新月体肾小球肾炎）和 Churg - Strauss 综合征（变应性肉芽肿性血管炎）被称为 ANCA 相关性小血管炎（ANCA - associated small - vessel vasculitis，AAV）。而针对其他成分的不典型 p - ANCA，则在许多疾病如炎症性肠病、自身免疫性肝病、结缔组织病、慢性感染及类风湿关节炎中均可出现，甚至在一小部分正常人中亦可出现。有时在间接免疫荧光染色中 ANA 也可出现类似 p - ANCA 的染色模型，被误认为 p - ANCA 阳性。因此，在评价 p - ANCA 阳性结果时，需结合其所针对的抗原以及临床表现进行具体分析，很多情况下，不典型 p - ANCA 仅提示存在慢性炎症反应，对血管炎诊断并无特异性。因此，仅 PR3 - ANCA 和 MPO - ANCA 阳性对系统性血管炎诊断较为特异，需要结合临床表现和病理学结果进行具体分析。

ANCA 抗原大多数都是中性粒细胞在宿主防御反应中用以杀菌成分。但为何会针对这些自身抗原产生免疫反应以及感染在其中起何作用目前尚不很清楚。确实反复细菌感染可导致血管炎加重；而且坏死性肉芽肿性血管炎患者鼻腔金葡菌带菌状态会导致血管炎复发。研究表明复方磺胺异噁唑对治疗局限型坏死性肉芽肿性血管炎是有效的，而且对多系统受累的患者可以减少复发。

在动物模型中，已经证实 MPO - ANCA 具有致病性；而 PR3 - ANCA 的致病性尚不明确。ANCA 在血管炎中的发病机制有几种假说。一种理论认为一些前炎症因子如 IL - 1、TCF - β、TNF 或病原成分可以激活中性粒细胞，导致胞质颗粒中的一些成分移位到细胞表面，中性粒细胞表面表达 PR3 和 MPO，能够与 ANCA 相互作用。这些细胞因子还导致内皮细胞过度表达黏附因子。ANCA 也可诱导中性粒细胞释放活性氧自由基及溶酶体酶，导致局部内皮细胞受损。这些中性粒细胞可以穿过受损的内皮细胞，聚集在血管周围。还有人认为血管内皮细胞本身可以表达 ANCA 抗原。总之，ANCA 可以促使中性粒细胞黏附于血管内皮细胞，间接导致内皮细胞损伤，促进中性粒细胞移位，进入血管周围组织。

抗内皮细胞抗体（AECA）可见于坏死性肉芽肿性血管炎、显微镜下多血管炎、Takayasu 动脉炎、川崎病以及伴血管炎的系统性红斑狼疮和类风湿关节炎，检出率约为 59% ~ 87%。在动物模型中，AECA 可诱发鼠血管炎的发生，表现为肺肾小动脉和静脉周围淋巴样细胞浸润，以及部分血管壁外有免疫球蛋白沉积，是 AECA 致病的直接证据。AECA 通过补体介导的细胞毒作用或抗体依赖性细胞介导的细胞毒作用导致内皮细胞的破坏和溶解。AECA 能与内皮细胞结合，通过 NFKB 途径诱导内皮细胞活化，促进其表达黏附分子，以及上调细胞因子分泌，从而使得白细胞易于在该部位募集，并黏附于内皮细胞表面造成细胞损伤。

近年研究表明 T 淋巴细胞介导的细胞免疫反应也是血管炎的主要发病机制之一，包括辅助性 T 淋巴细胞（Th1、Th2 和 Th17）、调节性 T 淋巴细胞（CD_4^+ CD25highFoxp^{3+}）和细胞毒性 T 淋巴细胞均参与。部分血管炎患者外周血和（或）病变部位激活的 CD_4^+ T 细胞增加，它们表达 CD25、CD38、CD45RO 和 HLA - DR 明显增加，提示这是一类被活化的记忆 T 细胞。T 细胞参与血管炎发病机制最直接的证据是证实患者的外周血中有抗原特异性的 T 淋巴细胞，应用体外淋巴细胞增殖试验，抗 PR3 - ANCA 阳性的坏死性肉芽肿性血管炎患者的淋巴细胞对纯化的 PR3 的反应更多且更强，故认为患者体内存在 PR3 特异性的 T 淋巴细胞。Th1 淋巴细胞及其产生的 INF - γ 和 IL - 2 是肉芽肿性血管炎发病机制中的主要因素，INF - γ 是巨细胞动脉炎和 Takayasu 动脉炎病变关键的细胞因子，与巨细胞形成、内膜增厚、组织缺血以及新生血管形成有关。有人提出坏死性肉芽肿性血管炎的病理过程可能是一个"Th1/Th2 的二相转换"，开始为 Th1 型反应为主的肉芽肿形成阶段，T 淋巴细胞主要表达和分泌 Th1 型细胞因子（INF - γ 和 IL - 2）；随后 Th1 型细胞因子诱导和刺激中性粒细胞和单核细胞的活化并表达 ANCA 靶抗原，使 ANCA 发挥作用，转变为以 Th2 型为主的体液免疫反应，表达 IL - 4 相对增多，导致广泛的血管炎症病变。

（五）临床表现

肺血管炎的全身症状包括发热、乏力、消瘦和盗汗等，尤其是系统性血管炎和弥散性结缔组织病患者。有肺动脉受累的 Takayasu 动脉炎可出现呼吸困难。坏死性肉芽肿性血管炎和显微镜下多血管炎可出现咳嗽、呼吸困难、胸痛及咯血，弥散性肺毛细血管炎所致的弥散性肺泡出血患者可出现大咯血。白塞病患者也可出现咯血，尤其是肺动脉瘤破裂而出现致命性大咯血。Churg - Strauss 综合征常伴有反复发作呼吸困难及哮喘病史。

体征和受累器官相关联。如白细胞碎裂性血管炎其皮疹及溃疡多较明显，关节畸形提示存在类风湿关节炎。鼻及上呼吸道溃疡提示可能存在坏死性肉芽肿性血管炎或淋巴瘤样肉芽肿，前者还可（浅层）巩膜炎及球后肉芽肿。白塞病多伴有口腔、外阴痛性溃疡及眼色素膜炎。结节性多动脉炎及 Churg - Strauss 综合征常出现周围神经受累，而巨细胞动脉炎早可出现中枢神经系统受累体征。肺部的体征也因病变性质及其严重程度而异。

（六）诊断和鉴别诊断

在所有血管炎中，均或多或少出现一些皮肤病变、全身及肌肉关节症状，实验室检查出现一些炎症反应指标异常。出现这些异常应该注意排除血管炎。血管炎的全身表现包括发热、食欲减退、体重下降和乏力等。肌肉关节表现包括风湿性多肌痛样症状、关节痛或关节炎、肌痛或肌炎等。实验室检查常出现正细胞性贫血、血小板增多症、低白蛋白血症、多克隆丙种球蛋白增高、红细胞沉降率增快及 C 反应蛋白增高等，这些均提示炎症急性相反应。

要诊断血管炎，首先要对不同血管炎临床表现有充分的认识，结合具体患者的临床、实验室、组织病理或血管造影异常加以诊断，并注意与一些继发性血管炎进行鉴别诊断。

1. 感染性血管炎　许多不同病原体感染均可引起血管炎样表现，包括细菌（如链球菌、葡萄球菌、沙门菌、耶尔森菌、分枝杆菌及假单胞菌等）、真菌、立克次体、伯氏疏螺旋体以及病毒感染（如甲、乙、丙型肝炎病毒、巨细胞病毒、EB 病毒、带状疱疹病毒及 HIV 病毒等），根据其临床表现以及相应实验室检查大多容易鉴别。感染性疾病引起的过敏性血管炎多以皮肤病变为主。

2. 肿瘤或结缔组织病继发血管炎　当患者出现血管炎样表现（尤其是以皮肤病变为主）时，如果同时伴有肝脾肿大、淋巴结肿大、血细胞减少或外周血涂片异常时，应注意排除肿瘤继发血管炎可能。恶性淋巴瘤和白血病容易出现这种表现，而实体瘤相对少见。此外，一些结缔组织病也可出现继发血管炎表现，常见的有系统性红斑狼疮、类风湿关节炎、干燥综合征以及皮肌炎等，需注意加以鉴别。

血管炎确诊需靠组织活检病理和（或）血管造影所见，应该尽可能进行这些检查以明确血管炎的诊断。因为血管炎一旦确诊，多需长期治疗，而治疗药物毒副作用较多。表9-3列出血管炎诊断常见活检部位及血管造影的敏感性，但这种敏感性在不同的研究者及不同的研究人群中是有差异的。

表 9 - 3　血管炎诊断检查的敏感性

检查	阳性率
肌活检（有症状或肌电图异常部位）	33% ~66%
腓肠神经活检（有症状或肌电图异常）	约75%
经皮肾活检	13% ~100%
鼻黏膜活检	20% ~55%
睾丸活检（有症状）	约70%
肝活检	0 ~7%
内脏血管造影	83% ~88%

一般来说，应对有症状且比较方便易取的部位进行活检，对无症状部位如肌肉、睾丸或周围神经进行盲检阳性率较低；皮肤、肌肉、鼻黏膜及颞动脉活检耐受性好，且容易获取；尽管对于确诊某一血管炎皮肤活检缺乏特异性，但结合临床、实验室及放射学表现，往往可以对血管炎做出诊断。睾丸受累不多见，且睾丸活检需进行全麻，患者有时难以接受。若患者有周围神经受累的临床表现或肌电图及神经传导速度测定异常，则进行腓肠神经活检很有帮助，但活检常有下肢远端局部感觉障碍后遗症。超声引导下经皮肾活检并不危险，但血管炎表现不多见，其最常见的组织病理改变为局灶节段坏死性肾小球肾炎。对于诊断肺血管炎，经支气管镜肺活检阳性率不高，应行开胸活检或胸腔镜肺活检。

对于怀疑血管炎，却无合适的活检部位，应行血管造影，血管炎血管造影典型表现为节段性动脉狭窄，有时出现囊样动脉瘤样扩张及闭塞。一般采用腹腔血管造影，有时尽管并无腹部表现血管造影亦可

— 111 —

出现异常，在肾脏、肝脏以及肠系膜血管均可出现异常。血管造影出现囊样动脉瘤表现提示病情多较严重。有效的治疗可以逆转血管造影异常。但血管造影特异性不高，多种原发性系统性血管炎及继发性血管炎均可引起类似血管造影异常，如结节性多动脉炎、坏死性肉芽肿性血管炎、Churg-Strauss 综合征、类风湿关节炎及系统性红斑狼疮血管炎以及白塞病等。另外，其他一些疾病，如左房黏液瘤、细菌性心内膜炎、血栓性血小板减少性紫癜、抗磷脂综合征、腹部结核、动脉夹层、肿瘤及胰腺炎等均可引起血管造影异常。在巨细胞动脉炎、大动脉炎、Buerger 病其血管造影有一定特点，受累血管分布不同且没有囊样动脉瘤表现。

（七）治疗

血管炎的主要治疗药物为糖皮质激素及免疫抑制剂（以环磷酰胺最为常用），尤其对病变广泛且进展较快的患者更应积极治疗。

二、各论

（一）主要影响大血管的血管炎

1. 巨细胞动脉炎　其常见临床表现包括头痛、颞动脉区压痛、间歇性下颌运动障碍、肌痛、视力受损及脑血管意外等；多见于 60 岁以上老年患者，女性多见，多伴贫血、红细胞沉降率和 C 反应蛋白明显升高，对皮质激素治疗有良好的疗效。颞动脉活检可见淋巴细胞及巨细胞浸润伴内膜增生及弹性层破坏，且病变多呈跳跃性分布。巨细胞动脉炎常伴风湿性多肌痛表现如发热、乏力、体重下降及近端肢带肌无力及僵硬。此外，亦有报道本病亦可累及大动脉如主动脉和肺动脉。

2. 多发性大动脉炎　又称 Takayasu 动脉炎。主要累及主动脉及其分支，如无名动脉（头臂干）、左颈总动脉、左锁骨下动脉、胸主动脉、腹主动脉以及肾动脉等。其病理多表现为单个核细胞浸润和肉芽肿形成，引起受累血管狭窄、闭塞和动脉瘤形成，从而出现发热、无脉、肢痛、腹痛、失明、脑血管意外、高血压、心力衰竭以及动脉瘤等一系列临床表现。病情活动常伴血白细胞、红细胞沉降率及 C 反应蛋白升高。体检时常可发现无脉或两侧桡动脉搏动强度不等，在颈部或胸背腹部可听到血管杂音，血管彩超、CT 血管成像（CTA）、磁共振显像（MRI）及动脉造影可进一步明确诊断。

肺动脉受累较常出现，有报道达 50%，可伴肺动脉高压，也可出现显著临床表现，如咯血、胸痛等。有研究表明，即使在无明显肺部症状患者，其肺活检及血管造影亦有肺动脉受累表现。

在疾病活动期需予中等~大剂量皮质激素治疗，必要时加用免疫抑制剂。动脉狭窄、闭塞和动脉瘤形成者需寻求球囊扩张伴支架植入等介入治疗或外科手术治疗的可能。国内有报道本病结核菌感染伴发率高，注意排除结核感染可能，但不主张对所有患者均予抗结核治疗。

（二）主要影响中等大小血管的血管炎

结节性多动脉炎：是一累及多系统的全身性疾病，是原发性系统性血管炎的原型，主要病理表现为中、小肌性动脉中性粒细胞浸润，伴内膜增生、纤维素样坏死、血管闭塞及动脉瘤形成等，以致受累组织出现缺血和梗死。较常出现关节肌肉、肝和肠系膜血管、睾丸、周围神经系统及肾脏动脉受累。肺脏及其肺血管是否受累曾有不同意见。目前大多数意见认为结节性多动脉炎很少累及肺。因此若出现肺血管受累证据应注意与显微镜下多血管炎、Churg-Strauss 综合征及坏死性肉芽肿性血管炎鉴别。

（三）主要影响小血管的血管炎

1. 坏死性肉芽肿性血管炎　又称为 Wegener 肉芽肿。其临床主要表现为上下呼吸道坏死性肉芽肿性炎症、系统性坏死性血管炎及肾小球肾炎，也可累及眼、耳、心脏、皮肤、关节、周围和中枢神经系统。若病变仅局限于上、下呼吸道，则称为局限型。本病各年龄均可发病，但以中年男性多见，

肺部病变可轻可重，严重者可出现致命的弥散性肺泡出血。2/3 患者可出现胸部 X 线异常，可单侧受累，也可双侧受累。主要表现肺部浸润影或结节，有的伴空洞形成；由于支气管病变可引起肺不张，也可出现胸膜增厚及胸腔积液。病理活检往往表现为肺组织坏死，伴肉芽肿炎症，浸润细胞包括中性粒细胞、淋巴细胞、浆细胞、嗜酸性粒细胞以及组织细胞，血管炎症可导致血管阻塞及梗死。1/3 患者可

出现肺毛细血管炎而咯血，此外，有些患者还可出现肺间质纤维化、急慢性细支气管炎和闭塞性细支气管炎等。

大量临床研究表明，90%以上病情活动的坏死性肉芽肿性血管炎患者血清中出现ANCA阳性，多为胞质型（C-ANCA），其针对的靶抗原是蛋白酶3（PR3-ANCA），病情静止时约40%的患者阳性，因此PR3-ANCA（C-ANCA）不但有重要诊断意义，而且与疾病的活动性有关，可作为监测疾病活动度的一项重要指标。

随着细胞毒药物，尤其是环磷酰胺的应用，坏死性肉芽肿性血管炎的死亡率已明显下降。对有重要器官功能受损的活动期患者，诱导缓解期通常给予每天口服环磷酰胺1.5~2mg/kg，也可用环磷酰胺1.0g静脉冲击治疗，每2~3周1次，多与皮质激素联合应用。疾病缓解后需要应用环磷酰胺或硫唑嘌呤维持治疗2年或以上，过早停药则复发率高。无重要器官严重受累的轻型患者可予甲氨蝶呤诱导缓解和维持治疗。局限型、上呼吸道携带金黄色葡萄球菌或容易复发患者可加用复方磺胺异噁唑。危重型（如弥散性肺泡出血、急进性肾功能不全等）则需要血浆置换、甲泼尼龙静脉冲击治疗等。难治性病例可试用利妥昔单抗等生物制剂治疗。

2. Churg-Strauss综合征　又称变应性肉芽肿性血管炎。是以支气管哮喘、嗜酸性粒细胞增多和肉芽肿性血管炎为主要特征的一种全身性疾病，以中年男性多见，常伴有变应性鼻炎、鼻息肉和支气管哮喘史。肺、周围神经、心脏、胃肠道和皮肤均较常受累。早期文献报道与坏死性肉芽肿性血管炎相比，本病肾脏受累少见且病变较轻；目前认为约半数患者有肾脏受累，严重时亦可出现肾功能不全。Churg-Strauss综合征呼吸系统表现除支气管哮喘外，还可出现咳嗽、咯血，胸部影像学可见游走性斑片状浸润影或结节影，空洞罕见。约半数患者ANCA阳性，多为MPO-ANCA（P-ANCA），与肾脏损害、多发性但神经炎和肺泡出血等血管炎表现相关；而嗜酸性粒细胞增高则与心脏病变有关。糖皮质激素是主要治疗药物，若存在肾脏、胃肠道、中枢神经系统和心脏等严重病变，提示预后不良，需积极联合免疫抑制剂治疗。

3. 显微镜下多血管炎　又称为显微镜下多动脉炎，是从结节性多动脉炎中分离出来的一种独立的血管炎。其临床表现为坏死性微小动脉、微小静脉及毛细血管症，主要累及肾脏、皮肤和肺脏，是肺出血，急进性肾炎综合征常见原因之一，多伴有ANCA阳性。组织病理特点为受累血管没有或很少有免疫球蛋白和补体成分沉积；受累血管可出现纤维素样坏死及中性粒白细胞和单核细胞浸润，可伴血栓形成；肾脏则表现为局灶节段性肾小球肾炎，有时伴新月体形成；肺脏受累则表现为坏死性肺毛细血管炎。

本病中老年常见，男性略多。起病时多伴乏力、体重下降、发热和关节痛等全身症状。肾脏受累常见，表现为蛋白尿、（镜下）血尿、细胞管型尿和肾功能不全，很多患者表现为快速进展性肾小球肾炎（RPCN）。皮肤受累以紫癜或结节多见，也可出现眼、胃肠道及外周神经受累。肺部表现为肺部浸润影及肺泡出血，有时可出现大咯血，肺间质纤维化也不少见。约80%患者ANCA阳性，是重要诊断依据之一，其中约60%抗原是髓过氧化物酶阳性（MPO-ANCA，p-ANCA），肺受累及者常有此抗体，另有约40%的患者为抗蛋白酶3阳性（PR3-ANCA，C-ANCA）。治疗原则同坏死性肉芽肿性血管炎，5年生存率约60%，死亡多出现在第1年，肾衰及感染是死亡主要原因。

4. 过敏性紫癜　又名Henoch-Schonlein紫癜，儿童多见，成人亦可发病，是一种白细胞碎裂性血管炎。多伴有上呼吸道前驱感染，随后出现臀部及下肢紫癜，关节炎及腹痛，有些患者亦可出现镜下血尿及蛋白尿（肾小球肾炎），呼吸道受累相对少见，可表现为肺泡出血及肺门周围片状浸润影。血清IgA可升高，组织活检病理免疫荧光也可见到IgA沉积。皮肤及关节病变仅需对症处理，胃肠道（腹痛、消化道出血和穿孔）、肾脏（高血压、蛋白尿和肾功能异常）及其他脏器严重病变（如肺泡出血、神经系统病变等）则需要大剂量皮质激素治疗，必要时加用免疫抑制剂。

5. 原发性冷球蛋白血症性血管炎　反复发作的（皮肤）紫癜、关节痛/关节炎、肾脏及其他内脏器官受累，伴有血清冷球蛋白含量增高及类风湿因子阳性是本病临床特点。白细胞浸润性血管炎，血管壁有免疫球蛋白和补体沉积是其组织学特点。肺也可受侵犯，常表现为弥散性间质性浸润，肺血管也呈现上述炎症性改变。与丙型肝炎病毒感染有关。

（四）白塞病

白塞病既可累及大血管，又可累及小血管；既可累及动脉，又可累及静脉。其临床主要表现为反复发作口腔痛性溃疡、外阴溃疡和眼色素膜炎三联症，可伴关节炎、结节红斑或脓疱样丘疹和下肢静脉血栓性静脉炎，亦可累及消化道、心血管、（中枢）神经系统、肾脏以及肺脏。活动期患者可出现针刺反应阳性。受累部位可出现 IgG 及补体沉积。

10% 患者可出现肺脏受累，表现为反复发作肺炎及咯血，有时可出现致命性大咯血。咯血原因可能是由于肺小血管炎或支气管静脉破裂，也可能是由于肺动脉瘤破裂或动静脉瘘所致。白塞病伴有重要脏器，如眼、神经系统、胃肠道以及肺脏等受累者应予积极免疫抑制治疗，联合应用大剂量皮质激素和免疫抑制剂（硫唑嘌呤、环孢素及环磷酰胺等），严重时可应用 α 干扰素、抗肿瘤坏死因子 α（TNF - α）制剂。病情活动所致的咯血单纯手术治疗效果不佳，容易复发或出现新的动脉瘤，需要免疫抑制性药物治疗；危及生命的大咯血可予介入栓塞或支架治疗。

（五）继发于结缔组织病的血管炎

1. 系统性红斑狼疮　系统性红斑狼疮肺部受累主要表现为胸膜炎、胸腔积液，也可出现肺不张、急性狼疮性肺炎、弥散性肺间质病变以及血管炎等。肺血管炎主要是一种白细胞碎裂性血管炎，可伴纤维素样坏死，但在红斑狼疮中的具体发生率各家报道不一。有部分患者可出现肺动脉高压，多为轻 - 中度。北京协和医院的资料表明严重者亦可出现重度肺动脉高压甚至右心衰竭，此类患者预后差。上述胸膜、肺实质及肺血管病变对大剂量皮质激素和免疫抑制剂治疗通常有效。

2. 类风湿关节炎　除关节受累外，亦可出现血管炎表现，如单发或多发性单神经炎、皮肤溃疡和肢端坏疽等。其肺部受累主要表现为胸膜炎或胸腔积液、肺内结节和肺间质病变，极少部分患者可出现肺血管炎及肺动脉高压。上述关节外表现常常需要大剂量皮质激素联合免疫抑制剂（环磷酰胺最常用）治疗。

3. 系统性硬化　主要临床表现为指端硬化及躯干四肢皮肤硬化。患者常伴有明显雷诺现象、肺间质病变和（或）肺动脉高压。可出现小动脉和（微）细动脉的内膜增生，向心性纤维化致使小动脉狭窄和闭塞；但炎症细胞浸润和纤维素样坏死并不常见。因此，严格意义上来说，属于血管病而不能称之为血管炎。对（皮质）激素及免疫抑制剂治疗大多无效。

4. 干燥综合征　是以外分泌腺上皮受累为主的一种自身免疫疾病。国外及国内的流行病学资料表明干燥综合征并非少见病。有观点将之称为自身免疫性上皮炎，因其不仅可以影响唾液腺（和泪腺）引起口干与眼干，还可累及肾小管上皮引起肾小管酸中毒，累及肝胆管上皮、胰管上皮及胃肠道腺体上皮引起消化道症状，累及肺细支气管上皮引起肺间质纤维化及肺动脉高压。

干燥综合征血管炎及高丙种球蛋白血症亦是肺间质纤维化及肺动脉高压的重要致病机制。治疗上强调在肺间质病变早期予以积极皮质激素及免疫抑制剂治疗。

（六）其他偶发性肺血管炎

此类疾患均为肺部（病变）为主的疾病，也可能有肺血管炎的表现。

1. 淋巴瘤样肉芽肿病　是一种以血管为中心的肉芽肿病，肺无例外均被侵犯。1972 年首次由 Liebow 等所描述。组织形态学主要表现为上下呼吸道、皮肤、中枢神经系统中以血管为中心破坏性的浸润性病变。浸润细胞主要为淋巴母细胞、浆细胞、组织细胞以及含有不正常核分裂象的不典型大淋巴细胞，并形成肉芽肿性病变。

此病较少见，至 1979 年文献才有 507 例报告。与坏死性肉芽肿性血管炎不同，上呼吸道和肾脏极少受累，下呼吸道症状较多见如胸痛、呼吸困难及咳嗽等。但胸部 X 线所见也是多发结节状阴影伴有空洞形成，与坏死性肉芽肿性血管炎很相似；胸腔积液多见，但肺门淋巴结罕有侵及。中枢和周围神经系统常被侵及，出现脑梗死和周围神经病变等。实验室检查常难帮助诊断，皮肤病损活检可能有帮助，需依靠病理组织学检查以确定诊断。

未经治疗的淋巴瘤样肉芽肿一般迅速恶化，最终多死于中枢神经系统病变。约半数患者经环磷酰胺和皮质激素治疗可能缓解，平均生存期为 4 年，治疗不能缓解时将发展为血管中心性 T 细胞性淋巴瘤。但也可有良性类型的存在，后者主要表现为多形性淋巴细胞浸润的血管炎和肉芽肿形成，很少有组织坏死，治疗反应良好，也曾被称为"淋巴细胞血管炎和肉芽肿病"。

2. 坏死性结节病样肉芽肿病 1973 年首先由 Liebow 报道。其组织学特点是肺内融合的肉芽肿性病变，其形态与结节病相似，但伴有肺动脉与静脉的坏死性肉芽肿性血管炎病变，约半数患者不伴肺门淋巴结肿大，和典型结节病不同。本病预后良好，常可自然缓解，可能此病是结节病的一种变型。

3. 支气管中心性肉芽肿病 临床症状可有发热、乏力、咳嗽和哮喘等，嗜酸性粒细胞计数可以增高，胸部 X 线片显示浸润性或结节状阴影，也可出现肺不张，与其他全身性（系统性）血管炎疾病不同处为多无多器官受累，半数患者与曲（霉）菌或其他真菌接触有关；肺部以支气管为中心，由淋巴细胞和浆细胞浸润使小气道破坏，肉芽肿形成是基本组织（病理）学改变，病变附近的小动静脉可受侵犯，因此肺血管炎是继发性的病理过程。预后较佳，可以自然缓解，只需对症治疗，症状重者方需皮质激素治疗。

（唐华平）

第三节　肺动脉高压

肺动脉高压（pulmonary artery hypertension，PAH）是临床常见的一种病症，由多种心、肺或肺血管本身疾病所引起，表现为肺循环压力和阻力增加，可导致右心负荷增大，右心功能不全，肺血流减少，而引起一系列临床表现。由于肺静脉压力主要取决于左心房压力的变化，因此多以肺动脉压力表示肺静脉压力。目前广泛采用的 PAH 血流动力学定义为：静息状态下肺动脉平均压大于 25mmHg，或运动状态下大于 30mmHg。

随着对病理生理和诊断技术研究的深入，PAH 新的治疗药物也不断出现。2003 年威尼斯第三届世界 PAH 会议上，修订了 PAH 的临床分类标准（表 9 - 4）；美国胸科医师协会（ACCP）和欧洲心脏病协会（ESC）分别于 2004 年 7 月和 12 月制订了 PAH 的诊断和治疗指南，提出了很多指导性意见。与 1998 年 Evian 分类比较，新的分类方法和推荐意见更全面、操作更方便，更有利于临床医生评估病情及制订规范化治疗、预防措施，也更便于推广。

表 9 - 4　PAH 的分类命名（2003，威尼斯）

肺动脉高压（pulmonary arterial hypertension，PAH）

　特发性（idiopathic PAH，IPAH）

　家族性（familial PAH，FPAH）

　相关因素（associated，APAH）

　胶原血管病（collagen vascular disease）

　　分流性先天性体－肺分流（congenital systemic to pulmonarv shunts）

　　　各种类型（large，small，repaired or non repaired）

　门静脉高压（portal hypertension）

　HIV 感染（HIV infection）

　药物/毒素（drugs and toxins）

　其他（other）

　　糖原贮积症（glycogen storage disease）

　　代谢病（gaucher disease）

　　遗传性出血性毛细血管扩张症（hereditary hemorrhagic telangiectasia）

　　血红蛋白病（hemoglobinopathies）

　　骨髓增生异常（myeloprohferauve disorders）

　　脾切除（splenectomy）

肺静脉和（或）毛细血管病变所致（associated with significant venous or capillary involvement）

　　肺静脉闭塞病（pulmonary veno – occlusive disease）

　　肺毛细血管瘤（pulmonary capillary hemangiomatosis）

新生儿持续性肺动脉高压（persistent pulmonary hypertension of the newborn）

肺静脉高压（pulmonary venous hypertension）

　　左心房/左心室性心脏病（left – sided atrial or ventricular heart disease）

　　左心瓣膜病（二尖瓣或主动脉瓣）（left – sided valvular heart disease）

肺疾病和低氧血症相关的 PAH（pulmonary hypertension associated with lung diseases and hypoxemia）

　　慢性阻塞性肺疾病（COPD）

　　间质性肺病（interstitial lung disease）

　　睡眠呼吸障碍（sleep – disordered breathing）

　　肺泡低通气病变（alveolar hypoventilation disorders）

　　慢性高原缺氧暴露（chronic exposure to high altitude）

慢性血栓和（或）栓塞性 PAH（PAH due to chronic thrombotic and/or embolic disease）

　　肺动脉近端血栓栓塞（thromboembolic obstruction of proximal pulmonary arteries）

　　肺动脉远端血栓栓塞（thromboembolic obstruction of distal pulmonary arteries）

　　肺栓塞（pulmonary embolism）

　　肿瘤、寄生虫、异物等（tumor，parasites，foreign material）

其他复杂疾病（miscellaneous）

　　结节病（sarcoidosis）

　　组织细胞增生症 X（histiocytosis X）

　　淋巴管瘤病（lymphangiomatosis）

　　肺静脉压迫性病变（compression of pulmonary vessels）

　　淋巴结肿大、肿瘤、纤维素性纵隔炎（adenopathy，tumor，fibrosing mediastinitis）

　　以特发性肺动脉高压（idiopathic pulmonary arterial hypertension，IPAH）和家族性肺动脉高压（familial pulmonary arterial hypertension，FPAH）替代原发性肺动脉高压（primary pulmonary hypertension，PPAH）。近 50 年来 PPAH 用于病因不清的 PAH，而食欲抑制剂、结缔组织病、门静脉高压等已知病因引起的 PAH 都归为 IPAH。IPAH 在第二届世界 PAH 会议 Evian 分类中已被停止使用，而 PPAH 的诊断名称已为医学界广泛熟悉和接受，当时仍被保留。近年来在部分 PAH 患者中骨形成蛋白 II 型受体（bone morptlogerletic protein receptor II，BMPR II）基因突变的发现，促使新的分类标准中用"IPAH"的诊断名称取代"PPAH"。

　　新分类明确了某些危险因素或疾病相关性 PAH，包括结缔组织病、先天性体—肺分流、门静脉高压、HIV 感染、药物和毒素，以及糖原贮积症、代谢病、遗传性出血性毛细血管扩张症、血红蛋白病、骨髓增生异常综合征、脾切除等；由于近年来毒品和药物滥用的问题，强化了药物和中毒相关的 PAH。目前发现肺静脉闭塞病（PVOD）和肺多发性毛细血管瘤（PCH）在病理学上有相似表现，在新分类中被共同列在同一个亚类中。

　　新的指南分类中对其他几个分类的概念的内涵进行了延展，体现了 PAH 研究的深入与扩展。对先天性体—肺分流性疾病进行重新归类；肺静脉高压主要指左心房（室）病变或左心瓣膜病引起肺静脉瘀血和压力增高者，如左心衰竭、二尖瓣狭窄、关闭不全等，此时肺动脉内的血液只有克服肺静脉高压才能通过毛细血管流向肺静脉，肺动脉压力常增高。低氧血症相关的 PAH 简称为肺疾病和低氧性 PAH，缺氧或伴有肺毛细血管床破坏为其主要原因。慢性血栓和（或）栓塞性 PAH，除了包括近端或远端的肺血栓栓塞外，还包括肿瘤、寄生虫、异物等的引起的栓塞。

一、病因和流行病学

PAH 流行病学迄今无确切资料。美国国立卫生院（NIH）报道"原发性 PAH"发生率为（1～2）/100 万。欧洲一项病例注册研究中发现特发性、家族性、减肥药相关、结缔组织病相关、先心病相关、门静脉高压、HIV 感染相关的 PAH 患者的比例分别为 39.2%、3.9%、9.5%、15.3%、11.3%、10.4% 和 6.2%，占总人群的 15%。1998 年全美住院患者的统计资料中发现，PAH 发病率为（30～50）/100 万，死亡率为 3.1/10 万人。

PAH 是结缔组织病重要的并发症，其中进行性系统性硬化最多见，发病率为 9%，其次为系统性红斑狼疮（SLE）和混合性结缔组织病。资料显示硬皮病患者 PAH 的发病率为 6%～60%，系统性硬皮病患者中大约 33% 继发 PAH，同时合并或不合并肺间质纤维化。而 CREST 综合征的患者大约有 60% 继发 PAH。类风湿关节炎（RA）在 65 岁以上人群中发病率高达 5%，没有其他心肺基础疾病的 RA 患者中有 21% 合并轻度 PAH。

慢性肝病和门静脉高压容易发生 PAH，美国 NIH 门静脉高压患者中有 8% 存在 PAH；肝移植患者 PAH 发生率分别为 4%～5%；其发生机制尚不清楚，可能与肝脏清除的血管收缩物质和血管增殖物质由门－体分流直接进入肺循环有关。HIV 感染者 PAH 发生率为 0.5%；而瑞士和法国的 HIV 感染者中，5 年 PAH 发生率分别为 0.57% 和 0.1%～0.2%。可能是 HIV 通过反转录病毒有关介质的释放，激活巨噬细胞和淋巴细胞引起 PAH。减肥药物如阿米雷司、芬氟拉明、右苯丙胺等可能导致 PAH。抑制食欲药物和 PAH 存在明显相关关系，相对危险为 6.3，且与服药时间明显相关，服药时间 > 3 个月相对危险估计为 23.1。欧美国家报道新型食欲抑制剂芬氟拉明与 PAH 有关。

镰状细胞贫血并发 PAH 的发病率为 20%～40%，其他类型的溶血性贫血如遗传性球形细胞增多症、珠蛋白生成障碍性贫血、阵发性睡眠性血红蛋白尿症等并发 PAH 的发病率与之相似。10%～20% 睡眠呼吸障碍患者合并有 PAH。艾森门格综合征中 PAH 发生率仅为 3%，而当缺损 > 1.5cm、分流量较大时，发生率则高达 50%，对其进行早期纠正可防止 PAH 发生。

遗传学研究发现 BMPR Ⅱ 基因突变是许多家族性和特发性 PAH 的发病基础。目前已发现 46 种 BMPR Ⅱ 基因突变类型，其中 60% 的 BMPR Ⅱ 基因突变可提前中止转录过程，携带 BMPR Ⅱ 基因的突变人群中仅有 15%～20% 可发生 PAH，因此，BMPR Ⅱ 在 PAH 发病中的作用有待进一步研究。由于 IPAH 女性的发病率较高，许多患者体内可发现独特的白细胞抗原表型和自身免疫性抗体，用免疫抑制剂治疗后 IPAH 病情好转等，提示免疫因素也可能在 IPAH 的发病机制中起重要作用。

二、病理

各种 PAH 病理学改变相似，病变在肺血管床中的分布和所占比例不同。

（一）肺动脉病变

主要见于 IPAH、FPAH 和 APAH。主要组织病理学改变包括中膜增生肥厚、内膜增生、外膜增厚以及丛样病变（complex lesions）。由于肌性动脉中膜内的平滑肌纤维肥厚、增生以及结缔组织基质和弹力纤维增多，肺泡前和泡内肺动脉中膜截面积增加，表现为中膜增厚；内膜增生细胞可呈现成纤维细胞、肌成纤维细胞、平滑肌细胞特征，并表现为向心层状、非向心或向心性非层状增厚；外膜增厚较难判断，见于多数 PAH 患者；丛样病变是指局灶性内皮过度分化增生，并伴有肌成纤维细胞、平滑肌细胞、细胞外基质的增生；动脉炎以动脉壁炎症细胞浸润和纤维素样坏死为特征，可能与丛样病变有关。

（二）肺静脉病变

主要见于肺静脉闭塞症。特征表现为不同直径的肺静脉和肺小静脉出现弥散性、不同程度的闭塞，可为完全性闭塞或偏心性层状阻塞；肺泡巨噬细胞、Ⅱ 型肺泡细胞的胞质及细胞间质中含铁血黄素沉积；毛细血管扩张、突出变形，肺小动脉出现中膜肥厚和内膜纤维化；肺小叶间隔常出现渗出，进一步发展可出现肺间质纤维化。丛样病变和纤维素样动脉炎的改变不见于闭塞性肺静脉病。

（三）肺微血管病变

也称肺毛细血管瘤，是一种罕见的病理情况。主要表现为以肺内毛细血管局限性增殖为特征，呈全小叶和部分小叶分布；异常增生的毛细血管可穿过动静脉壁，侵犯肌层，引起管腔狭窄；病变区域可见巨噬细胞和Ⅱ型肺泡细胞含铁血黄素沉积；肺动脉也可出现明显的肌层肥厚和内膜增生。

三、病理生理和发病机制

PAH 的病理生理和发病机制一直是该领域研究热点。目前认为 PAH 的发生是一个多种因素参与的过程，涉及多种细胞和生物化学路径。肺血管阻力升高的机制包括血管收缩、肺血管壁闭塞性重塑、炎症反应和血栓形成。PAH 不同发病机制之间的相互作用并不清楚，还有待进一步研究，以便确定引发 PAH 的最先触发点和最好的治疗靶点。

（一）肺血管收缩

在 PAH 发生早期起主要作用，主要与以下因素有关：肺血管平滑肌细胞 K^+ 通道表达或功能异常；血管扩张剂和抗增殖物如血管活性肠肽的血浆水平降低；血管内皮功能异常时缩血管物质血栓烷 A_2（TXA_2）和内皮素 - 1（endothelin - 1，ET - 1）生成增多，而舒血管物质一氧化氮（NO）和前列环素生成减少。

（二）肺血管重塑

PAH 随病情进展，出现内皮细胞、平滑肌细胞、成纤维细胞等过度分化增生，并累及血管壁各层，导致闭塞性病变；血管壁外膜细胞外基质产物如胶原、弹力蛋白、纤维连接蛋白及黏胶素增多；血管生成素 - 1（angiopoietin - 1）是肺血管发育的关键细胞因子，PAH 患者血管生成素 - 1 浓度增高，且与病情呈正相关。

（三）炎症反应

炎症细胞和血小板在 PAH 的发生中具有重要作用。炎症细胞在 PAH 的病变部位广泛存在，并且伴有促炎症介质明显升高。另外观察到血小板中的缩血管物质 5 - 羟色胺（5 - HT）的代谢途径在 PAH 时也发生了改变。

（四）原位血栓形成

研究证实 PAH 存在凝血状态异常，在弹性动脉和微循环血管中常可见血栓。在 IPAH 患者反映凝血酶活性的纤维蛋白肽 A 水平及 TXA_2 浓度均升高。

（五）遗传机制

家族研究发现 FPAH 存在 BMPRⅡ基因突变，但此突变和 PAH 发生之间的确切关系仍不明确。BMPRⅡ突变者中仅有 20% 发病，显然还有其他因素参与发病。与 PAH 相关的其他基因多态性包括 5 - HT 转运体基因、一氧化氮合酶（NOS）基因、氨甲酰合成酶基因等，或任何能够破坏肺血管细胞生长调控的刺激。此外，在家族性或非家族性遗传性出血性毛细血管扩张症的 PAH 患者中发现有 TGF—βv 受体、激活素受体样激酶 - 1（activin receptor - like kinase - 1，ALK - 1）和内皮因子（endoglin，与内皮细胞增殖相关的抗原），调节组织修复和血管生成，被认为是一种 TGF - β 受体突变。血管收缩、血管重塑、原位血栓形成导致肺血管阻力增加，K^+ 通道表达和功能异常以及内皮功能不全与过度的肺血管收缩有关，并且导致了血管舒张因子的缺乏，从而导致肺血管收缩和重塑、PAH 形成。PAH 患者体内可能存在血管舒张因子和收缩因子的失衡、生长抑制因子和促有丝分裂因子的失衡，以及抗栓和促凝因素的失衡。

四、诊断

PAH 病因复杂，临床表现也缺乏特异性。病理、病因识别技术的提高促进了 PAH 的临床诊断。

PAH 的诊断应包括 4 个方面：结合临床表现和危险因素识别可疑的 PAH 患者；对高危或疑诊患者行血流动力学检查，明确是否存在 PAH；对证实 PAH 患者进行病因学分析和临床归类；对 PAH 进行临床评估和功能评价。

（一）结合临床表现和危险因素，进行初步检查识别可疑的 PAH 患者

1. 临床表现　最常见症状为进行性活动后气短，以及乏力、晕厥、胸痛、咯血、雷诺现象等。临床上无基础心肺疾病的人出现呼吸困难，或出现不能单纯用心肺疾病来解释的呼吸困难，都应考虑到 PAH 的可能。严重患者会于静息状态下出现症状。出现右心衰竭时可表现为下肢水肿、腹胀、厌食等；相关疾病的某些症状如结缔组织病的皮疹、红斑、关节肿痛等。体征包括左侧胸骨旁抬举感、肺动脉瓣第二音（P_2）亢进、分裂，剑突下心音增强；胸骨左缘第 2 肋间收缩期喷射性杂音，肺动脉明显扩张时可出现肺动脉瓣关闭不全的舒张早期反流性杂音（graham - steel 杂音）；右心室扩张时，胸骨左缘第 4 肋间及三尖瓣全收缩期反流性杂音，吸气时增强。右心衰竭患者可见颈静脉充盈、肝脏肿大、外周水肿、腹水及肢端发冷。可出现中心型发绀。肺部听诊往往正常。

2. 常规检查　如下所述。

（1）心电图：右心室肥厚或负荷过重、右心房扩大改变可作为支持 PAH 的诊断依据，但心电图对诊断 PAH 的敏感性和特异性均不高，不能仅凭心电图正常就排除 PAH。

（2）胸部 X 线：多可发现异常，包括肺门动脉扩张伴远端外围分支纤细（"截断"征）、右心房室扩大。还可排除中、重度肺部疾病及左心疾病所致肺静脉高压。胸片正常不能排除轻度的左心疾病所致或肺静脉闭塞性 PAH。

（3）动脉血气分析：PaO_2 通常正常或稍低于正常值，$PaCO_2$ 常因过度通气而降低。

（二）对高危或疑诊患者行血流动力学检查，明确是否存在 PAH

1. 超声心动图　经胸多普勒超声心动图（TTE）是一项无创筛查方法，可以较清晰地显示心脏各腔室结构变化、各瓣膜运动变化及大血管内血流频谱变化，间接推断肺循环压力的变化。超声心动图能够间接定量测定肺动脉压。常用方法包括：三尖瓣反流压差法，通过伯努力方程（$4V^2$，V 表示三尖瓣反流峰速）计算收缩期右心房室压差，加上右心房压即等于肺动脉收缩压；右心室射血间期法，运用右心室射血前期、右心室射血时间、血流加速时间、血流减速时间等参数，通过建立的回归方程式估测肺动脉压。肺动脉压力增高引起的某些间接征象包括右心室肥大、肺动脉内径增宽和膨胀性下降、三尖瓣和肺动脉瓣反流等有助于诊断。超声心动图有助于鉴别诊断和病情评估，可发现左、右心室结构和功能，三尖瓣、肺动脉瓣和二尖瓣的异常，右心室射血分数和左心室充盈情况，下腔静脉直径以及心包积液等，还能够直接判断心脏瓣膜和左心室舒缩功能，明确是否存在肺静脉高压的因素；TTE 有助于左心瓣膜性心脏病、心肌病所致肺静脉高压以及先天性体 - 肺分流性心脏病的确诊；明确分流性先天性心脏病，有助于先天性心脏病的诊断。声学造影有助于卵圆孔开放或小的静脉窦型房间隔缺损的诊断。而经食管超声可用于小的房间隔缺损的诊断和缺损大小的确定。

2. 右心漂浮导管检查　右心漂浮导管测压是目前临床测定肺动脉压力最为准确的方法，也是评价各种无创性测压方法准确性的"金标准"。除准确测定肺动脉压力外，其在 PAH 诊断中的作用还包括：①测定肺动脉楔嵌压，提示诊断肺静脉性 PAH。②测定心腔内血氧含量，有助于诊断先天性分流性心脏病。严格讲，如无右心导管资料，不能诊断 PAH。ACCP 诊治指南建议，所有拟诊 PAH 者均需行右心导管检查以明确诊断、明确病情严重程度及指导治疗。

右心导管可用于证实 PAH 的存在、评价血流动力学受损的程度、测试肺血管反应性。右心导管检查时应测定的项目包括心率、右心房压、肺动脉压（收缩压、舒张压、平均压）、肺毛细血管嵌楔压（PCWP）、心排血量（用温度稀释法，但有先天性体 - 肺循环分流时应采用 Fick 法）、血压、肺血管阻力（PVR）和体循环阻力、动脉及混合静脉血氧饱和度（如存在体 - 肺循环分流，静脉血标本应取上腔静脉血）。PAH 的判定标准：静息平均肺动脉压（mPAP）>25mmHg，或运动时 mPAP >30mmHg，并且 PCWP≤15mmHg，PVR >3mmHg/（L·min）（Wood 单位）。

（三）对证实 PAH 患者进行病因学分析和临床归类

不同类型 PAH 的治疗原则不同，因此当明确 PAH 后还应做出分类诊断。一方面，应仔细询问病史，如有无减肥药物服用史、有无肝脏或心脏基础疾病、结缔组织病、血栓危险因素等相应病史；另一方面，各型 PAH 具有相应不同的临床特点，需要仔细鉴别。如不能明确，应进行相应辅助检查以助于进一步分类诊断。

1. 血液学检查　血常规、血生化应作为常规检查；血清学检查某些自身抗体如抗 Scl - 70 抗体、抗 RNP 抗体、抗核抗体（包括抗 dsDNA 抗体、抗 Sm 抗体等）以及类风湿因子，对于诊断结缔组织病相关性 PAH 意义较大，抗核抗体滴度有意义升高和（或）有可疑结缔组织病临床征象的患者都应进一步行血清学检查；肝功能与肝炎病毒标记物、甲状腺功能、HIV 抗体的检查也可提示门静脉高压、甲状腺疾病及 HIV 感染相关性 PAH 的可能；抗磷脂抗体检查，即狼疮抗凝物和抗心磷脂抗体等有助于筛查有无易栓症。右心室负荷过重的 PAH 患者脑钠肽（BNP）升高，且与右心功能不全严重程度及病死率相关，PAH 患者治疗前和治疗后肌钙蛋白升高提示预后不佳。神经内分泌激素如去甲肾上腺素、ET - 1 血浆水平与生存率相关。

2. 肺功能测定　PAH 患者一般呈轻度限制性通气障碍和弥散功能障碍，无气道阻塞，CO 弥散功能（DL_{CO}）通常降低，占预期值的 40% ~ 80%；如表现为阻塞性通气障碍或严重限制性通气障碍，为提示存在 COPD、ILD 等诊断提供帮助，多为低氧性 PAH。

3. 多导睡眠监测　对伴有打鼾的 PAH 患者应行多导睡眠监测，以诊断睡眠呼吸障碍引起的低氧性 PAH。

4. 肺通气/灌注扫描　如果肺通气/灌注扫描表现为不同程度的肺段或肺叶灌注缺损，提示存在诊断慢性栓塞性肺动脉高压（CTEPH），而其他类型的 PAH 无此表现。PAH 患者肺通气/灌注显像结果可完全正常。鉴别 CTEPH 与 IPAH 的敏感性和特异性分别高达 90% ~ 100% 和 94% ~ 100%。需注意，肺静脉闭塞症同样可见通气/灌注不匹配现象，因此需要进一步检查。

5. CT 检查　包括普通 CT、HRCT 及 CT、肺动脉造影（CTPA），根据不同的临床情况选用。HRCT 能发现 ELD、肺气肿，以及淋巴结疾病、胸膜阴影、胸腔积液。当出现双侧小叶间隔线增厚、小叶中心边界不清的小结节状模糊影，常提示肺毛细血管瘤。对肺实质性疾病（如 COPD、弥散性 ILD）的诊断意义重大，此外对肿瘤、纤维纵隔炎等引起的 PAH 也有较高的诊断价值。如肺灌注显像提示段或亚段肺灌注缺损，而通气正常，即通气/灌注不匹配，应选择行 CTPA，为判定 CTEPH 的存在及病变程度提供依据。

6. 肺动脉造影和 MRI　经 CTPA 仍不能明确诊断的患者，应行肺动脉造影检查。肺动脉造影应作为 CTEPH 的常规检查，用于判定 CTEPH 患者能否进行肺动脉血栓内膜剥脱术。MRI 在 PAH 患者的应用呈增加趋势，可用来评价心肺循环病理改变和功能状态，但目前尚不成熟。

（四）对 PAH 患者进行病情严重程度的评估和动能评价

PAH 尤其是 PAH 严重度的评估对治疗方案的选择以及预后判断具有重要意义。

1. 肺动脉压力　PAH 的血流动力学分级根据静息状态下肺动脉平均压将 PAH 分为三级：轻度，26 ~ 35mmHg；中度，36 ~ 45mmHg；重度，大于 45mmHg。

2. 靶器官损害　主要指右心结构和功能的改变。肺动脉压力的增加，右心后负荷加大，出现代偿性右心室肥厚；随病情进展，肺动脉压进一步增加，右心失代偿出现形态学改变即右心房和右心室扩大；最终出现右心衰竭。超声心动图及右心导管检查有助于右心功能的判断。

3. 功能分级　参照纽约心脏学会（NYHA）心功能分级标准，即 I 级，体力活动不受限，日常活动不引起过度的呼吸困难、乏力、胸痛或晕厥；II 级，体力活动轻度受限，休息时无症状，日常活动即可引起呼吸困难、乏力、胸痛或晕厥；III 级，体力活动明显受限，休息时无症状，轻于日常活动即可引起上述症状；IV 级，不能从事任何体力活动，休息时亦有呼吸困难、乏力等症状以及右心衰竭体征，任何体力活动后加重。

4. 运动耐量 运动试验能够客观评估患者的运动耐量,对于判定病情严重程度和治疗效果有重要意义。常用检查包括6分钟步行试验(6 - min walk test, 6 - MWT)和心肺运动试验。

6 - MWT 是评价 PAH 患者活动能力的客观指标,简单易行且经济,结果与 NYHA 分级呈负相关,并能预测 IPAH 患者的预后。6 - MWT 通常与 Borg 评分共同评估劳力性呼吸困难的程度。针对 IPAH 的研究表明,6 - MWT 结果与肺血管阻力显著相关,对 IPAH 预后的判断具有重要意义。

心肺运动试验通过测量运动时肺通气和气体交换,能够提供更多的病理生理信息。PAH 患者峰值氧耗、最大做功、无氧阈及峰值氧脉搏降低;而代表无效通气的 VE/VCO$_2$ 斜率增加。峰值氧耗与患者的预后相关。

五、治疗

不同类型 PAH 的治疗原则不尽相同。对于低氧、肺静脉瘀血及栓塞相关性 PAH,基础疾病改善后 PAH 多可缓解,因此应以治疗基础疾病、去除引起肺血管改变的原因为主;对于直接影响肺血管功能或结构的 PAH,治疗上以纠正或逆转肺血管改变为主;对于严重的 PAH,可以考虑介入或手术治疗。

(一)一般治疗

1. 活动和旅行 适当调整日常活动,体力活动强度不应过强。避免在餐后、气温过高及过低情况下进行活动。低氧能够加重 PAH 患者肺血管收缩,尽量避免到海拔 1 500 ~ 2 000 米的低压低氧区。尽量避免乘飞机旅行,如必须乘坐时应吸氧。

2. 预防感染 PAH 易发生肺部感染,肺炎占总死亡原因的 7%,推荐使用流感和肺炎球菌疫苗。采用静脉导管持续给予前列环素的患者,若出现持续发热,应警惕导管相关感染。

3. 避孕、绝经期后激素替代治疗 怀孕和分娩会使患者病情恶化。育龄期妇女应采取适宜方法避孕。若怀孕应及时终止妊娠。若采用激素药物避孕,应考虑到对凝血功能的影响。绝经期妇女能否采用激素替代治疗尚不明确。

4. 降低血液黏度 PAH 患者长期处于低氧血症(如存在右向左分流),往往出现红细胞增多症,血细胞比容升高。当患者出现头痛、注意力不集中等症状,伴有血细胞比容 >65% 时,可考虑放血疗法以降低血液黏度,增加血液向组织释放氧的能力。

5. 抗凝治疗 PAH 患者容易发生肺动脉原位血栓形成,加重 PAH,需要抗凝治疗。常用口服抗凝剂华法林,一般认为 INR 目标值为 1.5 ~ 2.5。但对于门静脉高压相关性 PAH 患者,由于消化道出血概率增加,应慎用抗凝药物。影响抗凝剂药效或增加胃肠道出血风险的药物应避免使用。

6. 氧疗 对于各型 PAH 患者,低氧均是加重肺循环压力的一个重要因素,一般认为应给予氧疗以使 SaO$_2$ 达到 90% 以上。

7. 抗心力衰竭治疗 利尿剂可消除水肿,减少血容量,减轻右心负荷,改善患者症状,对于存在右心功能不全的患者尤为适用,但应避免使用过快,以免引起低血压、电解质紊乱及肾功能不全;存在右心功能不全的患者可以小剂量应用洋地黄类药物,但应注意密切监测血药浓度;多巴胺、多巴酚丁胺能够增强心肌收缩、增加肾血流量,增大剂量尚能够维持血压,在晚期 PAH 患者适当应用有利于改善症状;血管紧张素转换酶抑制剂和 β 受体阻滞剂对于 PAH 的疗效还没有得到证实。

8. 心理治疗 IPAH 患者发病年龄较早(年龄中位数为 40 岁),因体力活动受限、生活方式打乱,且常受到一些不良预后信息的影响,所以许多患者存在不同程度的焦虑和(或)抑郁。应为患者提供足够信息,与家属配合治疗。必要时建议患者接受心理医生的治疗。

9. 病因治疗 低氧性 PAH 应治疗基础肺部疾病,纠正缺氧是最主要的治疗方法。如继发于 COPD 的 PAH 患者,直接治疗措施应是积极控制呼吸道感染、改善通气、减轻组织缺氧等。

左心系统疾病引起的肺静脉瘀血和压力增高是形成 PAH 的主要原因。积极治疗左心病变为主,包括增强心肌收缩力、及时治疗左心瓣膜病等。

对于急性肺血栓栓塞所致的 PAH,溶栓和抗凝治疗疗效显著;对肺动脉近端的慢性机化血栓可以行肺动脉血栓内膜剥脱术,有效的抗凝治疗可以防止疾病进一步发展。

有明确相关疾病或危险因素者，应治疗相关疾病如结缔组织病、肝病等，去除相关危险因素如减肥药、毒素等。

（二）药物治疗

近年来针对 PAH 肺血管功能和结构改变的药物治疗取得了较大进展。

1. 钙通道阻滞剂（CCB）　　CCB 通过抑制 Ca^{2+} 进入肺血管平滑肌细胞，扩张肺动脉，降低肺血管阻力，可明显降低静息及运动状态肺动脉压力和阻力。常用的 CCB 有硝苯地平和地尔硫䓬。心率较慢时通常选择硝苯地平，心率较快时选用地尔硫䓬。IPAH 患者的有效剂量通常较大，如硝苯地平为 120 ~ 240mg/d，地尔硫䓬 240 ~ 720mg/d。急性血管反应试验阳性患者治疗宜从较小剂量开始（硝苯地平 30mg，每日 2 次；地尔硫䓬 60mg，每日 3 次），数周内增加至最大耐受剂量。对新一代 CCB 如氨氯地平和非洛地平的有效性、耐受性及有效剂量尚缺乏评价。仅有少数患者，即急性血管反应试验阳性，对长期 CCB 治疗能持续保持反应，长期服用 CCB 使生存率得到改善。

2. 前列环素类药物　　前列环素可能通过以下机制起作用，松弛血管平滑肌、抑制血小板聚集、修复内皮细胞、抑制细胞迁移和增殖而逆转肺血管的重塑、改善肺部对 ET－1 的清除能力、增加肌肉收缩力、增强外周骨骼肌的氧利用、改善运动时血流动力学情况。前列环素类似物包括静脉用依前列醇、口服贝前列素、吸入依洛前列素等。

（1）依前列醇：半衰期短（在循环中仅 3 ~ 5 分钟），需持续中心静脉泵入，治疗可以从 2 ~ 4ng/（kg·min）开始，根据不良反应的情况逐渐加量至目标剂量，最初 2 ~ 4 周剂量为 10 ~ 15ng/（kg·min），为达到最佳疗效应继续加量，理想剂量为 20 ~ 40ng/（kg·min）。部分患者可能因突然停药而出现 PAH 反弹，使病情恶化甚至死亡，因此应避免突然停药。适用于各种类型的 PAH，包括 IPAH、结缔组织病所致 PAH、体—肺分流的先天性心脏病所致 PAH，以及门静脉高压、代谢病、HIV 感染等所致 PAH。

（2）曲前列环素：是一种三苯环的前列环素类似物，室温下仍保持稳定，可以采用皮下注射。不良反应与依前列醇类似，皮下注射部位的疼痛常限制剂量增加。

（3）贝前列环素钠：是第一个化学性质稳定、口服具有活性的前列环素类似物。空腹吸收迅速，口服后 30 分钟血药浓度达峰值，单剂口服的半衰期为 35 ~ 40 分钟。

（4）伊洛前列环素：是一种化学性质稳定的前列环素类似物，可通过静注、口服和雾化吸入给药。雾化吸入伊洛前列环素（万他维）可以选择性地作用于肺循环，具有一定优势。吸入沉积在肺泡的伊洛前列环素可以直接作用于肺泡壁上的小动脉而产生舒张作用。为确保药物能沉积在肺泡，应使雾化颗粒直径足够小（3 ~ 5μm）。单次吸入伊洛前列环素可使 mPAP 降低 10% ~ 20%，作用持续 45 ~ 60 分钟，需多次吸入才能维持疗效（每日 6 ~ 12 次）。该药耐受性较好。不良反应常有咳嗽、面部潮红和头痛。静脉用伊洛前列环素疗效与依前列醇相当。

3. ET－1 受体拮抗剂　　ET－1 是强血管收缩剂，并能刺激肺血管平滑肌细胞增殖。ET－1 有 A 和 B 两种受体，激活 ETA 受体使血管收缩，血管平滑肌细胞增殖；激活 ETB 受体则能促进血管扩张和 NO 释放。博森坦是最早合成的具有口服活性的 ET－1 受体拮抗剂，同时阻滞 ETA 受体和 ETB 受体。常用初始剂量为 62.5mg，每日 2 次。4 周后增量至 125 ~ 250mg，每日 2 次，至少服药 16 周。博森坦的量—效关系不明显，但其肝功能损害却与剂量成正比。除肝功损害外，其不良反应还包括贫血、致畸、睾丸萎缩、男性不育、液体滞留和下肢水肿等。

塞塔生坦（sitaxsentan）是一种具有口服活性的选择性 ETA 受体拮抗剂。剂量为 100 ~ 300mg，每日 1 次，共 12 周，肝功能损害发生率与剂量明显相关。塞塔生坦能够抑制华法林代谢过程中的肝酶 CYP2C9 P450 酶，与华法林同用时应减少华法林量。安博森坦（ambrisentan）是另一种选择性的、具有口服活性的 ETA 受体拮抗剂，初步研究显示其能改善患者的运动耐量、血流动力学状态。

4. 磷酸二酯酶抑制剂－5（PDE－5）　　西地那非是具有口服活性的选择性环磷鸟苷（cGMP）－PDE－5 抑制剂，通过增加细胞内 cGMP 浓度使平滑肌细胞松弛、增殖受抑而发挥药理作用。25 ~ 75mg 每日 3 次，均能改善心肺血流动力学状态和运动耐量，且不良反应发生率很低（如头痛、鼻腔充血和视力异常）。对于不适合应用已批准的治疗 PAH 的药物或治疗失败的患者，可考虑使用西地那非。2005年 6 月美国 FDA 已批准西地那非（20mg 每日 3 次）用于 PAH 的治疗。

5. NO 与 L-精氨酸 NO 是一种血管内皮舒张因子，吸入 NO 可激活肺血管平滑肌细胞内鸟苷酸环化酶，使细胞内 cGMP 水平增高，游离钙浓度降低，从而选择性扩张肺血管。L-精氨酸为 NO 的前体物质，口服或注射 L-精氨酸可促进 NO 合成。吸入 NO 或应用 L-精氨酸均能不同程度地降低肺动脉压。NO 的长期应用价值尚无充分证据。

6. 急性血管扩张试验与药物策略选择 PAH 病变早期血管平滑肌收缩经常存在，对药物治疗反应较好；晚期血管内膜和中层纤维化、血栓形成等限制了血管扩张，对治疗反应不佳，甚至出现矛盾反应。因此，ACCP 建议对所有 PAH 患者包括 IPAH 及结缔组织病、先天性体-肺分流、门静脉高压、HIV 感染、药物、毒素等危险因素相关性 PAH 均应进行急性血管扩张试验。急性血管扩张试验的首要目标就是筛选出可能对口服 CCB 治疗有效的患者，并通过试验选择进一步治疗方案。不应根据经验应用 CCB，以免加重患者病情。如 IPAH 患者病情不稳定或合并严重右心功能衰竭而无法接受 CCB 治疗时，则不必进行血管扩张试验。肺静脉高压、低氧性 PAH、栓塞性 PAH 以及其他类型 PAH，由于治疗原则不同，无须进行试验；对于合并严重右心衰竭或病情不稳定而无法接受 CCB 治疗者，也不必进行试验。

（1）试验药物和方法

1）一氧化氮吸入：$10 \times 10^{-6} \sim 20 \times 10^{-6}$。

2）静脉应用依前列醇：初始 2ng/（kg·min）持续静滴，以后每 10~15 分钟增加 2ng/（kg·min），一般不超过 12ng/（kg·min）。

3）静脉应用腺苷：初始 50μg/（kg·min），以后每 2 分钟增加 50μg/（kg·min），最大不超过 500μg/（kg·min）。用药过程中应用右心导管每 10~15 分钟监测一次血流动力学指标，当发生下列任何一种情况时中止试验：①肺动脉压下降达到目标值。②体循环收缩压下降 30% 或 <85mmHg。③心率增加 >40%。④心率 <65 次/min 并出现低血压症状。⑤发生不可耐受的头痛、头晕、恶心等不良反应。⑥血管扩张剂已用至最大剂量。

（2）判断标准：通过常规右心导管检查测量肺动脉压及肺血管阻力。其敏感性的评价标准尚未完全统一，ACCP 及 ESC 的评价标准为：应用血管扩张剂后肺动脉压力下降 10~35mmHg，心排血量增加或不变，表示肺血管对药物治疗反应良好，即急性血管反应性试验阳性。有研究表明，急性反应越敏感的患者，预示 CCB 长期有效的可能性越大。

急性血扩张试验阳性患者选择长期应用 CCB，其生存率能明显提高。目前主张小剂量开始，逐渐加大剂量，心功能不全患者慎用。对于 CCB 疗效判定，目前尚无统一的标准，多数资料建议 CCB 治疗过程中监测血流动力学变化，如治疗 12~16 周后 PAH 功能分级达到或维持 I 或 II 级、血流动力学接近正常者为有效，否则应改用其他药物治疗。

急性血管反应性试验阴性及 CCB 疗效不佳者，治疗上根据 PAH 功能分级的不同而不同。急性血管反应性试验阴性而 PAH 功能分级为 I 级或 II 级者，可口服非选择性 ET-1 受体拮抗剂波生坦治疗，能阻止甚至逆转肺血管重塑及右心室肥厚。选择性 ETA 受体拮抗剂塞塔生坦能明显改善心功能 II 级 PAH 患者的血流动力学，提高其 6 分钟步行距离。

PAH 功能 III 级或 IV 级患者的治疗药物包括前列环素类药物及 ET 受体拮抗剂。急性血管反应性试验阴性患者长期应用前列环素类药物仍然有效。ET 受体拮抗剂也适用于 PAH 功能分级 III 级或 IV 级的患者，能明显改善血流动力学，改善其功能分级。

以上治疗效果不佳者可考虑选择 PDE-5，西地那非能降低 PAH 患者平均肺动脉压和肺血管阻力，但它对体循环血流动力学也产生一定影响，ACCP 建议对于其他药物治疗无效的 PAH 患者可考虑应用西地那非。

7. 联合用药 恰当的联合用药可增加疗效，减少药物剂量，减轻毒副作用。西地那非能增强 NO 吸入的降压疗效，并能防止 NO 突然停用时的肺血管收缩；西地那非联合吸入依洛前列素较两者单用时肺血管阻力降低更为显著。长期静脉应用依前列醇效果不佳者，加用西地那非后血流动力学明显改善。其他药物的联合应用尚在进一步研究中。

（三）介入及手术治疗

介入及手术治疗均建议在有经验的医疗中心实施，以降低操作风险。

1. 房间隔球囊造口术　尽管右向左分流使体动脉血氧饱和度下降，但心房之间的分流可增加体循环血流量，结果氧运输增加。因此，房间隔缺损存在对严重 PAH 者可能有益。此外，心房水平分流能缓解右心房、室压力，减轻右心衰竭的症状和体征。适应证为晚期 NYHA 功能 Ⅲ、Ⅳ 级，反复出现晕厥和（或）右心衰竭者；肺移植术前过渡或其他治疗无效者。

2. 肺移植或心肺联合移植　肺和心肺移植术后 3 年和 5 年存活率分别为 55% 和 45%。目前更多实施双肺移植，对于艾森门格综合征以及终末期心力衰竭患者，应考虑施行心肺联合移植；对某些复杂缺损及某些室间隔缺损的患者，心肺联合移植存活率更高。肺移植或心肺联合移植适应证为晚期 NYHA 功能 Ⅲ、Ⅳ 级，经现有治疗病情无改善的患者。

3. 肺血栓动脉内膜剥脱术　对于明确的 CTEPH，且病变部位在近端，可考虑进行肺血栓动脉内膜切除术，手术必须在经验丰富的医学中心开展。

（唐华平）

第十章

重度睡眠呼吸暂停低通气综合征

第一节　概述

　　睡眠呼吸暂停低通气综合征（sleep apnea hypopnea syndrome，SAHS）是仅次于失眠的第二大睡眠障碍疾患，可引起严重的低氧血症及睡眠紊乱，与高血压、心律失常、心脑血管疾病及呼吸衰竭等疾病的发生密切相关，少数患者可夜间猝死。此外，由于白天嗜睡、记忆力及反应能力受损，患者的工作能力下降，意外事故的发生率增加。正因如此，SAHS已成为一门新兴的边缘学科（睡眠医学）的重要组成部分，日益受到国内外医学界的广泛重视。近年来随着无创通气技术的广泛应用，SAHS的治疗也取得了突破性进展。

　　成人睡眠呼吸障碍性疾患主要包括阻塞型睡眠呼吸暂停低通气综合征（olbstructivesleepapnea hypopnea syndrome，OSAHS）、中枢型睡眠呼吸暂停低通气综合征（central sleep apnea hypopnea syndrome，CSAHS）、睡眠低通气综合征（sleep hypoventilation syndrome）及重叠综合征（overlap syndrome）。睡眠呼吸暂停指睡眠时间歇性发生的口鼻呼吸气流消失持续10秒钟以上。睡眠呼吸暂停（sleep apnea，SA）可分为阻塞型、混合型及中枢型三种。阻塞型睡眠呼吸暂停（obstructive sleep apnea，OSA）指上气道完全阻塞，呼吸气流消失但胸腹呼吸运动仍存在；中枢型睡眠呼吸暂停（central sleep apnea，CSA）时，呼吸气流及胸腹部的呼吸运动均消失；混合型睡眠呼吸暂停（mixed sleepapnea，MSA）兼有两者的特点，一般先出现CSA，接着为OSA。二者常出现在同一患者的睡眠过程中，但以其中的一种为主。睡眠呼吸暂停低通气综合征（SAHS）指由于睡眠时频发呼吸暂停导致低氧血症和睡眠紊乱，从而引起的一系列病理生理改变及日间不适症状。以OSAHS最为常见，占90%以上，其次为CSAHS，混合型睡眠呼吸暂停低通气综合征（MSAHS）在成人中少见。临床上将AHI超过5次/小时，但无症状的个体称为阻塞性睡眠呼吸暂停低通气者（OSAH），而并非"综合征"患者。上气道部分塌陷时，呼吸气流虽未彻底消失，但通气量已不能满足机体需要，称为睡眠通气不足，其定义为呼吸气流下降至基础值的20%～50%，且伴血氧饱和度（SaO_2）下降4%以上或觉醒，临床后果及诊治与SA相同。上气道阻力综合征（UARS）是由于入睡后上气道阻力异常增加所致的睡眠障碍性疾患。患者以白天嗜睡为主要症状，系因夜间频繁觉醒，睡眠质量下降所致。呼吸气流并无减低，血氧正常。

　　在欧美等发达国家，SAHS的成人患病率2%～4%，我国香港中年男性SAHS的患病率为4.1%。国内多家医院的流行病学调查显示有症状的SAHS的患病率在3.5%～4.8%，且南北差异不明显。男女患者的比率大约为（2～4）∶1，进入更年期后，女性的发病率明显升高。老年人睡眠时呼吸暂停的发生率增加，但65岁以上的重症患者减少。

（唐华平）

第二节　病因及发病机制

一、阻塞型睡眠呼吸暂停的病因及发生机制

睡眠呼吸暂停并非一独立的疾病，而是多种病变的一种共同病理表现，其发生是多种因素共同作用的结果。全面了解这些易患因素，对指导进一步的治疗有帮助。如对部分存在上气道解剖狭窄者，外科手术治疗可能取得良效。

OSA 发生的关键在于睡眠时咽气道的塌陷。气道阻塞的部位可以在鼻咽部、口咽部或喉咽部，80% 以上的患者为口咽和喉咽部的联合阻塞。引起上气道阻塞的原因既有解剖上的异常，又有功能上的缺陷。它们都是通过增加咽气道的可塌陷性、影响其开放与关闭的力量对比而发挥作用。

咽气道缺少骨性或软骨性结构的支持，是一种肌肉组成的软性管道，具有可塌陷性。OSA 患者由于咽气道本身存在解剖及功能上的缺陷，加之肥胖、水肿的影响，其可塌陷性进一步增加。引起咽气道关闭的主要力量是咽气道内的负压，它由膈肌及其他呼吸肌在吸气时的收缩运动产生；以颏舌肌为主的咽扩张肌的活动是对抗咽腔内负压、维持上气道开放的主要力量。入睡后，呼吸中枢驱动降低，咽扩张肌的活动减弱，上气道阻力增加；呼吸驱动降至一定水平时，膈肌等吸气肌产生的咽腔负压占优势，当超过咽气道壁所能承受的"临界压力"（critical pressure）时，维持气道开放与关闭的力量平衡被打破，气道塌陷，出现 OSA。在 OSA 发生过程中，血氧逐渐降低、CO_2 逐渐升高，咽腔内负压增加，它们均通过刺激相应的化学及压力感受器，兴奋脑干网状激活系统而引起短暂觉醒，气流恢复，OSA 结束。如化学感受器的敏感性降低、压力感受性反射受抑、呼吸肌功能障碍以及饮酒、麻醉、镇静安眠药均可致觉醒能力降低而延长 OSA 持续时间。

二、中枢型睡眠呼吸暂停的病因及发生机制

发生中枢型睡眠呼吸暂停时，中枢呼吸驱动暂时丧失，气流及胸腹部的呼吸运动全部消失，胸腔内的负压为零。CSA 与呼吸控制功能失调的关系较为明确。

陈 – 施呼吸（Cheyne – Stokes respiration）及周期性呼吸都是 CSA 的常见类型，多在 NREM 睡眠 Ⅰ、Ⅱ 期出现，见于心功能不全及初入高原者。入睡后，呼吸中枢的高 CO_2 反应性下降，即反应阈值升高，$PaCO_2$ 不足以兴奋呼吸，出现 CSA；随着 SA 时间的延长，$PaCO_2$ 逐渐升高，重新达到反应阈值后，患者发生短暂觉醒，呼吸恢复，中枢的高 CO_2 反应阈值随之降低，较高的 $PaCO_2$ 水平即引起过度通气，$PaCO_2$ 降至较低的水平。重新入睡后，再次发生 CSA，周而复始，反复循环。由此可见，睡眠时呼吸中枢对高 CO_2 低氧的敏感性愈差，即反应阈值愈高，愈容易发生 CSA；入睡后觉醒愈多，呼吸控制功能愈不稳定，愈容易发生 CSA；在 NREM 睡眠 Ⅰ、Ⅱ 期，由于睡眠较浅，容易发生觉醒，故容易发生 CSA；随着睡眠的加深，进入 NREM Ⅲ、Ⅳ 睡眠期，觉醒次数减少，呼吸调节趋于稳定，CSA 次数减少。进入 REM 睡眠期，随意调节功能仍起一定作用，呼吸对化学性调节的依赖程度减轻，CSA 也有减少的趋势。

（唐华平）

第三节　临床表现

SAHS 患者的临床症状复杂多样，轻重不一，不少患者白天并无不适。临床症状除包括与 SA 本身直接有关者外，SA 引起的多系统损害也可引起相应的临床症状。

一、阻塞性睡眠呼吸暂停低通气综合征

本病主要见于男性，肥胖者较多，随年龄增长其发病率也升高。主要临床特点反映其危险因素：肥

胖（尤其是上身）；颈围增加；狭窄的咽部（扁桃腺增生、软腭、腭垂和舌体肥大以及侧壁扁桃腺周围狭窄）；下颌后缩；小下颌为其主要危险因素。OSAHS 患者出现高血压、冠心病、肺心病、糖尿病、继发性红细胞增多症等并发症时还可有相应的症状和体征。

几乎所有的患者均有不同程度的打鼾，并多有睡眠中憋醒的经历，多因此而就诊。由于睡眠质量差，醒来自觉头痛、不解乏，并出现明显的白天嗜睡，可有记忆力减退、注意力不集中等智能方面的障碍。有的患者还可出现性功能减退、遗尿等临床表现。

阻塞性睡眠呼吸暂停患者的症状典型，主要的危险因素相对明显。通常患者入睡并无困难，尽管有人主诉有失眠，常常有频繁的夜间唤醒和睡眠片断，偶尔，有醒来喷鼻息或窒息，但更经常的是由于排尿而醒来。夜间多尿，部分由于阻塞性睡眠呼吸暂停引起，很可能和出现在阻塞性睡眠呼吸暂停事件期间的胸膜腔负压增大有关。胸膜腔负压增大牵拉右心房壁并因此促进心房钠尿肽的产生。常见表现为：①大声、习惯性打鼾。②目击的呼吸暂停。③夜间频繁唤醒。④睡眠期间的窒息发作。⑤夜尿。⑥不能恢复精力的睡眠、晨起头痛。⑦过度白天嗜睡。⑧交通和/或工作相关的事故。⑨易激惹、记忆力差、性格改变。⑩性欲减退。

配偶可提供更多的关于患者出现在睡眠期间不良事件的信息。配偶诉患者有打鼾，鼾声常常已经持续很多年。阻塞性睡眠呼吸暂停的鼾声很大（在相邻的房间也能听到），并且是习惯性的（每夜出现）。声音如此之大以致配偶常常去另一个房间睡觉。也有目击到的睡眠呼吸暂停和出现在呼吸暂停末的大的喷鼻息或窒息。偶尔，在中止呼吸暂停事件的微觉醒期间，配偶能见到患者手臂使劲地胡乱挥动或其他大的不自主运动。

由于反复出现的呼吸暂停事件，睡眠呼吸暂停患者有严重的睡眠片断，导致慢波睡眠（3 期和 4 期或 delta 睡眠）和 REM 睡眠减少。因此，有睡眠呼吸暂停的患者在早晨醒来时并不觉得精力恢复，常常出现早晨出发困难，白天嗜睡。轻度睡眠呼吸暂停的患者一般感觉白天疲倦、昏昏欲睡，晚上只要坐下来看报纸或看电视，很快入睡。严重的患者，在很多情况下都能不合时宜地很快入睡（如面对面谈话、打电话或吃饭时）。因此，他们的睡眠是不能控制的。有的患者在驾车或遇红绿灯时入睡。睡眠呼吸暂停患者可能易激惹，他们的配偶可能诉患者有性格改变。性功能障碍也常见（如即使勃起功能正常，但性欲减少），睡眠呼吸暂停患者也存在夜间心悸或心律失常。

二、中枢性睡眠呼吸暂停低通气综合征

区别于 OSAHS，中枢性睡眠呼吸暂停临床特点为：①正常体型。②失眠，有嗜睡。③睡眠时有唤醒。④打鼾轻和间歇性。⑤性功能障碍轻。⑥抑郁。

（戚　明）

第四节　辅助检查

一、阻塞性睡眠呼吸暂停低通气综合征

1. 实验室检查　部分患者可出现红细胞和血色素升高。动脉血气分析可有不同程度的低氧血症和二氧化碳分压升高。

2. 心电图　可出现心律失常，如有高血压、肺动脉高压，则有相应所见。

3. 肺功能　部分可表现为限制性通气功能障碍。

4. 初筛检查　多采用便携式睡眠监测仪检查，单纯血氧饱和度监测、口鼻气流＋血氧饱和度、口鼻气流＋鼾声＋血氧饱和度＋胸腹运动等，主要适用于基层患者或由于睡眠环境改变或导联过多而不能在睡眠监测室进行检查的一些轻症患者，用来除外 OSAHS 或初步筛查 OSAHS 患者，也可应用于治疗前后对比及患者的随访。

5. 多导睡眠图（poly somno graphy，PSG）监测　如下所述。

（1）整夜 PSG 监测：是诊断 OSAHS 的"金标准"，包括二导脑电图（EEG）多采用 C3A2 和 C4A1、二导眼电图（EOG）、下颌颏肌电图（EMG chin）、心电图（ECG）、口鼻呼吸气流、胸腹呼吸运动、血氧饱和度、体位、鼾声、胫前肌 EMG 等，正规监测一般需要整夜不少于 7 小时的睡眠。其适用指征为：①临床上怀疑为 OSAHS 者。②临床上其他症状、体征支持患有 OSAHS，如夜间哮喘、肺或神经肌肉疾患影响睡眠。③难以解释的白天低氧血症或红细胞增多症。④原因不明的夜间心律失常、夜间心绞痛、清晨高血压。⑤监测患者夜间睡眠时低氧程度，为氧疗提供客观依据。⑥评价各种治疗手段对 OSAHS 的治疗效果。⑦诊断其他睡眠障碍性疾患。

（2）夜间分段 PSG 监测：在同一晚上的前 2~4 小时进行 PSG 监测，之后进行 2~4 小时的持续气道正压通气（continuous positive airway pressure，CPAP）压力调定。其优点在于可以减少检查和治疗费用，只推荐在以下情况采用：①AHI > 20 次/小时，反复出现持续时间较长的睡眠呼吸暂停或低通气，伴有严重的低氧血症。②因睡眠后期快动眼相（rapid eye movement，REM）睡眠增多，CPAP 压力调定的时间应 >3 小时。③当患者处于平卧位时，CPAP 压力可以完全消除 REM 及非 REM 睡眠期的所有呼吸暂停、低通气及鼾声。如果不能满足以上条件，应进行整夜 PSG 监测并另选整夜时间进行 CPAP 压力调定。

（3）午后小睡的 PSG 监测：对于白天嗜睡明显的患者可以试用，通常需要保证有 2~4 小时的睡眠时间（包括 REM 和 NREM 睡眠）才能满足诊断 OSAHS 的需要，因此存在一定的失败率和假阴性结果。

（4）多次睡眠潜伏期试验（multiple sleep latency test，MSLT）：通过让患者白天进行一系列的小睡来客观判断其白天嗜睡程度的一种检查方法。每 2 小时测试一次，每次小睡持续 30 分钟，计算患者入睡的平均潜伏时间及异常 REM 睡眠出现的次数，睡眠潜伏时间 <5 分钟者为嗜睡，5~10 分钟为可疑嗜睡，>10 分钟者为正常。

二、中枢性睡眠呼吸暂停低通气综合征

1. 多导睡眠图（PSG）　是确诊本病的重要检查手段。该项检查同步记录患者睡眠时的脑电图、肌电图、口鼻气流、胸腹呼吸运动、动脉血氧饱和度、心电图等多项指标，可准确地了解患者睡眠时呼吸暂停及低通气的情况。

2. 其他　包括其他原发病的检查，如头颅 CT、MRI 等。

（戚　明）

第五节　诊断和鉴别诊断

一、诊断标准

全夜 7 小时的睡眠中发生呼吸暂停和/或低通气达 30 次以上或每小时超过 5 次且伴有相临床症状者，即可诊断为 SAHS。经无创通气治疗后，相应的临床症状随 SA 减少而改善有助于确立诊断。

二、诊断方法

1. 体检　除常规的体检外，对 SAHS 患者应注意以下几个方面。肥胖是 SA 的易患因素之一，其危险度是性别的 4 倍、年龄的 2 倍。颈围是反映睡眠时上气道口径及功能特异性较强的指标。上气道解剖狭窄同时伴睡眠不好及白天嗜睡，常提示存在 SA，而且有手术治疗的可能。合并存在心肺疾患均会引起低氧血症而致呼吸调节不稳定，诱发 SA。口唇发绀、下肢水肿可见于并发白天肺泡通气不足者。测定睡前及醒后血压，有助于了解高血压与 SAHS 的关系。如体检有甲状腺功能减退的征象，需进一步检查。

2. 辅助检查　头颅 X 线检查可以定量地了解颌面部异常的程度，鼻咽镜检查有助于评价上气道解

剖异常的程度, 对考虑手术治疗有帮助。疑甲状腺功能低下者可测定甲状腺激素水平。疑白天通气不足或出现呼吸衰竭者可行血常规、血气分析及肺功能检查。动态心电图检查发现睡眠心律失常或睡眠状态下心率波动幅度较大者, 常提示 SAHS 的可能。

3. 睡眠呼吸监测　在配偶及家属的帮助下, 通过仔细询问病史及系统查体能够基本了解患者的睡眠及呼吸情况, 提供有关 SAHS 的诊断线索、提示可能病因及并发症, 并初步判断其严重程度。但要最后确立或排除诊断, 须到睡眠中心应用 PSG 进行睡眠呼吸监测。

近年来, 传统的有纸记录已逐渐被计算机化的数据采集、储存及分析系统取代, 家庭化、病床边的简易初筛装置甚至通过远程中心工作系统遥控监测也得到了应用。因 PSG 费用昂贵, 且部分患者异地入睡困难, 夜间 SaO_2 动态监测可作为筛选。

4. 试验性无创通气治疗　试验性无创正压通气治疗后症状明显改善支持睡眠呼吸障碍的诊断, 反之考虑其他睡眠障碍性疾患, 而 SAHS 患者经正规治疗后白天嗜睡仍未完全改善者, 有并发其他睡眠障碍性疾患的可能。

三、病情严重程度的评价

SAHS 患者病情的严重程度决定患者是否需要进行治疗。目前尚无公认的 SAHS 病情评价标准, 单纯根据 PSG 睡眠呼吸监测结果可以将 SAHS 患者的病情分为正常 (AHI < 5)、轻度 (AHI 5 ~ 15)、中度 (AHI 15 ~ 30) 和重度 (AHI > 30), 大规模多中心临床试验睡眠心脏健康研究 (SHHS) 证实 AHI 在 15 次/小时以上可导致心脑血管并发症的增加。结合临床和实验室检查资料进行的 SAHS 严重程度分级 (表 10 - 1) 可能更具实用性。

表 10 - 1　基于临床和检查资料进行的 SAHS 严重程度分级

无症状	可观察到偶发的呼吸暂停
轻度	有一定程度的嗜睡, 与呼吸暂停有关, 并有心血管疾病的风险
中度	嗜睡影响生活, 有与呼吸紊乱相关的睡眠障碍、心血管疾病风险
重度	导致功能减退的嗜睡和心肺功能不全、神经行为损害、呼吸暂停重

四、鉴别诊断

SAHS 可累及全身各个系统, 临床表现复杂多样, 缺少特异性, 极易被误诊为其他系统的疾病, 如神经症、心脏病。避免误诊、漏诊的关键在于加强对睡眠呼吸障碍性疾患的认识。白天嗜睡是 SAHS 最突出的症状之一, 也是患者就诊的主要原因, 应加以鉴别 (表10 - 2)。

表 10 - 2　引起成年人白天嗜睡的常见原因

内源性因素	外源性因素	生物节律紊乱	其他
发作性睡病	睡眠习惯不良	时差	抑郁症
周期性嗜睡症	环境原因	倒班	酒精成瘾
原发性嗜睡症	睡眠不足	睡眠 - 觉醒周期不规律帕金森病	
外伤后嗜睡	服用镇静安眠药	睡眠时相延迟或提前	
腿动综合征	饮酒		
睡眠呼吸暂停低通气综合征			

(戚　明)

第六节　治疗

一、病因治疗

甲状腺功能减退是 SA 肯定的病因之一，甲状腺素替代治疗后 SA 常可减轻或消失。半数心力衰竭患者可出现 SA，以 CSA 为主，经药物治疗心功能改善后，CSA 可以好转。

二、氧疗

对于绝大多数 SAHS 患者，氧疗并无必要；有氧疗指征者，也应与气道持续正压通气结合进行，以免单纯吸氧延长 SA 持续时间而引起 CO_2 潴留、加重睡眠紊乱。

三、一般治疗

指导患者养成良好的睡眠习惯，获得足够的睡眠时间及最好的睡眠质量。减肥、戒烟、戒酒、慎用镇静安眠药物、侧卧位睡眠及应用鼻黏膜收缩剂滴鼻保持鼻道通畅，对轻症患者及单纯打鼾者可能有效。

四、药物治疗

甲羟孕酮、乙酰唑胺具有呼吸兴奋作用，均曾被试用于治疗 CSAHS，但由于疗效差、不良反应大，现已少用。

五、持续气道正压通气治疗

应用持续气道正压通气（CPAP）治疗 OSA 的主要原理是通过增加咽腔内的正压来对抗吸气负压、防止气道塌陷。最早于 1981 年应用，对 OSAHS 及 CSAHS 均有效，目前已成为治疗 SAHS 的首选方法。更符合生理特点的双水平持续正压通气机（BiPAP）及智能型 CPAP 呼吸机已应用于临床。主要问题是加强随诊，提高患者对长期使用的依从性。

六、口器治疗

主要有下颌移动装置及固舌装置，是针对喉咽部狭窄的治疗手段。前者通过前移下颌骨使舌体前移而扩大上气道，后者直接牵拉舌体而防止舌根后坠。对轻、中度 SAHS 患者或不耐受 CPAP 治疗者可试用。

七、手术治疗

手术治疗主要基于两个目的：①绕开睡眠时易发生阻塞的咽气道，建立第二呼吸通道。②针对不同的阻塞部位，去除解剖狭窄、扩大气道。由于其有创性及疗效有限，除一些具有手术适应证者、年轻轻症患者或 CPAP 治疗失败者外，手术治疗对大多数 OSAHS 患者不作为首选；对 CSAHS 患者无效。主要术式有气管切开造口术，悬雍垂咽软腭成形术（UPPP），扁桃体、腺样体切除术，鼻中隔偏曲矫正、鼻息肉摘除、鼻甲切除等鼻部手术及针对喉咽部解剖狭窄的手术如和骨前徙术、舌骨悬吊术、舌成形术。

总之，治疗 OSA 的手术复杂多样，必须仔细进行术前检查，严格选择手术适应证，必要时联合应用多种术式分期进行。

（戚　明）

第十一章

急性呼吸窘迫综合征

第一节 概述与发病机制

一、概述

急性呼吸窘迫综合征（acute respiratory distress syndrome，ARDS）是以低氧血症为特征的急性起病的呼吸衰竭。病理基础是各种原因引起的肺泡-毛细血管损伤，肺泡膜通透性增加，肺泡表面活性物质破坏，透明膜形成和肺泡萎陷，肺顺应性降低、通气血流比例失调和肺内分流增加是 ARDS 典型的病理生理改变，进行性低氧血症和呼吸窘迫为 ARDS 特征性的临床表现。

1967 年 Ashbaugh 首先描述并提出 ARDS。4 年以后，"成人呼吸窘迫综合征"被正式推广采用。根据病因和病理特点不同，ARDS 还被称为休克肺、灌注肺、湿肺、白肺、成人肺透明膜病变等。1992 年欧美危重病及呼吸疾病专家召开 ARDS 联席会议，以统一概念和认识，提出了 ARDS 的现代概念和诊断标准。①急性而非成人：ARDS 并非仅发生于成人，儿童亦可发生。成人并不能代表 ARDS 的特征，急性却能反映 ARDS 起病的过程。因此，ARDS 中的"A"由成人（adult）改为急性（acute），称为急性呼吸窘迫综合征。②急性肺损伤与 ARDS 是连续的病理生理过程：急性肺损伤是感染、创伤后出现的以肺部炎症和通透性增加为主要表现的临床综合征，强调包括从轻到重的较宽广的连续病理生理过程，ARDS 是其最严重的极端阶段。这一认识反映了当前 ARDS 概念的转变和认识的深化，对早期认识和处理 ARDS 显然是有益的。③ARDS 是多器官功能障碍综合征的肺部表现：ARDS 是感染、创伤等诱导的全身炎症反应综合征（SIRS）在肺部的表现，是 SIRS 导致的多器官功能障碍综合征（MODS）的一个组成部分，可以肺损伤为主要表现，也可继发于其他器官功能损伤而表现为 MODS。④推荐的诊断标准包括：急性发病；胸部 X 线片表现为双肺弥散性渗出性改变；氧合指数（PaO_2/FiO_2）小于 300mmHg；肺动脉嵌顿压（PAWP）≤18mmHg，或无左心房高压的证据，达上述标准为急性肺损伤（ALI），PaO_2/FiO_2 小于 200mmHg 为 ARDS。

创伤是导致 ARDS 的最常见原因之一。根据肺损伤的机制，可将 ARDS 病因分为直接性和间接性损伤。创伤后 ARDS 病因复杂，常有多因素交叉作用。早期主要是直接损伤，包括肺钝挫伤，吸入性损伤和误吸，后期主要为间接性损伤，主要是持续的创伤性休克，挤压综合征和急性肾损伤，积极的液体复苏以及创面的反复感染和菌血症。由于这些因素的长期作用，导致创伤后 ARDS 病程持续时间较长，而且可以出现多次反复，临床上必须高度重视。

时至今日，虽然 ARDS 治疗策略不断改进和更新，但与 1967 最初提出 ARDS 相比，ARDS 的病死率没有显著改善，仍高达 30%～40%。患者年龄、病变严重程度、导致 ARDS 病因以及是否发展为 MODS 均是影响 ARDS 预后的主要因素。其中，感染导致的 ARDS 患者病死率高于其他原因引起的 ARDS。研究表明，发病早期低氧血症的程度与预后无相关性；而发病后 24～72 小时之间 OI 的变化趋势可反映患者预后；另外，肺损伤评分（LIS）（表 11-1）也有助于判断预后，有研究显示，LIS＞3.5 患者生存率为 18%，2.5＜LIS＜3.5 生存率为 30%，1.1＜LIS＜2.4 生存率为 59%，LIS＜1.1 生存率可达 66%。

表 11 – 1 LIS 评分表

	胸片	低氧血症 （PaO_2/FiO_2） （mmHg）	PEEP 水平 （mmHg）	呼吸系统顺应性 （mL/cmH$_2$O）
0 分	无肺不张	≥300	≤5	≥80
1 分	肺不张位于 1 个象限	225 ~ 299	6 ~ 8	60 ~ 79
2 分	肺不张位于 2 个象限	175 ~ 224	9 ~ 11	40 ~ 59
3 分	肺不张位于 3 个象限	100 ~ 174	12 ~ 14	20 ~ 39
4 分	肺不张位于 4 个象限	<100	≥15	≤19

注：上述 4 项或 3 项（除肺顺应性）评分的总和除以项目数（分别为 4 或 3），得到肺损伤评分结果。

二、发病机制

虽然 ARDS 病因各异，但发病机制基本相似，不依赖于特定病因。大量研究表明，感染、创伤等各种原因引发的全身炎症反应综合征（SIRS）是 ARDS 的根本原因。其中炎症细胞如多形核白细胞（PMN）的聚集和活化、花生四烯酸（AA）代谢产物以及其他炎症介质为促进 SIRS 和 ARDS 发生发展的主要因素，彼此之间错综存在，互为影响。

（一）炎症细胞的聚集和活化

1. 多形核白细胞　多形核白细胞（PMN）介导的肺损伤在 ARDS 发生发展中起极为重要的作用。研究显示，ARDS 早期，支气管肺泡灌洗液（BALF）中 PMN 数量增加，PMN 蛋白酶浓度升高，两者与 ALI 的程度和患者的预后直接相关。由脓毒血症导致 ARDS 而死亡的患者 BALF 中，PMN 及其蛋白酶浓度持续升高。

正常情况下，PMN 在肺内仅占 1.6%，PMN 包括中性、嗜酸性和嗜碱性粒细胞，其中中性粒细胞所占比例最高，对 ARDS 的发生和发展的作用也最大。机体发生脓毒血症后数小时内，肺泡巨噬细胞产生白介素（ILs）和肿瘤坏死因子 α（TNF - α），同时上调肺毛细血管内皮细胞和中性粒细胞表面黏附分子的表达，均促进 PMN 在肺内积聚和活化，通过释放蛋白酶、氧自由基、花生四烯酸（AA）代谢产物等损伤肺泡毛细血管膜。另外 PMN 还可通过释放上述炎症介质激活补体、凝血和纤溶系统，诱发其他炎症介质的释放，产生瀑布级联反应，形成恶性循环，进一步促进和加重肺损伤。在 ARDS 发生和发展的过程中，PMN 发挥着中心作用。

2. 巨噬细胞　为多功能细胞，主要来自骨髓内多核细胞，在机体的防御中起重要作用。根据所在部位不同，巨噬细胞分为不同亚型，包括肺泡巨噬细胞、肺间质和肺血管内巨噬细胞、胸膜巨噬细胞、血管巨噬细胞和支气管巨噬细胞等。肺泡巨噬细胞主要分布在肺泡膜表面的一层衬液中，是体内唯一能与空气接触的细胞群，组成肺组织的第一道防线。受到毒素等的刺激后产生炎症介质如肿瘤坏死因子（TNF）- α、白细胞介素（IL）- 1 等细胞因子和白三烯等，有助于杀灭病原体；同时在肺泡局部释放大量氧自由基、蛋白溶解酶，强烈趋化 PMN 在肺内聚集，进一步促进炎症介质大量释放，导致肺泡 - 毛细血管损伤。肺间质巨噬细胞与间质内其他细胞及细胞外基质密切接触，具有较强的调节功能，形成肺组织防御的第二道防线。该细胞产生和释放炎症介质的能力明显低于肺泡巨噬细胞，但有较强的分泌 IL - 1 和 IL - 6 的功能。肺血管内巨噬细胞受到毒素等刺激后，也可产生氧自由基、溶酶体酶、前列腺素和白三烯等炎症介质，参与 ALI 的发病。

3. 淋巴细胞　耗竭绵羊的 T 淋巴细胞可缓解内毒素诱导的肺动脉高压，提示 T 淋巴细胞可能释放 TXA$_2$，参与 ARDS 发生。

4. 上皮细胞和内皮细胞　有害气体吸入后，首先损伤肺泡上皮细胞。而创伤或感染等产生的有害物质首先损伤肺毛细血管内皮细胞，释放氧自由基，并表达黏附分子。黏附分子诱导粒细胞和巨噬细胞黏附于血管内皮，损伤内皮细胞。研究表明，肺毛细血管内皮细胞损伤 2 小时后可出现肺间质水肿，严重肺损伤 12～24 小时后可出现肺泡水肿。

（二）炎症介质合成与释放

1. 花生四烯酸代谢产物　花生四烯酸（AA）存在于所有的细胞膜磷脂中，经磷脂酶 A_2（PLA_2）催化后通过两个途径代谢产生氧化产物。经脂氧酶催化，最终转化为白三烯 A_4（LTA_4）、LTB_4、LTC_4 和 LTD_4 等物质。LTB_4 具有强大的化学激动和驱动作用，PMN 的趋化活性几乎全部来源于 LTB_4。LTC_4 和 LTD_4 具有支气管平滑肌和毛细血管收缩作用，增加血管渗透性。另外经环氧合酶途径代谢为前列腺素 $F_{2\alpha}$（$PGF_{2\alpha}$）、PGE_2、PGD_2、血栓素 A_2（TXA_2）和前列环素（PGI_2）。TXA_2 显著降低细胞内环磷酸腺苷（cAMP）水平，导致血管的强烈收缩和血小板聚集。PGI_2 主要来自血管内皮细胞，可刺激腺苷酸环化酶，使细胞内 cAMP 水平升高，因此具有对抗 TXA_2 的作用。

脓毒血症、休克、弥散性血管内凝血等导致 TXA_2 与 PGI_2 的产生和释放失调，是引起肺损伤的重要因素。ARDS 动物的血浆和肺淋巴液中 TXA_2 水平明显升高，布洛芬、吲哚美辛等环氧化酶抑制剂能部分缓解 ARDS，ARDS 患者及动物血浆中 LT 亦明显升高。AA 代谢产物是导致 ARDS 的重要介质。

2. 氧自由基　氧自由基（OR）是诱导 ARDS 的重要介质。PMN、肺泡巨噬细胞等被激活后，细胞膜上 NADPH 氧化酶活性增强，引起呼吸爆发，释放大量 OR。OR 包括超氧阴离子（O_2^-）、羟自由基（OH^-）、单线态氧（$^1O_2$）和过氧化氢（H_2O_2）。OR 对机体损伤广泛，损伤机制主要包括：①脂过氧化：主要作用于生物膜磷脂的多不饱和脂肪酸，形成脂过氧化物，产生大量丙二醛及新生 OR。该反应一旦开始，则反复发生。细胞膜上的多不饱和脂肪酸的损失及丙二醛的作用可使细胞膜严重损伤，导致细胞功能改变。细胞线粒体膜受损伤后，失去正常氧化磷酸化过程，导致三羧酸循环障碍和细胞呼吸功能异常。溶酶体膜损伤导致溶酶体酶释放和细胞自溶。核膜的破坏可造成 DNA 等物质损伤。②蛋白质的氧化、肽链断裂与交联：OR 可氧化 α_1-抗胰蛋白酶等含巯基的氨基酸，使该类酶和蛋白质失活。③OR 可导致 DNA 分子的断裂，从而影响细胞代谢的各个方面。④与血浆成分反应生成大量趋化物质，诱导粒细胞在肺内聚集，使炎症性损伤扩大。

3. 蛋白溶解酶　蛋白溶解酶存在于白细胞的颗粒中，白细胞、巨噬细胞等炎症细胞激活时可释放大量蛋白溶解酶，直接参与 ARDS 的发生发展。主要包括中性粒细胞弹性蛋白酶、胶原酶和组织蛋白酶等，其中中性粒细胞弹性蛋白酶具有特异性水解弹性蛋白的作用，破坏力最强。弹性蛋白是构成气血屏障细胞外基质的主要成分，被分解后上皮细胞之间的紧密连接破坏，大量蛋白和活性物质渗透至肺间质。中性粒细胞弹性蛋白酶还分解胶原蛋白和纤维连接蛋白等结构蛋白；降解血浆蛋白；激活补体；诱导细胞因子表达，分解表面活性蛋白，降低表面活性物质的作用。可见中性粒细胞弹性蛋白酶的多重效应构成一个级联网络而形成恶性循环。正常肺组织有 α_1-抗胰蛋白酶（α_1-AT）等抑制物对抗中性粒细胞弹性蛋白酶的破坏作用。但随着病情的发展，机体 α_1-AT 保护性作用受到破坏，导致急性肺损伤。

4. 补体及凝血和纤溶系统　补体激活参与 ARDS 发生。ARDS 发病早期，首先补体系统被激活，血浆补体水平下降，而降解产物 C3a 和 C5a 水平明显升高，导致毛细血管通透性增加。脓毒血症导致的细菌毒素或细胞损伤等可直接激活凝血因子Ⅻ，引起凝血系统的内源性激活，导致高凝倾向和微血栓形成，是导致 ARDS 的重要原因；Ⅻa 可使激肽释放酶原转化为激肽释放酶，引起缓激肽的大量释放，诱导肺毛细血管扩张和通透性增高，导致肺损伤。

5. 血小板活化因子　血小板活化因子（PAF）主要来自血小板、白细胞和血管内皮细胞。血小板受到血循环中的致病因子或肺组织炎症的刺激，在肺内滞留、聚集，并释放 TXA_2、LTC_4、LTD_4 和 PAF 等介质。PAF 引起肺-毛细血管膜渗透性增加的机制为：①PAF 是很强的趋化因子，可促使 PMN 在肺内聚集，释放炎症介质。②PAF 作用于肺毛细血管内皮细胞膜受体，通过第二信使磷酸肌醇的介导，使内皮细胞中 Ca^{2+} 浓度升高，使微丝中的肌动蛋白等收缩成分收缩，内皮细胞连接部位出现裂隙，通透性增加。

6. 肿瘤坏死因子　肿瘤坏死因子（TNF-α）是肺损伤的启动因子之一。主要由单核-巨噬细胞产生。TNF-α可使PMN在肺内聚集、黏附、损伤肺毛细血管内皮细胞膜，并激活PMN释放多种炎症介质；刺激PCEC合成前凝血质和纤溶酶原抑制物；刺激血小板产生PAF；导致凝血-纤溶平衡失调，促使微血栓形成。TNF-α还能抑制肺毛细血管内皮细胞膜增生，增加血管的渗透性。

7. 白细胞介素　与ARDS关系密切的白细胞介素（IL）包括IL-1、IL-8等。IL-1主要由单核-巨噬细胞产生，是急性相反应的主要调节物质，亦为免疫反应的始动因子，具有组织因子样促凝血作用。IL-1与IL-2和γ干扰素同时存在时可显著增强PMN趋化性。IL-1还诱导单核-巨噬细胞产生IL-6、IL-8、PGE_2等。IL-8是PMN的激活和趋化因子，IL-8不能被血清灭活，在病灶内积蓄，导致持续炎症反应效应。

（三）肺泡表面活性物质破坏

表面活性物质的异常是ARDS不断发展的主要因素之一。表面活性物质由肺泡Ⅱ型上皮细胞合成，为脂质与蛋白质复合物，其作用包括：降低肺泡气液界面的表面张力，防止肺泡萎陷；保持适当的肺顺应性；防止肺微血管内液体渗入肺泡间质和肺泡，减少肺水肿的发生。脓毒血症、创伤等导致Ⅱ型肺泡上皮细胞损伤，表面活性物质合成减少；炎症细胞和介质使表面活性物质消耗过多、活性降低、灭活增快。表面活性物质的缺乏和功能异常，导致大量肺泡陷闭，使血浆易于渗入肺间质与肺泡，出现肺泡水肿和透明膜形成。

（四）神经因素

脓毒血症、休克和颅脑外伤等都通过兴奋交感神经而收缩肺静脉，导致肺毛细血管充血、静水压力升高和通透性增加，导致ALI。动物实验显示使用α-肾上腺能阻断剂，可防止颅脑外伤导致的肺水肿，提示交感神经兴奋在ARDS发病机制中的作用。颅内压增高常伴随周围性高血压，使肺组织血容量骤增，也是诱发ALI的原因。

（五）肝脏和肠道等器官在ALI发生中的作用

1. 肝功能　正常人大约90%的功能性网状内皮细胞存在于肝脏，主要为Kupffer细胞，能够清除循环中的毒素和细菌。肝脏功能损害可能加重ARDS，主要机制如下：①肝功能不全时，毒素和细菌可越过肝脏进入体循环，诱导或加重肺损伤。②肝脏Kupffer细胞受内毒素刺激时，释放大量TNF-α、IL-1等炎症介质，进入循环损伤肺等器官。③Kupffer细胞具有清除循环中的毒性介质的功能，肝功能不全时炎症介质作用时间会延长，可能使ARDS恶化。④肝脏是纤维连接蛋白的主要来源，肝功能损害时，纤维连接蛋白释放减少，将导致肺毛细血管通透性增高。$α_1$-抗胰蛋白酶主要也来源于肝脏，对灭活蛋白酶具有重要作用。

2. 肠道功能　胃肠黏膜的完整性是机体免受细菌和毒素侵袭的天然免疫屏障。胃肠黏膜对缺血、缺氧以及再灌注损伤的反应非常敏感，脓毒血症、创伤、休克等均可导致胃肠黏膜缺血缺氧性损伤，造成肠道黏膜对毒素和细菌的通透性增高，毒素和细菌移位入血，诱导或加重肺损伤。

（六）炎症反应在ARDS发病机制中的地位

目前认为，ARDS是感染、创伤等原因导致机体炎症反应失控的结果。外源性损伤或毒素对炎症细胞的激活是ARDS的启动因素，炎症细胞在内皮细胞表面黏附及诱导内皮细胞损伤是导致ARDS的根本原因。代偿性炎症反应综合征（CARS）和SIRS作为炎症反应对立统一的两个方面，一旦失衡将导致内环境失衡，引起肺内、肺外器官功能损害。

感染、创伤等原因导致器官功能损害的发展过程常表现为两种极端。一种是大量炎症介质释放入循环，刺激炎症介质瀑布样释放，而内源性抗炎介质又不足以抵消其作用，结果导致SIRS。另一种极端是内源性抗炎介质释放过多，结果导致CARS。SIRS/CARS失衡的后果是炎症反应扩散和失控，使其由保护性作用转变为自身破坏性作用，不但损伤局部组织细胞，同时打击远隔器官，导致ARDS等器官功能损害。就其本质而言，ARDS是机体炎症反应失控的结果，也就是说是SIRS/CARS失衡的严重后果。

总之，感染、创伤、误吸等直接和间接损伤肺的因素均可导致ARDS。但ARDS并不是细菌、毒素等直接损害的结果，而是机体炎症反应失控导致的自身破坏性反应的结果。ARDS 实际上是 SIRS/CARS 失衡在具体器官水平的表现。

（戚　明）

第二节　病理和病理生理

一、病理学改变

各种原因所致 ARDS 的病理变化基本相同，分为渗出期、增生期和纤维化期，三个阶段相互关联并部分重叠（图 11 –1）。

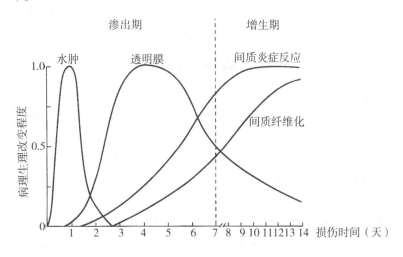

图 11 –1　ARDS 病理分期

1. 病理分期

（1）渗出期（early exudative phase）：发病后 24～96 小时，主要特点是毛细血管内皮细胞和 I 型肺泡上皮细胞受损。毛细血管内皮细胞肿胀，细胞间隙增宽，胞饮速度增加，基底膜裂解，导致血管内液体漏出，形成肺水肿。由于同时存在修复功能，与肺水肿的程度相比，毛细血管内皮细胞的损伤程度较轻。肺间质顺应性较好，可容纳较多水肿液，只有当血管外肺水超过肺血管容量的 20% 时，才出现肺泡水肿。I 型肺泡上皮细胞变性肿胀，空泡化，脱离基底膜。II 型上皮细胞空泡化，板层小体减少或消失。上皮细胞破坏明显处有透明膜形成和肺不张，呼吸性细支气管和肺泡管处尤为明显。肺血管内有中性粒细胞扣留和微血栓形成，有时可见脂肪栓子，肺间质内中性粒细胞浸润。电镜下可见肺泡表面活性物质层出现断裂、聚集或脱落到肺泡腔，腔内充满富蛋白质水肿液，同时可见灶性或大片性肺泡萎陷不张。

（2）增生期（proliferative phase）：发病后 3～7 天，显著增生出现于发病后 2～3 周。主要表现为 II 型肺泡上皮细胞大量增生，覆盖脱落的基底膜，肺水肿减轻，肺泡膜因 II 型上皮细胞增生、间质多形核白细胞和成纤维细胞浸润而增厚，毛细血管数目减少。肺泡囊和肺泡管可见纤维化，肌性小动脉内出现纤维细胞性内膜增生，导致管腔狭窄。

（3）纤维化期（fibrotic phase）：肺组织纤维增生出现于发病后 36 小时，7～10 天后增生显著，若病变迁延不愈超过 3～4 周，肺泡间隔内纤维组织增生致肺泡隔增厚，III 型弹性纤维被 I 型僵硬的胶原纤维替代。有研究显示，死亡的 ARDS 患者其肺内该胶原纤维的含量增加至正常的 2～3 倍。电镜下显示肺组织纤维化的程度与患者死亡率呈正相关。另外可见透明膜弥散分布于全肺，此后透明膜中成纤维细胞浸润，逐渐转化为纤维组织，导致弥散性不规则性纤维化。肺血管床发生广泛管壁增厚，动脉变性扭曲，肺毛细血管扩张。肺容积明显缩小。肺泡管的纤维化是晚期 ARDS 患者的典型病理变化。进入纤维化期后，ARDS 患者有 15% ~40% 死于难以纠正的呼吸衰竭。

2. 病理学特征　ARDS 肺部病变的不均一性是其特征性、标志的病理变化，这种不均一性导致 ARDS 机械通气治疗策略实施存在困难。不均一性主要包括：病变部位的不均一性、病例过程的不均一和病理改变的不均一。

（1）病变部位的不均一性：ARDS 病变可分布于下肺，也可能分布于上肺，呈现不均一分布的特征。另外病变分布有一定的重力依赖性，即下肺区和背侧肺区病变重，上肺区和前侧肺区病变轻微，中间部分介于两者之间。

（2）病理过程的不均一性：不同病变部位可能处于不同的病理阶段，即使同一病变部位的不同部分，可能也处于不同的病理阶段。

（3）病因相关的病理改变呈多样性：不同病因引起的 ARDS，肺的病理形态变化有一定差异。全身性感染和急性胰腺炎所致的 ARDS，肺内中性粒细胞浸润十分明显。创伤后 ARDS 肺血管内常有纤维蛋白和血小板微血栓形成。而脂肪栓塞综合征则往往造成严重的肺小血管炎症改变。

二、病理生理改变

1. 肺容积减少　ARDS 患者早期就有肺容积减少，表现为肺总量、肺活量、潮气量和功能残气量明显低于正常，其中以功能残气量减少最为明显。严重 ARDS 患者实际参与通气的肺泡可能仅占正常肺泡的三分之一。因此，ARDS 的肺是小肺（small lung）或婴儿肺（baby lung）。

2. 肺顺应性降低　肺顺应性降低是 ARDS 的特征之一。主要与肺泡表面活性物质减少引起的表面张力增高和肺不张、肺水肿导致的肺容积减少有关。表现为肺泡压力 - 容积（P - V）曲线与正常肺组织相比有显著不同，需要较高气道压力，才能达到所需的潮气量。

以功能残气量（FRC）为基点，肺泡压力变化为横坐标，肺容量变化为纵坐标绘制的关系曲线为肺顺应性曲线（肺 P - V 曲线）。正常肺 P - V 曲线呈反抛物线形，分为二段一点，即陡直段和高位平坦段，二段交点为高位转折点（upper inflection point，UIP）。曲线陡直段的压力和容量的变化呈线性关系，较小的压力变化即能引起较大的潮气量变化，提示肺顺应性好；而在高位平坦段，较小的容量变化即可导致压力的显著升高，提示肺顺应性减低，发生肺损伤的机会增加。正常情况下，UIP 为肺容量占肺总量 85% ~90% 和跨肺压达 35 ~50cmH$_2$O 的位置。

ARDS 患者由于肺泡大量萎陷，肺顺应性降低，故肺 P - V 曲线呈现"S"形改变，起始段平坦，出现低位转折点（lower inflection point，LIP），同时 FRC 和肺总量下降，导致中间陡直段的容积显著减少。低位平坦段显示随着肺泡内压增加，肺泡扩张较少，提示肺顺应性低；随着肺泡内压的进一步升高，陷闭肺泡大量开放，肺容积明显增加，肺 P - V 曲线出现 LIP，代表大量肺泡在非常窄的压力范围内开放；随着肺泡内压的进一步增加，正常肺组织和开放的陷闭肺组织的容积增加，出现陡直段；同正常肺组织相似，肺容积扩张到一定程度，曲线也会出现 UIP 和高位平坦段，提示肺泡过度膨胀，肺顺应性降低。

在 ARDS 的纤维化期，肺组织广泛纤维化使肺顺应性进一步降低。

3. 通气/血流比例失调　通气/血流比值失调是导致低氧血症的主要原因。ARDS 由于肺部病变的不均一性，通气/血流比值升高和通气/血流比值降低可能同时存在于不同的肺部病变区域中。

（1）通气/血流比值降低及真性分流：间质肺水肿压迫小气道、小气道痉挛收缩和表面活性物质减少均导致肺泡部分萎陷，使相应肺单位通气减少，通气/血流比值降低，产生生理性分流。另外，广泛肺泡不张和肺泡水肿引起局部肺单位只有血流而没有通气，即出现真性分流或解剖样分流。ARDS 早期肺内分流率（Qs/Qt）可达 10% ~20%，甚至更高，后期可高达 30% 以上。

（2）通气/血流比值升高：肺微血管痉挛或狭窄、广泛肺栓塞和血栓形成使部分肺单位周围的毛细血管血流量明显减少或中断，导致无效腔样通气。ARDS 后期无效腔率可高达 60%。

4. 对 CO$_2$ 清除的影响　ARDS 早期，由于低氧血症致肺泡通气量增加，且 CO$_2$ 弥散能力为 O$_2$ 的 20 倍，故 CO$_2$ 排出增加，引起低碳酸血症；但到 ARDS 后期，随着肺组织纤维化，毛细血管闭塞，通气/

血流比值升高的气体交换单位数量增加，通气/血流比值降低的单位数量减少，无效腔通气增加，有效肺泡通气量减少，导致 CO_2 排出障碍，动脉血 CO_2 分压升高，出现高碳酸血症。

5. 肺循环改变

（1）肺毛细血管通透性明显增加：由于大量炎症介质释放及肺泡内皮细胞、上皮细胞受损，肺毛细血管通透性明显增加。通透性增高性肺水肿是主要的 ARDS 肺循环改变，也是 ARDS 病理生理改变的特征。

（2）肺动脉高压：肺动脉高压，但肺动脉嵌顿压正常是 ARDS 肺循环的另一个特点。ARDS 早期，肺动脉高压是可逆的，与低氧血症和缩血管介质（TXA_2、$TNF-\alpha$ 等）引起肺动脉痉挛以及一氧化氮生成减少有关。ARDS 后期的肺动脉高压为不可逆的，除上述原因外，主要与肺小动脉平滑肌增生和非肌性动脉演变为肌性动脉等结构性改变有关。值得注意的是，尽管肺动脉压力明显增高，但 ARDS 肺动脉嵌顿压一般为正常，这是与心源性肺水肿的重要区别。

（戚　明）

第三节　诊断和鉴别诊断

一、诊断

1. 诊断依据　具有脓毒血症、休克、重症肺部感染、大量输血、急性胰腺炎等引起 ARDS 的原发病；疾病过程中出现呼吸频速、呼吸窘迫、低氧血症和发绀，常规氧疗难以纠正缺氧；血气分析示肺换气功能进行性下降；胸片示肺纹理增多，边缘模糊的斑片状或片状阴影，排除其他肺部疾病和左心功能衰竭。

2. 诊断标准

（1）Murray 评分法诊断标准：1988 年 Murray 等提出了 ARDS 的评分法诊断标准，对 ARDS 作量化诊断。评分内容包括 3 方面内容：①肺损伤程度的定量评分。②具有 ARDS 患病的危险因素。③合并肺外器官功能不全。

根据 PaO_2/FiO_2、PEEP 水平、胸部 X 线片中受累象限数及肺顺应性变化的评分评价肺损伤程度。0 分无肺损伤，0.1~2.5 分为轻度~中度肺损伤，评分 >2.5 分为重度肺损伤，即 ARDS。

Murray 评分法 ARDS 诊断标准强调了肺损伤从轻到重的连续发展过程，对肺损伤作量化评价。Owens 等研究显示肺损伤评分与肺脏受累范围呈显著正相关（$r=0.75$，$P<0.01$），而且也与肺血管通透性密切相关（$r=0.73$，$P<0.01$）。可见，该标准可较准确地评价肺损伤程度。

（2）欧美联席会议诊断标准：尽管 Murray 标准有利于临床科研，但应用于临床就显得过于烦琐，难以推广。1992 年欧美 ARDS 联席会议提出新标准（表 11-2），被广泛推广采用。

表 11-2　急性肺损伤与 ARDS 的诊断标准

	起病	氧合障碍程度	胸部 X 线片	肺动脉嵌顿压
急性肺损伤	急性	$PaO_2/FiO_2 \leqslant 300mmHg$	双肺有斑片状阴影	肺动脉嵌顿压 ≤18mmHg，或无左心房压力增高的临床证据
ARDS	急性	$PaO_2/FiO_2 \leqslant 200mmHg$	双肺有斑片状阴影	肺动脉嵌顿压 ≤18mmHg，或无左心房压力增高的临床证据

急性肺损伤：①急性起病。②$PaO_2/FiO_2 \leqslant 300mmHg$（不管 PEEP 水平）。③正位胸部 X 线片显示双肺均有斑片状阴影。④肺动脉嵌顿压 ≤18mmHg，或无左心房压力增高的临床证据。诊断 ARDS 除要满足上述急性肺损伤的诊断标准外，PaO_2/FiO_2 需 ≤200mmHg，反映肺损伤程度更严重。

该标准与以往标准有很大区别：①PEEP 改善氧合的效应具有时间依赖性，而且其水平的提高与氧合改善并不呈正相关，因此不考虑 PEEP 水平。②医师的经验及指征掌握等许多因素均影响机械通气应用，可因未及时采用机械通气，而使患者延误诊断，因此，也不把机械通气作为诊断条件。③肺动脉嵌顿压≤18mmHg 作为诊断条件，有助于排除心源性肺水肿。④与以往诊断标准中的 $PaO_2/FiO_2 \leqslant 100 \sim 150mmHg$ 相比，$PaO_2/FiO_2 \leqslant 200mmHg$ 作为诊断条件能使 ARDS 患者更早的得到诊断和治疗。

Moss 等将欧美 ARDS 标准与 Murray 的评分标准作比较，结果显示对于具有明确 ARDS 危险因素的患者来说，特异性分别为96%和94%，灵敏度分别为100%和81%，诊断准确率分别为97%和90%，显然前者优于后者。对于无明确 ARDS 危险因素患者来说，欧美 ARDS 标准也略优于 Murray 的评分标准。因此，欧美 ARDS 诊断标准对临床更有价值，目前已被广泛采用。

二、鉴别诊断

ARDS 突出的临床征象为肺水肿和呼吸困难。在诊断标准上无特异性，因此需要与其他能够引起和 ARDS 症状类似的疾病相鉴别。

1. 心源性肺水肿　见于冠心病、高血压性心脏病、风湿性心脏病和尿毒症等引起的急性左心功能不全。其主要原因是左心功能衰竭，致肺毛细血管静水压升高，液体从肺毛细血管漏出，致肺水肿和肺弥散功能障碍，水肿液中蛋白含量不高。而 ARDS 的肺部改变主要是由于肺泡毛细血管膜损伤，致通透性增高引起的肺间质和肺泡性水肿，水肿液中蛋白含量增高。根据病史、病理基础和临床表现，结合胸部 X 线片和血气分析等，可进行鉴别诊断（表11-3）。

表11-3　ARDS 与心源性肺水肿的鉴别诊断

	ARDS	心源性肺水肿
发病机制	肺实质细胞损害、肺毛细血管通透性增加	肺毛细血管静水压升高
起病	较缓	急
病史	感染、创伤、休克等	心血管疾病
痰的性质	非泡沫状稀血样痰	粉红色泡沫痰
痰内蛋白含量	高	低
痰中蛋白/血浆蛋白	>0.7	<0.5
体位	能平卧	端坐呼吸
胸部听诊	早期可无啰音	湿啰音主要分布于双肺底
	后期湿啰音广泛分布，不局限于下肺	
肺动脉嵌顿压	<18mmHg	>18mmHg
X 线		
心脏大小	正常	常增大
血流分布	正常或对称分布	逆向分布
叶间裂	少见	多见
支气管血管袖	少见	多见
胸膜渗出	少见	多见
支气管气象	多见	少见
水肿液分布	斑片状，周边区多见	肺门周围多见
治疗		
强心利尿	无效	有效
提高吸入氧浓度	难以纠正低氧	低氧血症可改善

2. 其他非心源性肺水肿　ARDS 属于非心源性肺水肿的一种，但其他多种疾病也可导致非心源性肺水肿，如肝硬化和肾病综合征等。另外还可见于胸腔抽液、抽气过多、过快或抽吸负压过大，使胸膜腔负压骤然升高形成的肺复张性肺水肿。其他少见的情况有纵隔肿瘤、肺静脉纤维化等引起的肺静脉受压或闭塞，致肺循环压力升高所致的压力性肺水肿。此类患者的共同特点为有明确的病史，肺水肿的症

状、体征及 X 线征象出现较快，治疗后消失也快。低氧血症一般不重，通过吸氧易于纠正。

3. 急性肺栓塞　各种原因导致的急性肺栓塞，患者突然起病，表现为剧烈胸痛、呼吸急促、呼吸困难、烦躁不安、咯血、发绀和休克等症状。动脉血氧分压和二氧化碳分压同时下降，与 ARDS 颇为相似。但急性肺栓塞多有长期卧床、深静脉血栓形成、手术、肿瘤或羊水栓塞等病史，查体可发现气急、心动过速、肺部湿啰音、胸膜摩擦音或胸腔积液、肺动脉第二音亢进伴分裂、右心衰竭和肢体肿胀、疼痛、皮肤色素沉着、深静脉血栓体征。胸部 X 线片检查可见典型的三角形或圆形阴影，还可见肺动脉段突出。典型的心电图可见 I 导联 S 波加深、III 导联 Q 波变深和 T 波倒置（即 $S_I QT_{III}$ 改变）、肺性 P 波、电轴右偏、不完全或完全性右束支传导阻滞。D-二聚体（+）。选择性肺动脉造影和胸片结合放射性核素扫描可确诊本病。

4. 特发性肺间质纤维化　此病病因不明，临床表现为刺激性干咳、进行性呼吸困难、发绀和持续性低氧血症，逐渐出现呼吸功能衰竭，可与 ARDS 相混淆。但本病起病隐袭，多属慢性经过，少数呈亚急性；肺部听诊可闻及高调的、爆裂性湿性啰音，声音似乎非常表浅，如同在耳边发生一样，具有特征性；血气分析呈 I 型呼吸衰竭（动脉血氧分压降低，二氧化碳分压降低或不变）；胸部 X 线片可见网状结节影，有时呈蜂窝样改变；免疫学检查示 IgG 和 IgM 常有异常；病理上以广泛间质性肺炎和肺间质纤维化为特点；肺功能检查可见限制性通气功能障碍和弥散功能降低。

5. 慢性阻塞性肺疾病并发呼吸衰竭　此类患者既往有慢性胸、肺疾患病史，常于感染后发病；临床表现为发热、咳嗽、气促、呼吸困难和发绀；血气分析示动脉血氧分压降低，多合并有二氧化碳分压升高。而 ARDS 患者既往心肺功能正常，血气分析早期以动脉低氧血症为主，二氧化碳分压正常或降低；常规氧疗不能改善低氧血症。可见，根据病史、体征、胸部 X 线片、肺功能和血气分析等检查不难与 ARDS 鉴别。

（戚　明）

第四节　治疗

ARDS 是 MODS 的一个重要组成部分，对 ARDS 的治疗是防治 MODS 的一部分。其原因为纠正缺氧，提高全身氧输送，维持组织灌注，防止组织进一步损伤，同时尽可能避免医源性并发症，主要包括液体负荷过高、氧中毒、容积伤和院内感染。在治疗上可分为病因治疗和支持治疗。调控机体炎症反应和以纠正病理生理改变为基础的肺保护性通气策略始终是 ARDS 主要的研究方向。目前对于 ARDS 肺毛细血管通透性增加、肺泡上皮受损以及失衡的炎症反应而言，缺乏特异且有效的治疗手段。主要限于器官功能支持及全身支持治疗，呼吸支持治疗为缓解肺损伤的发展创造时间、为促进肺组织恢复和减轻炎症反应提供可能，肺保护性通气是近十多年来 ARDS 机械通气策略的重大突破，但大量阴性结果的 RCT 使得肺保护性机械通气策略面临前所未有的争议和挑战。

一、病因治疗

病因治疗仍是治疗、控制 ARDS 的关键。

1. 控制致病因素　原发病是影响 ARDS 预后和转归的关键，及时去除或控制致病因素是 ARDS 治疗最关键的环节。主要包括充分引流感染灶、有效的清创和使用合理的抗生素。当然，腹腔、肺部感染的迁延，急性胰腺炎的发展等都使病因治疗相当困难。

2. 调控机体炎症反应　ARDS 作为机体过度炎症反应的后果，SIRS 是其根本原因，调控炎症反应不但是 ARDS 病因治疗的重要手段，而且也可能是控制 ARDS、降低病死率的关键。近年来，国内外学者对 SIRS 的调控治疗进行了大量研究：①糖皮质激素：糖皮质激素是 ARDS 治疗中最富有争议的药物。前瞻性、多中心、安慰剂对照试验显示，ARDS 早期应用大剂量激素，不能降低病死率，同时可能增加感染的发生率。1998 年 Meduri 进行的临床研究显示，糖皮质激素可明显改善 ARDS 肺损伤，降低住院病死率，但该研究样本量较小，需进一步扩大样本量，进行多中心的对照研究。近几年有研究显示

ARDS 晚期应用糖皮质激素有助于阻止肺纤维化的进展，可改善患者生存率。但应用的同时必须监测患者病情，防止并发或加重感染；其作用也有待于进一步大规模临床、前瞻、对照研究进行验证。②环氧化酶抑制剂及前列腺素 E_1：布洛芬、消炎痛等环氧化酶抑制剂对炎症反应有强烈抑制作用，可改善 ARDS 炎症反应，降低体温和心率。前列腺素 E_1 具有扩张血管、抑制血小板聚集和调节炎症反应、降低肺动脉和体循环压力、提高心排血量、氧合指数和组织供氧量的作用。但有关前列腺素 E_1 对 ARDS 的治疗作用尚不肯定，需进一步研究明确其作用。③酮康唑：酮康唑是强烈的血栓素合成酶抑制剂，对白三烯的合成也有抑制作用。初步的临床研究显示，对于全身性感染等 ARDS 高危患者，酮康唑治疗组 ARDS 患病率明显降低；而对于 ARDS 患者，酮康唑能明显降低病死率。④己酮可可碱：己酮可可碱是一种磷酸二酯酶抑制剂。在全身性感染和 ARDS 的动物实验研究中，己酮可可碱能明显抑制白细胞趋化和激活，对肿瘤坏死因子等炎症性细胞因子的表达具有明显抑制效应。但己酮可可碱对 ARDS 的临床疗效尚不肯定，需进一步临床研究证实。⑤内毒素及细胞因子单抗：内毒素单克隆抗体、细菌通透性增高蛋白可阻断内毒素对炎性细胞的激活，而 TNF、IL-1 和 IL-8 等细胞因子单克隆抗体或受体拮抗剂（IL-1Ra）可直接中和炎症介质，在动物实验中均能防止肺损伤发生，降低动物病死率，结果令人鼓舞。但针对细胞因子等炎症介质的免疫治疗措施在感染及 ARDS 患者的临床试验均未观察到肯定疗效。

二、呼吸支持治疗

纠正低氧血症是 ARDS 治疗的首要任务，早期有力的呼吸支持是 ARDS 治疗的主要手段，其根本目的是保证全身氧输送，改善组织细胞缺氧。氧疗是最基本的纠正 ARDS 低氧血症、提高全身氧输送的支持治疗措施。

临床上有多种氧疗装置可供选择和应用，在选择氧疗装置时需考虑到患者低氧血症的严重程度，装置给氧浓度的精确性，患者的舒适度及对氧疗的依从性等。Beers 将氧疗装置依据流速的高低分为两大类（表 11-4）：低流速系统和高流速系统。低流速系统给氧的流速较低，一般 <6L/min，患者每次吸入的为氧疗装置送出氧与室内空气混合的气体，因此吸入的氧浓度是可变化的，它取决于氧气流速、患者呼吸的频率和潮气量。高流速系统则以高流速给氧，通常超过患者每分钟通气量的 4 倍，患者的呼吸方式对吸入氧浓度没有影响。

表 11-4 低流速系统和高流速氧疗系统氧流速与吸入氧浓度关系

氧疗系统	氧疗装置	氧流速（L/min）	吸入氧浓度（%）
低流速氧疗系统	鼻导管或鼻塞	1	25
		2	29
		3	33
		4	37
		5	41
		6	45
	简单面罩	0.5~4	24~40
		5~6	40
		6~7	50
		7~8	60
	附贮袋面罩	6	60
		7	70
		8	80
		9	90
		10	>99
	非重复呼吸面罩	4~10	60~100

氧疗系统	氧疗装置	氧流速（L/min）	吸入氧浓度（%）
高流速氧疗系统	Venturi 面罩	3（80）*	24
		6（68）	28
		9（50）	40
		12（50）	0.40
		15（41）	0.50

注：* 括号内数值表示进入面罩的空气流量。

当常规氧疗不能纠正低氧血症和缓解呼吸窘迫时，应早期积极进行气管插管实施机械通气，使患者不致死于早期严重的低氧血症，为治疗赢得时间。近年来，呼吸支持治疗取得长足的进步，并系统地提出机械通气治疗的新策略，主要包括以下内容。

1. 小潮气量 避免高潮气量、限制气道平台压。

小潮气量通气是 ARDS 病理生理改变的要求和结果："小肺"或"婴儿肺"是 ARDS 的特征，ARDS 参与通气的肺容积显著减少，大量研究显示，常规或大潮气量通气易导致肺泡过度膨胀和气道平台压力过高，激活炎症细胞，促进炎症介质释放增加，引起或加重肺泡上皮细胞和肺泡毛细血管内皮细胞损伤，产生肺间质或肺泡水肿，导致呼吸机相关肺损伤以及肺外器官如肠道、肾脏损伤，诱发多器官功能障碍综合征。因此，ARDS 患者应避免高潮气量和高气道平台压，应尽早采用小潮气量（6mL/kg 理想体重，参见表 11-5 公式计算理想体重）通气，并使吸气末气道平台压力不超过 30cmH$_2$O。

目前 5 个多中心、随机、对照试验比较了常规潮气量与小潮气量通气对 ARDS 病死率的影响（表 11-5）。其中 3 项研究显示患者病死率均无显著改变。Amato 和 NIH ARDS Net 的研究则表明，与常规潮气量通气组比较，小潮气量通气组 ARDS 患者病死率显著降低。进一步对比分析各项研究显示，阴性结果的研究中常规潮气量组和小潮气量组的潮气量差别较小，可能是导致阴性结果的主要原因之一。可见，ARDS 患者应采用小潮气量通气。

潮气量个体化的选择和实施：ARDS 患者由于病因、病变类型和病变累及范围不同，塌陷肺泡区域大小、分布不同，导致肺的不均一性，患者正常通气肺泡的数量和容积存在显著差异。尽管 ARDS Net 的研究发现 6mL/kg 的小潮气量可以降低 ARDS 患者的病死率，但随后的研究和临床工作中均发现不是所有 ARDS 患者都适合 6mL/kg 的潮气量，如何实现潮气量的个体化选择呢？

表 11-5 MH ARDS Net 机械通气模式和参数设置方法

NIH ARDS Net 机械通气模式和参数设置方法

通气模式——容量辅助/控制通气

潮气量 6mL/kg（理想体重*）

保持气道平台压 <30cmH$_2$O

潮气量 6mL/kg 时气道平台压 >30cmH$_2$O，减少潮气量至 4mL/kg（理想体重）

动脉血氧饱和度或经皮血氧饱和度 88%～95% 之间

不同 FiO$_2$ 对应的预期 PEEP 水平

FiO$_2$	0.3	0.4	0.4	0.5	0.5	0.6	0.7	0.7	0.7	0.8	0.9	0.9	0.9	1.0
PEEP	5	5	8	8	10	10	10	12	14	14	14	16	18	20～24

注：* 理想体重的计算公式；
男性 = 50 + 2.3 [身高（英尺）- 60] 或 50 + 0.91 [身高（cm）- 152.4]；
女性 = 45.5 + 2.3 [身高（英尺）- 60] 或 45.5 + 0.91 [身高（cm）- 152.4]。

结合平台压设置潮气量较合理：ARDS 机械通气期间肺泡内压过高是产生呼吸机相关肺损伤的重要原因之一，气道平台压能够客观反映肺泡内压。Amato 对上述 5 项多中心、随机、对照研究进行综合分析，结果显示 4 项研究（NIH ARDS Net 研究除外）中小潮气量通气组气道平台压力低于 30cmH$_2$O，而常规潮气量通气组高于 30cmH$_2$O。然而进一步研究发现随着平台压的降低（ > 33cmH$_2$O、27 ~ 33cmH$_2$O、23 ~ 27cmH$_2$O、 < 23cmH$_2$O 四组），患者的病死率显著下降，即使平台压已经小于 30cmH$_2$O，仍需考虑是否可进一步降低潮气量，降低平台压，改善患者预后。对于应用 6mL/kg 潮气量，平台压仍在 28 ~ 30cmH$_2$O 以上的患者，提示肺顺应性差，病情较重，需要逐步降低潮气量，降低平台压。Terragni 等的研究中以控制气道平台压在 25 ~ 28cmH$_2$O 为目标，减小潮气量至 4mL/kg，减轻肺的炎症反应，减轻肺损伤。因此，结合患者的平台压设置潮气量较合理，限制平台压在 28cmH$_2$O 以下，甚至更低。提示 ARDS 机械通气时应限制气道平台压力，以防止肺泡内压过高，这可能比限制潮气量更为重要。

肺顺应性指导潮气量的设定：顺应性差的患者给予较小的潮气量，控制其平台压，减轻肺损伤。Deans 对 ARDS Net 的研究分析发现，对于基础肺顺应性下降不明显、顺应性较好的患者，若仍给予 6mL/kg 潮气量，病死率是增加的；而肺顺应性差的患者给予 6mL/kg 潮气量预后会改善。Brander 等研究发现：肺顺应性越好，患者所需潮气量越大；肺顺应性越差，所需潮气量越小。但由于患者胸腔肺容积和胸壁顺应性的差异，潮气量与顺应性之间暂无明确的换算关系，限制了临床的实施。

根据肺组织应力和应变选择潮气量更为科学：目前认为引起 VILI 的始动因素是肺组织整体和局部异常的应力和应变（stress/strain）。ARDS 患者可以根据不同的 FRC 设置潮气量，以控制应力和应变在安全范围内（目前认为应力上限为 27cmH$_2$O、应变上限为 2cmH$_2$O）。即低 FRC 患者需要小潮气，而相对较高的 FRC 患者则可能应给予较大潮气量。可见，依据肺组织应力和应变有助于潮气量的个体化设置。与平台压相比，肺组织应力更为直接地反映了肺组织力学改变。由于去除了胸壁顺应性的影响，肺组织应力直接反映了克服肺组织弹性阻力所需的压力。与平台压相比，依据肺组织应力和应变设置潮气量的方法更为合理。目前 FRC 和跨肺压的床旁监测已成为可能，依据肺组织应力和应变设定潮气量为临床医生提供新的途径。

ARDS 患者机械通气时应采用小潮气量（6mL/kg 以下）通气，同时限制气道平台压力不超过 30cmH$_2$O，以避免呼吸机相关肺损伤和肺外器官损伤，防止多器官功能障碍综合征，最终能够降低 ARDS 病死率。

高碳酸血症不再是限制小潮气量实施的主要原因：高碳酸血症是小潮气量通气最常见的并发症。虽然有研究发现 ARDS 患者可以耐受一定程度的 PaCO$_2$ 升高，但急性二氧化碳升高导致包括脑及外周血管扩张、心率加快、血压升高和心排血量增加等一系列病理生理学改变。颅内压增高是应用允许性高碳酸血症的禁忌证，而某些代谢性酸中毒的患者合并允许性高碳酸血症时，严重的酸血症可能抑制心肌收缩力，降低心脏和血管对儿茶酚胺等药物的反应性。PaCO$_2$ 升高至 80mmHg 以上时，需考虑增加呼吸频率（40 次/分），补充碳酸氢钠（最高剂量 20mEq/h）等方法处理，若 PaCO$_2$ 仍高时可用体外膜肺清除 CO$_2$，随着科学技术和医疗水平的提高，体外膜肺清除 CO$_2$ 逐渐成为小潮气量通气顺利实施的有力保障。

2. 积极、充分肺复张　ARDS 广泛肺泡塌陷和肺水肿不但导致顽固的低氧血症，而且导致可复张肺泡反复吸气复张与呼气塌陷产生剪切力，导致呼吸机相关肺损伤。大量临床和实验研究均表明，适当水平呼气末正压（PEEP）防止呼气末肺泡塌陷，改善通气/血流比值失调和低氧血症。另一方面消除肺泡反复开放与塌陷产生的剪切力损伤。另外还可减少肺泡毛细血管内液体渗出，减轻肺水肿。因此，ARDS 患者应在充分肺复张的前提下，采用适当水平的 PEEP 进行机械通气。

充分肺复张是应用 PEEP 防止肺泡再次塌陷的前提。PEEP 维持塌陷肺泡复张的功能依赖于吸气期肺泡的充张程度，吸气期肺泡充张越充分，PEEP 维持塌陷肺泡复张的程度越高。

（1）肺复张手法（recruitment maneuver，RM）：是在可接受的气道峰值压范围内，间歇性给予较高的复张压，以期促使塌陷的肺泡复张进而改善氧合。目前常用的 RM 方式主要包括控制性肺膨胀（sustained inflation，SI）、PEEP 递增法（incremental PEEP，IP）及压力控制法（PCV 法）（图 11 - 2）。

控制性肺膨胀：控制性肺膨胀的实施是在机械通气时采用持续气道正压的方式，一般设置正压水平 30 ~ 45cmH$_2$O，持续 30 ~ 40 秒，然后调整到常规通气模式。

PEEP 递增法：PEEP 递增法的实施是将呼吸机调整到压力模式，首先设定气道压上限，一般为 35~40cmH$_2$O，然后将 PEEP 每 30 秒递增 5cmH$_2$O，气道高压也随之上升 5cmH$_2$O，为保证气道压不大于 35cmH$_2$O，高压上升到 35cmH$_2$O 时，可每 30 秒递增 PEEP 5cmH$_2$O，直至 PEEP 为 35cmH$_2$O，维持 30 秒。随后每 30 秒递减 PEEP 和气道高压各 5cmH$_2$O，直到实施肺复张前水平。

压力控制法：压力控制法的实施是将呼吸机调整到压力模式，同时提高气道高压和 PEEP 水平，一般高压 40~45cmH$_2$O，PEEP 15~20cmH$_2$O，维持 1~2 分钟，然后调整到常规通气模式。

临床上肺复张手法的实施应考虑到患者的耐受性，可予以充分的镇静以保证 RM 的顺利实施。由于 ARDS 患者存在程度不等的肺不张，因此，打开塌陷肺泡所需的跨肺压也不同。实施 RM 时临床医师需结合患者具体情况选择合适的肺复张压力。

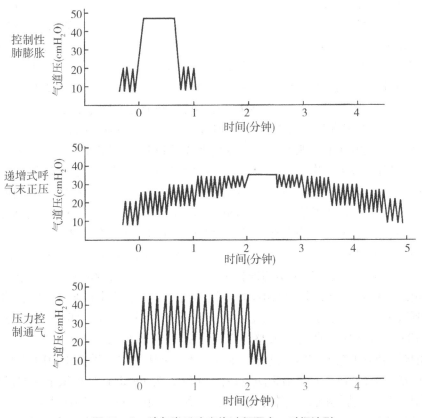

图 11-2 肺复张手法实施过程压力-时间波型

（2）肺复张效果的评价：如何评价肺泡复张效果，目前还无统一认识。CT 是测定肺复张容积的金标准，但无法在床边实时开展。目前临床上常用肺复张后氧合指数 ≥400mmHg 或反复肺复张后氧合指数变化 <5%，来判断是否达到完全复张。也可用 PaO$_2$ + PaCO$_2$ ≥400mmHg（吸入氧浓度 100%）评价肺复张的效果，Borges 等通过观察复张后氧合和胸部 CT 的关系，发现 PaO$_2$ + PaCO$_2$ ≥400mmHg（吸入氧浓度 100%）时，CT 显示只有 5% 的肺泡塌陷，而且 PaO$_2$ + PaCO$_2$ ≥400mmHg 对塌陷肺泡的预测 ROC 曲线下面积 0.943，说明 PaO$_2$ + PaCO$_2$ ≥400mmHg 是维持肺开放可靠指标。此外，电阻抗法评价肺开放效果尚处于实验阶段。目前临床上还可根据 P-V 曲线和呼吸力学的变化判断肺复张效果。

（3）肺复张的影响因素：肺复张对 ARDS 预后影响的不确定性可能与多种因素有关，以下因素影响患者对肺复张的反应性：导致 ARDS 的病因、肺损伤的严重程度、患者的病程、实施肺复张的压力、时间和频率、不同的肺复张方法、患者的体位、肺的可复张性等。

3. 最佳 PEEP 的滴定　ARDS 最佳 PEEP 的水平目前存在争议。尽管如此，Barbas 等通过荟萃分析比较了不同 PEEP 对 ARDS 患者生存率的影响，结果表明 PEEP >12cmH$_2$O，尤其是高于 16cmH$_2$O 明显改善患者生存率。通过胸部 CT 观察 PEEP 肺泡复张效应的研究也显示，PEEP 水平为肺静态压力-容积曲线低位转折点对应的压力（Pflex）+2cmH$_2$O 通气条件下仍有大量肺泡塌陷。2003 年由 Slutsky 等进行的一项临床研究显示，NIH ARDS Net 研究中小潮气量通气组呼吸频率较快，导致呼气不完全，产生一定水平的内源性 PEEP（5.8±3.0）cmH$_2$O，使得总 PEEP 水平升高，可达（16.3±2.9）cmH$_2$O，而常规潮气量组呼吸频率较慢，内源性 PEEP 仅（1.4±1.0）cmH$_2$O，总 PEEP 为（11.7±0.9）cmH$_2$O，显著低于小潮气量通气组，故小潮气量通气组患者病死率的降低可能部分源于高水平 PEEP 的维持塌陷肺泡复张效应。提示，ARDS 需要设置较高水平 PEEP 防止呼气末肺泡塌陷。

ARDS 患者 PEEP 的设置方法目前缺乏大规模、前瞻、随机、对照研究，无统一标准，实验和临床研究的设置方法各不相同。目前主要有以下几种方法：①上述 NIH ARDS Net 关于小潮气量的对比研究中，依赖氧合障碍的严重程度以及维持足够氧合所需的吸入氧浓度（FiO$_2$）来设置 PEEP，从表 11-5 中可见，该方法以维持一定动脉血氧饱和度为目标，所需 FiO$_2$ 越高，设置的 PEEP 水平也越高。故 PEEP 的设置基于患者氧合障碍的严重程度，但 PEEP 维持肺泡复张的效应如何不明确。②一些专家认为依据床边测定的肺顺应性来滴定 PEEP 水平，即设置为获得最大顺应性所需的 PEEP 水平，但最大顺应性并不代表最佳的肺泡复张。③以 Pflex 作为设置 PEEP 的依据（Pflex +2cmH$_2$O），该方法综合考虑 PEEP 对动脉氧合和心排出量的影响，但 Pflex 对应的压力仅代表塌陷肺泡开始复张，随着气道压力的升高，塌陷肺泡的复张仍在继续，故 Pflex +2cmH$_2$O 也不能反映充分的肺泡复张。

上述方法各有利弊，近来有学者提出新的 PEEP 设置方法。①Lahhaman 和 Amato 等学者提出肺泡充分复张后依据 PEEP 变化引起的动脉血氧分压变化来选择 PEEP。即 PEEP 递增法复张塌陷肺泡后逐步降低 PEEP，当动脉氧分压较前一次 PEEP 对应的值降低 5% 以上时提示肺泡重新塌陷，则动脉氧分压显著降低前的 PEEP 为最佳 PEEP。②Slutsky 和 Ranieri 等提出通过测定恒定流速、容量控制通气条件下气道压力，时间曲线吸气支的应激指数（stress index）来确定 ARDS 患者的 PEEP 水平，应激指数位于 0.9 和 1.1 之间时，提示塌陷肺泡充分复张，该指数对应的 PEEP 为最佳 PEEP。可见，上述两种方法从维持塌陷肺泡复张的角度设置 PEEP，更加符合 ARDS 的病理生理改变，可能成为设置 PEEP 的主要方法，但其临床实用和可靠性需要循证医学的证据加以证实。③2010 年 Zhao 等在床边利用 EIT，通过观察塌陷和复张肺组织容积分布的变化及肺组织均一性的改变来滴定最佳 PEEP，EIT 法来滴定 PEEP 不再局限于既往单纯呼吸力学和氧合的变化，而是着眼于使用合适 PEEP 后，ARDS 肺病理生理、组织形态学的改善，并且 EIT 可以在床旁即时反映整体及局部肺的容积变化，从而直观、快速反映肺复张和 PEEP 的效果、指导肺开放策略的实施，具有一定的优势和临床应用前景。④2010 年 Sinderby 等利用单次潮气量和膈肌电活动电位（Edi）比值来滴定最佳 PEEP，为 PEEP 选择提供全新的视角和理念。

4. 调整吸呼比　吸呼比影响肺内气体分布和通气/血流比值。对于 ARDS 患者，采用反比通气，有助于传导气道与肺泡之间气体的均匀分布；延长气体交换时间；升高平均肺泡压力，改善通气/血流比值，纠正低氧血症；降低气道峰值压力，减少气压伤的可能性；形成内源性 PEEP（PEEPi），有助于时间常数长的肺泡保持复张状态，改善通气/血流比值。当然，通过延长吸气时间而产生的 PEEPi 与外源性 PEEP 不同，PEEPi 有助于稳定时间常数长的肺泡，而外源性 PEEP 主要使时间常数短的肺泡趋于稳定；辅助通气时，患者触发吸气需额外做功克服 PEEPi，增加呼吸负荷；PEEPi 难以监测和调节，且 ARDS 肺单位以时间常数短的肺泡为主，因此，临床多采用外源性 PEEP 治疗 ARDS。

5. 保留自主呼吸　采用保留部分自主呼吸的通气模式是 ARDS 呼吸支持的趋势。部分通气支持模式可部分减少对机械通气的依赖，降低气道峰值压，减少对静脉回流和肺循环的影响，从而可能通过提高心排出量而增加全身氧输送；有助于使塌陷肺泡复张，而改善通气/血流比值；可减少镇静剂和肌松剂的使用，保留患者主动运动能力和呼吸道清洁排痰能力，减少对血流动力学和胃肠运动的干扰，同时，有助于早期发现合并症。当然，部分通气支持尚存在一些问题，例如自主呼吸引起胸腔内压降低，可能使肺泡的跨肺压增大，有可能增加气压伤的危险性，需进一步研究观察。

压力预设通气为减速气流，吸气早期的气流高，有助于塌陷肺泡复张，也有助于低顺应性肺泡的充气膨胀，改善肺内气体分布和通气/血流比值；吸气期气道压力恒定，使肺泡内压不会超过预设压力水平，可防止跨肺压过高，同时气道压力恒定，防止气道峰值压力过高，均可降低气压伤发生的可能性；

气道平均压力较恒流高，有利于肺泡复张，改善氧合；减速气流与生理条件下的气流类似，患者易耐受，减少人机对抗。由此可见，ARDS 患者采用减速气流的通气模式更为有益。常用的支持自主呼吸的压力预设通气主要包括压力支持通气（PSV）、容量支持通气（VSV）、气道压力释放通气（APRV）及双相气道压力正压通气（BIPAP）等。

双相气道正压通气（BIPAP）是一种定时改变 CPAP 水平的通气模式，可支持患者的自主呼吸。高水平 CPAP 促使肺泡扩张，CPAP 的压力梯度、肺顺应性、气道阻力及转换频率决定肺泡通气量。在无自主呼吸情况下，BIPAP 实际上就是压力控制通气，但有自主呼吸时，自主呼吸可在高、低两个水平 CPAP 上进行。目前认为 BIPAP 是实施低潮气量通气的最佳模式之一。容量支持通气（VSV）是 PSV 的改进模式，通过自动调节 PSV 支持水平，使潮气量保持恒定，具有较好的应用前景。另外，成比例通气（PAV）是一种新型的通气模式，吸气期呼吸机提供与患者吸气气道压力成比例的辅助压力，而不控制患者的呼吸方式。该通气模式需要患者具有正常的呼吸中枢驱动。采用 PAV 时，患者较舒适，可减少人机对抗和对镇静剂的需求量；同时利于恢复和提高患者的呼吸控制能力，适应自身通气的需求。可见，PAV 是根据患者自主呼吸设计的通气模式，更接近于生理需求，或许是治疗 ARDS 的更有前途的通气模式。

6. 俯卧位通气 ARDS 病变分布不均一，重力依赖区更易发生肺泡塌陷和不张，相应地塌陷肺泡的复张较为困难。俯卧位通气降低胸膜腔压力梯度，减少心脏的压迫效应，促进重力依赖区肺泡复张，有利于通气/血流失调和氧合的改善，同时还有助于肺内分泌物的引流，利于肺部感染的控制。俯卧位通气是 ARDS 肺保护性通气策略的必要补充。既往研究显示，即使已经采用小潮气量肺保护性通气和积极肺复张，仍有 10% ~16% 的重症 ARDS 患者死于严重低氧血症。可见严重、顽固性低氧血症仍是十分棘手的临床难题。俯卧位时通过体位改变改善肺组织压力梯度，改变重力依赖区和非重力依赖区的分布，明显减少背侧肺泡的过度膨胀和肺泡反复塌陷 - 复张，减小肺组织应力、改善肺均一性，改善氧合，并且减少肺复张时的压力和 PEEP 水平，避免或减轻呼吸机相关肺损伤。另外，俯卧位后体位的改变有利于气道分泌物的引流。因此，俯卧位不仅有利于氧合改善，减轻肺损伤，还有助于气道分泌物的引流，有利于肺部炎症的控制。早期的研究发现俯卧位通气虽然能够改善 ARDS 患者氧合，对病死率影响不大。新近的 meta 分析发现对于严重 ARDS 患者（氧合指数低于 100mmHg）俯卧位通气不仅可以改善氧合，还可以明显改善患者预后。

俯卧位的持续时间及病情严重程度影响俯卧位的效果。俯卧位的持续时间长短与患者病情的严重程度及导致 ARDS 原因有关，肺损伤越严重，需要俯卧位时间越长，有研究发现对于重症 ARDS 患者，俯卧位的时间甚至需要长达 20 小时/天；另外，肺内原因的 ARDS 对俯卧位反应慢，需要时间长，肺外原因的 ARDS 患者俯卧位后氧合改善较快，需时间相对较短。一般建议看到氧合不再升高时应该停止俯卧位通气。

俯卧位通气可通过翻身床来实施，实施过程中避免压迫气管插管，注意各导管的位置和连接是否牢靠。没有翻身床的情况下，需在额部、双肩、下腹部和膝部垫入软垫。防止压迫性损伤和胸廓扩张受限。

俯卧位通气伴随危及生命的潜在并发症，包括气管内插管及中心静脉导管的意外脱落。但予以恰当的预防，这些并发症是可以避免的。对于合并有休克、室性或室上性心律失常等的血流动力学不稳定患者，存在颜面部创伤或未处理的不稳定性骨折的患者，为俯卧位通气的禁忌证。

7. 45°半卧位 机械通气患者平卧位易于发生院内获得性肺炎。研究表明，由于气管内插管或气管切开导致声门的关闭功能丧失，机械通气患者胃肠内容物易于反流误吸进入下呼吸道，是发生院内获得性肺炎的主要原因。前瞻性、随机、对照试验观察了机械通气患者仰卧位和半卧位院内获得性肺炎的发生率，结果显示平卧位和半卧位（头部抬高45°以上）可疑院内获得性肺炎的发生率分别为 34% 和 8%（$P = 0.003$），经微生物培养确诊后发生率分别为 23% 和 5%（$P = 0.018$）。可见，半卧位显著降低机械通气患者院内获得性肺炎的发生。进一步相关分析显示，仰卧位和肠内营养是机械通气患者发生院内获得性肺炎的独立危险因素，哥拉斯格评分低于 9 分则是附加因素，进行肠内营养的患者发生院内感染肺炎的概率最高。因此，机械通气患者尤其对于进行肠内营养或（和）昏迷患者，除颈部术后、进行操作、发作性低血压等情况下保持平卧位外，其余时间均应持续处于半卧位，以减少院内获得性肺炎的发生。

8. 每日唤醒、进行自主呼吸测试　机械通气一方面纠正低氧血症，改善肺泡通气，促进肺泡复张，降低患者呼吸做功，另一方面可产生呼吸机相关肺炎、呼吸机相关肺损伤、呼吸机依赖等并发症。因此，机械通气期间应客观评估患者病情，相应做出合理的临床决策，每日唤醒、适时进行 SBT，尽早脱机拔管，尽可能缩短机械通气时间。

自主呼吸测试（SBT）的目的是评估患者是否可终止机械通气。因此，当患者满足以下条件时，应进行 SBT，以尽早脱机拔管。需要满足的条件包括：①清醒。②血流动力学稳定（未使用升压药）。③无新的潜在严重病变。④需要低的通气条件及 PEEP。⑤面罩或鼻导管吸氧可达到所需的 FiO_2。如果 SBT 成功，则考虑拔管。SBT 可采用 $5cmH_2O$ 持续气道压通气或 T 管进行（图 11 - 3）。

最近前瞻、随机、多中心、对照研究表明，对达到上述条件的机械通气患者每日进行 SBT，可缩短机械通气时间，提高脱机拔管成功率。SBT 方式包括 T 管、$5cmH_2O$ 持续气道正压通气（CPAP）或低水平（依据气管插管的内径采用 5 ~ 10cmHg）的压力支持通气。另外，有研究对比了 SBT 持续 30 分钟与 120 分钟对患者的影响，结果显示两种 SBT 时间对患者成功脱机拔管和再插管率均无显著差异，而 SBT 持续 30 分钟组 ICU 停留时间和总住院时间均显著缩短（表 11 - 6）。故 SBT 推荐持续 30 分钟。需要指出的是该方法也适用于 ALI/ARDS 以外的机械通气患者。

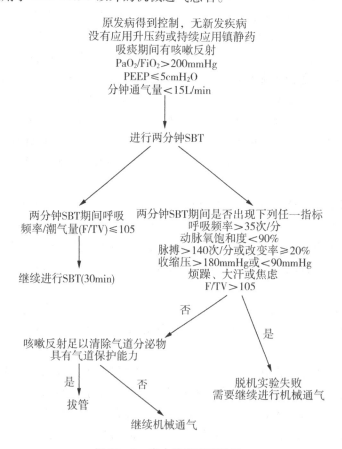

图 11 - 3　自主呼吸试验流程

表 11 - 6　SBT 持续时间（30 分钟和 120 分钟）对患者的影响

	SBT 时间（分钟）		P
	30	120	
患者数（例）	270	256	
脱机拔管率（%）	87.8	84.4	0.32
SBT 失败率（%）	12.2	15.6	0.32
48 小时无再插管率（%）	13.5	13.4	0.91
ICU 病死率（%）	13	9	0.18
住院病死率（%）	19	18	0.96
ICU 停留时间（天）	10	12	0.005
总住院时间（天）	22	27	0.02

9. 一氧化氮吸入　近年来一氧化氮在 ARDS 中的作用受到重视。其生理学效应主要表现为以下几方面：①调节肺内免疫和炎症反应：主要通过杀灭细菌、真菌及寄生虫等病原体而增强非特异性免疫功能，同时可抑制中性粒细胞的趋化、黏附、聚集和释放活性物质，减少炎性细胞释放 TNF - α、IL - 1、IL - 6、IL - 8 等炎症性细胞因子，减轻肺内炎症反应。②减轻肺水肿：吸入一氧化氮可选择性扩张肺血管、降低肺动脉压力，减轻肺水肿。③减少肺内分流：一氧化氮吸入后进入通气较好的肺泡，促进肺泡周围毛细血管的扩张，促进血液由通气不良的肺泡向通气较好的肺泡转移，从而改善通气/血流失调，降低肺内分流，改善气体交换，改善氧合。可见，吸入一氧化氮不仅对症纠正低氧，而且还具有病因治疗作用。吸入的一氧化氮很快与血红蛋白结合而失活，可避免扩张体循环血管，对动脉血压和心排出量无不良影响。一般认为，吸入低于 20ppm 的一氧化氮就能明显改善气体交换，而对平均动脉压及心排出量无明显影响。由于一氧化氮吸入改善顽固性低氧血症，能够降低呼吸机条件和吸入氧浓度，对需高通气条件和高吸入氧浓度的重度 ARDS 患者，可能减少医源性肺损伤，并赢得宝贵的治疗时间。

10. 补充外源性肺泡表面活性物质　肺泡表面活性物质有助于降低肺泡表面张力，防止肺泡萎陷和肺容积减少，维持正常气体交换和肺顺应性，阻止肺组织间隙的液体向肺泡内转移。ARDS 时，肺泡 Ⅱ 型上皮细胞损伤，表面活性物质合成减少；肺组织各种非表面活性蛋白如免疫球蛋白、血清蛋白、纤维蛋白、脂肪酸、溶血卵磷脂以及 C 反应蛋白等浓度大大增加，竞争表面活性物质在气液界面的作用，稀释表面活性物质的浓度，并且抑制磷脂和表面活性物质合成和分泌；导致肺泡表面活性物质明显减少和功能异常。补充外源性肺泡表面活性物质在动物试验和小儿患者取得了良好效果，能够降低肺泡表面张力，防止和改善肺泡塌陷，改善通气/血流比例失调、降低气道压力以及防止肺部感染。另外，有研究认为外源性补充肺泡表面活性物质还具有抑制微生物生长和免疫调节的作用。

目前关于表面活性物质对成人 ARDS 治疗的时机、使用方法、剂型（人工合成或来源于动物）、使用剂量、是否需要重复使用以及应用所采取的机械通气模式和参数设置等均需进行进一步的研究和探讨。

11. 液体通气　液体通气，特别是部分液体通气明显改善 ARDS 低氧血症和肺功能，可能成为 ARDS 保护性通气策略的必要补充。目前液体通气多以 Perflubron（有人译为潘氟隆，PFC）为氧气和二氧化碳的载体。其有效性机制包括以下几方面：①促进肺下垂部位和背部肺泡复张：PFC 的比重较高，进入肺内位于下垂部位或背部，使该区域肺内压升高，有效对抗由重力引起的附加静水压，促进肺泡复张。可见，PFC 的作用类似于 PEEP 的作用，但可避免 PEEP 引起的非下垂区域肺泡过度膨胀引起的气压伤以及心排出量下降的不良反应。②改善肺组织病变：PFC 可减轻血浆向肺泡内渗出，促进肺泡复张；PFC 比重较大，作为灌洗液将肺泡内渗出物及炎症介质稀释清除。③类表面活性物质效应：PFC 的表面张力低，进入肺泡可作为表面活性物质的有效补充。促进肺泡复张，改善通气/血流失调，纠正低氧血症。

尽管液体通气用于动物 ARDS 模型的研究已经取得相当成功的经验，但用于人类的研究尚处于初级阶段。由于液体通气的作用机制是针对 ARDS 的病理生理过程，故成为 ARDS 治疗的新途径。但液体通气需较强镇静甚至肌松抑制自主呼吸，循环易发生波动；PFC 的高放射密度，可能影响观察肺部病理改变；PFC 剂量和效果维持时间的进一步探讨均是应用液体通气需关注的方面。

12. 体外膜肺氧合　部分重症 ARDS 患者即使已经采用最优化的机械通气策略，仍然难以改善氧合，继而出现严重低氧血症和继发性器官功能障碍。体外膜肺氧合（extra corporeal membrane oxygenation，ECMO）是通过体外氧合器长时间体外心肺支持，也就是通过体外循环代替或部分代替心肺功能的支持治疗手段。重症低氧血症患者通过 ECMO 保证氧合和二氧化碳清除，同时积极治疗原发病，是重症 ARDS 患者的救援措施，可有效纠正患者气体交换障碍，改善低氧血症。2009 年 CESAR 和澳大利亚、新西兰用 ECMO 治疗重症甲型（H_1N_1）流感并发 ARDS 患者的多中心研究显示，若病因可逆的严重 ARDS 患者，通过 ECMO 保证氧合和二氧化碳清除，同时采用较低机械通气条件，等待肺损伤的修复，能明显降低患者病死率。由此可见，对充分肺复张、俯卧位通气、高频震荡通气和 NO 吸入等措施仍然无效的 ARDS，ECMO 可能是不错的选择。

13. 神经电活动辅助通气　神经电活动辅助通气（neurally adjusted ventilatory assist，NAVA）是一种新型的机械通气模式。NAVA 通过监测膈肌电活动信号（electrical activity of diaphragm，EAdi），感知患者的实际通气需要，并提供相应的通气支持。越来越多的研究显示 NAVA 在肺保护方面有下列突出优势：①改善人机同步性，NAVA 利用 EAdi 信号触发呼吸机通气，不受内源性 PEEP 和通气支持水平的影响，与自身呼吸形式相匹配。②降低呼吸肌肉负荷。由于 NAVA 能保持良好的人机同步性，并且滴定合适的 NAVA 水平，从而提供最佳的压力支持，使得患者呼吸肌肉负荷显著降低。③有利于个体化潮气量选择，避免肺泡过度膨胀。NAVA 采用 EAdi 信号触发呼吸机送气和吸/呼气切换，通过患者自身呼吸回路反馈机制调节 EAdi 强度，从而实现真正意义的个体化潮气量选择。④增加潮气量和呼吸频率变异度，促进塌陷肺泡复张。动物实验证实潮气量的变异度增加能够促进塌陷肺泡复张，改善呼吸系统顺应性，同时降低气道峰压，减少肺内分流及无效腔样通气，改善肺部气体分布不均一性。研究表明 NAVA 潮气量大小的变异度是传统通气模式的两倍，更加接近生理变异状态。⑤有利于指导 PEEP 选择。由于 ARDS 大量肺泡塌陷和肺泡水肿，激活迷走神经反射，使膈肌在呼气末不能完全松弛，以维持呼气末肺容积，防止肺泡塌陷，这种膈肌呼气相的电紧张活动称为 TonicEAdi。若 PEEP 选择合适，即在呼气末维持最佳肺容积、防止肺泡塌陷，Tonic EAdi 也应降至最低。在 ALI 动物实验中发现当 Tonic EAdi 降至最低的 PEEP 水平即为 EAdi 导向的最佳 PEEP，还需进一步临床研究证实 Tonic EAdi 选择 PEEP 的可行性和价值。

14. 变异性通气　变异性通气（variable mechanical ventilation）呼吸频率和潮气量按照一定的变异性（随机变异或生理变异）进行变化的机械通气模式。这种通气模式不是简单通气参数的变化，而是符合一定规律的通气参数的变异，可能更符合患者生理需要。临床及动物研究均发现变异性通气能改善 ARDS 氧合和肺顺应性，促进肺复张，减轻肺损伤。Suki 等研究发现，变异性通气可以促进重力依赖区塌陷肺泡的复张，增加相应区域血流分布，有肺保护作用。可能的原因为：变异性通气过程中产生与患者需要相匹配的不同的气道压力和吸气时间，从而使得不同时间常数的肺泡达到最大限度的复张和稳定。Gama 等在动物实验中发现 PSV 变异性通气可以明显改善 ALI 动物氧合。变异性通气的肺保护作用还需要进一步研究。

15. ARDS 机械通气策略的具体实施步骤　机械通气是 ARDS 重要的治疗手段，经过大量的临床研究和具体实践，小潮气量肺保护性通气、肺开放策略和针对重症 ARDS 的救援措施均逐步应用于临床。面对重症 ARDS，尤其是严重、顽固性低氧血症的患者，临床医生对于机械通气治疗措施的选择和实施需要有正确的判断和清晰的思路。有学者根据文献及实践经验初步拟订 ARDS 机械通气治疗流程图（图 11-4），以使 ARDS 机械通气治疗更加规范、有序，为临床医生提供清晰的治疗临床思路。

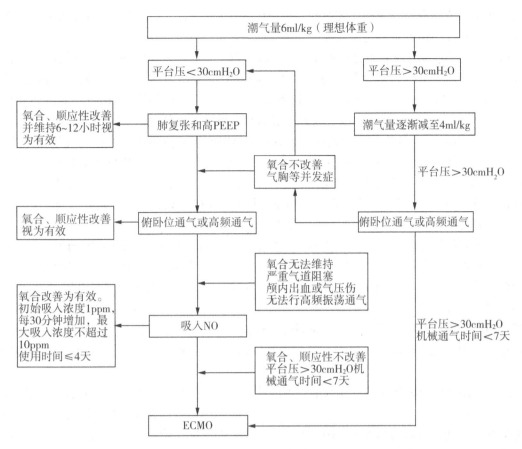

图 11-4　ARDS 患者在脱机过程中自主呼吸试验（SBT）的实施程序

三、药物治疗

1. 糖皮质激素　全身和局部炎症反应是 ARDS 发生和发展的重要机制，调控炎症反应是 ARDS 的根本治疗措施。利用糖皮质激素的抗炎作用预防和治疗 ARDS 一直存在争议。大剂量糖皮质激素不能起到预防 ARDS 发生和发展的作用，反而增加感染等并发症已普遍被临床医生接受。小剂量糖皮质激素治疗 ARDS 的起始时间、剂量、疗程与适用人群也一直备受关注。近期 meta 分析显示，应用小剂量糖皮质激素治疗早期 ARDS 患者可改善 ARDS 患者氧合，缩短机械通气时间并降低患者的病死率，提示对于重症 ARDS 患者早期应用小剂量糖皮质激素可能是有利的，但其有益作用仍需要大规模的随机对照研究进一步证实。特别值得注意的是，近期研究显示对继发于流行性感冒的重症 ARDS 患者，早期应用糖皮质激素可能是有害的。

持续的过度炎症反应和肺纤维化是导致 ARDS 晚期病情恶化和治疗困难的重要原因，有学者提出可应用糖皮质激素防治晚期 ARDS 患者肺纤维化。但 ARDS Net 研究显示，ARDS 发病大于 14 天的患者应用小剂量糖皮质激素后病死率显著增加，提示晚期 ARDS 患者也不宜常规应用糖皮质激素治疗。因此，对于早期重症 ARDS 患者，可根据患者个体情况权衡利弊决定小剂量糖皮质激素的应用，而晚期 ARDS 患者不宜应用糖皮质激素治疗。

2. 鱼油　鱼油富含 ω-3 脂肪酸，是有效的免疫调理营养素，通过多种机制对 ARDS 患者发挥免疫调节作用。mate 分析证实，应用鱼油可以显著改善氧合和肺顺应性，缩短机械通气时间及 ICU 住院时间并降低 ARDS 患者的病死率。尽管应用鱼油治疗 ARDS 取得了较大进展，但其给药途径、时机及剂量等问题仍值得关注。肠内给予 ω-3 脂肪酸虽然能增加肠道黏膜血供，保护肠黏膜屏障功能，但吸收差，尤其是鱼油在脂质代谢过程中会大量丢失。肠外给药避开了脂质代谢的影响，目前常用于重症患者的治疗，但仍有并发感染、胆汁淤积及肝功能损伤的风险。研究显示，鱼油剂量大于 0.05g/（kg·d）

时可改善危重症患者生存率并缩短住院时间。目前认为 0.2g/（kg·d）的鱼油可改善危重患者的预后，但该剂量是否适用于 ARDS 患者仍需大规模临床研究验证。

3. 一氧化氮　NO 吸入可选择性扩张肺血管，吸入 NO 后分布于肺内通气良好的区域，可扩张该区域的肺血管，降低肺动脉压，减少肺内分流，改善通气血流比例失调。临床研究及 mate 分析均显示，一氧化氮吸入治疗的 24 小时内可明显改善 ARDS 患者氧合，但并不能降低 ARDS 患者的病死率。因此，吸入 NO 不作为 ARDS 的常规治疗手段。仅在一般治疗无效的严重低氧血症时考虑应用。

4. 神经肌肉阻滞剂　多数 ICU 机械通气患者包括 ARDS 患者使用小潮气量通气和允许性高碳酸血症通气策略在恰当的镇痛、镇静下能够耐受机械通气。然而，有些重症 ARDS 患者即使在深度镇静时仍然存在明显的人机不同步，特别是在应用反比通气、俯卧位通气等非常规机械通气模式时。2002 年美国危重病医学会（SCCM）神经肌肉阻滞剂使用指南指出：ICU 中只有在其他治疗（如镇静、镇痛）均无效后才考虑使用神经肌肉阻滞剂。《新英格兰杂志》发表的多中心、随机、对照研究显示，严重 ARDS 机械通气患者与对照组相比，早期 ARDS 患者短期（48 小时）应用顺式阿曲库铵可明显提高人机同步性，降低呼吸肌氧耗，减少呼吸机相关肺损伤，改善氧合并降低 ARDS 患者病死率，但并不增加肌肉无力的发生。同时发现，对于氧合指数低于 120mmHg 的重症 ARDS 患者病死率的改善更为明显。虽然该研究结果不能推论到其他种类神经肌肉阻滞剂的应用，但仍提示对于镇静、镇痛治疗无效的部分重症早期 ARDS 患者短期应用神经肌肉阻滞剂可能有益。值得注意的是，神经肌肉阻滞剂的种类及疗程均可影响用药后肌肉无力的发生。同时，在使用神经肌肉阻滞剂前，应充分镇静以使患者达到无意识状态。

5. 其他药物治疗　ARDS 患者存在肺泡表面活性物质减少或功能丧失，易引起肺泡塌陷。因此，补充肺泡表面活性物质可能成为 ARDS 的治疗手段。但研究显示，补充表面活性物质并缩短机械通气时间也不降低病死率，而且目前药物来源、用药剂量、具体给药时间、给药间隔等诸多问题仍有待解决，因此，目前表面活性物质还不能作为 ARDS 的常规治疗手段。

鉴于炎症反应在 ARDS 发病过程中的重要作用，细胞因子拮抗剂可能成为 ARDS 治疗的药物之一。但由于炎症反应的复杂性，目前仍无有利临床证据证实任何细胞因子的拮抗剂对于 ARDS 治疗的有效性，因此，细胞因子的拮抗剂不能用于 ARDS 常规治疗。

此外，虽然部分临床或动物实验发现重组人活化蛋白 C、前列腺素 E_1、抗氧化剂等环氧化酶抑制剂可能对于 ARDS 患者具有有益作用，但目前上述药物均不能用于 ARDS 的常规治疗。

四、液体管理

液体管理是 ARDS 治疗的重要环节。ARDS 的肺水肿主要与肺泡毛细血管通透性增加导致血管内液体漏出有关，其次毛细血管静水压升高可加重肺水肿的形成。故对 ARDS 应严格限制液体输入。通过限制输液和利尿而保持较低肺动脉嵌压的 ARDS 患者，有较好的肺功能和转归。而且，早期限制输液和利尿并不增加肾衰竭和休克的危险性。因此，在维持足够心排出量的前提下，通过利尿和适当限制输液量，保持较低前负荷，使肺动脉嵌顿压不超过 12mmHg 是必要的。

1. 保证器官灌注，限制性液体管理　高通透性肺水肿是 ARDS 的病理生理特征，肺水肿程度与 ARDS 预后呈正相关，研究显示，创伤导致的 ARDS 患者，液体正平衡时患者病死率明显增加。积极的液体管理改善 ARDS 患者肺水肿具有重要的临床意义。研究表明应用利尿剂减轻肺水肿可改善氧合、减轻肺损伤，缩短 ICU 住院时间。但减轻肺水肿的同时可能会导致有效循环血量下降，器官灌注不足。因此 ARDS 患者的液体管理必须考虑二者的平衡。在维持循环稳定，保证器官灌注的前提下，限制性液体管理是积极有利的。

2. 增加胶体渗透压　ARDS 患者采用晶体液还是胶体液进行液体复苏一直存在争论。值得注意的是胶体渗透压是决定毛细血管渗出和肺水肿严重程度的重要因素。研究证实，低蛋白血症可导致 ARDS 病情恶化，机械通气时间延长，病死率增加。尽管白蛋白联合呋塞米治疗未能明显降低低蛋白血症（总蛋白 <50~60g/L）ARDS 患者病死率，但与单纯应用呋塞米相比氧合明显改善、休克时间缩短。因此，

对低蛋白血症的 ARDS 患者，有必要输入白蛋白或人工胶体液，有助于提高胶体渗透压，实现液体负平衡，减少肺水生成，甚至改善预后。

3. 改善肺毛细血管通透性　肺泡上皮细胞和毛细血管内皮细胞受损，导致通透性增加是 ARDS 主要的病理改变，因此改善肺毛细血管通透性是减轻 ARDS 肺水肿的关键。但临床上可行的方法不多，近年来有研究发现，ARDS 患者 β 受体阻滞剂雾化吸入 7 天后血管外肺水明显低于对照组、气道平台压降低，提示 β 受体阻滞剂有改善肺毛细血管通透性的作用。

五、营养和代谢支持

早期营养支持值得重视。危重患者应尽早开始营养代谢支持，根据患者的肠道功能情况，决定营养途径。肠道功能障碍的患者，采用肠外营养，应包括糖、脂肪、氨基酸、微量元素和维生素等营养要素，根据全身情况决定糖脂热量比和热氮比。总热量不应超过患者的基本需要，一般为 25 ~ 30kcal/（kg·d）。如总热量过高，可能导致肝功能不全、容量负荷过高和高血糖等并发症。肠道功能正常或部分恢复的患者，尽早开始肠内营养，有助于恢复肠道功能和保持肠黏膜屏障，防止毒素及细菌移位引起 ARDS 恶化。

六、间充质干细胞可能成为 ARDS 治疗的未来

促进损伤肺毛细血管内皮细胞和肺泡上皮细胞的有效修复可能是 LI/ARDS 治疗的关键和希望。随着干细胞工程学的发展，间充质干细胞（MSC）作为一种理想的组织修复来源，且具有低免疫原性、免疫调节及抗炎作用，在 ALI/ARDS 治疗中受到越来越多关注。MSC 具有减轻肺损伤、抗纤维化和抑制炎症反应的作用。研究发现给予外源性的 MSC 后，能明显减轻肺的炎症反应和纤维化，减少细胞外基质成分层粘连蛋白和透明质烷的分泌。另外，MSC 可增加肺泡液体清除能力，有助于维持肺泡血管屏障的完整性。MSC 还可作为基因治疗的细胞载体，使基因在肺组织高选择性和持久表达，并针对损伤局部提供治疗蛋白。

（冯俊飞）

第十二章

呼吸衰竭

第一节 呼吸衰竭的定义、病因、分类、分型和诊断

呼吸衰竭是临床上经常遇到的一种危重病症，实际上许多重症疾病均可发生呼吸衰竭，故呼吸衰竭实际上是一个综合征，而不是一个疾病。呼吸衰竭通常是由于肺通气不足、弥散功能障碍和肺通气/血流比例失调等原因，使静息状态下吸入空气时出现低氧血症和（或）二氧化碳潴留，从而引起一系列生理和代谢混乱的临床综合征。急性或慢性呼吸衰竭也是临床上危重患者死亡的一个重要原因。慢性阻塞性肺部疾病患者晚期常死于呼吸衰竭。肺炎患者的死亡原因，7%以上为呼吸衰竭。美国重症监护病房（ICU）的患者中，每年约有34%因呼吸衰竭而接受机械通气治疗，总数达50万人。急性呼吸衰竭（acute respiratory failure，ARF）患者，如果原先无心肺疾患或系统疾病，存活率可超过85%，健康老人（>80岁）患急性呼吸衰竭后，生存率也接近85%。然而，多器官功能障碍综合征（MODS）或原先有肝、肾或慢性肠胃道疾病伴营养不良者，其预后较差。其中约17%的患者需要机械通气治疗，这些患者中，年龄较大的只有9%的存活率，年轻者也不过36%。表12-1列举了急性呼吸衰竭的临床特征和预后。

表12-1　急性呼吸衰竭的常见原因和预后

常见原因	发生率（%）	生存率（%）
急性呼吸窘迫综合征（ARDS）	7	60
心源性肺水肿	16	60
心肺骤停	10	20
慢性阻塞性肺疾病（COPD）	12	65
中枢神经系统疾病（外伤、脑卒中、出血）	11	60
药物过量	7	95
代谢性昏迷	8	30
神经肌肉疾病	8	36
肺炎	10	38
哮喘	<1	90
其他	10	50

呼吸衰竭是一种功能性疾病，由影响肺功能的多种病理情况所致，这些病理改变使肺功能不能维持正常的 PaO_2 或排出 CO_2。呼吸衰竭可为急性或慢性表现，取决于疾病过程的病理，病理生理和治疗反应。通常急性和慢性呼吸衰竭取决于动脉血气分析，但是临床上不一定与这些血气分析的数据相符合。

一、呼吸衰竭的定义、病因和分类

(一) 呼吸衰竭的定义

迄今尚无公认的呼吸衰竭定义。当前国外大多数呼吸内科权威教科书，将呼吸衰竭定义为：当呼吸功能损伤到气体交换不能维持正常的动脉血气水平，动脉血氧分压（PaO_2）降低和（或）动脉血二氧化碳分压（$PaCO_2$）增高并超越正常范围时，即有呼吸衰竭存在。通常血气诊断标准是在海平面、静息状态及呼吸空气的情况下，$PaO_2 < 60mmHg$（$6.7kPa$，$1kPa = 7.5mmHg$），和（或）$PaCO_2 > 45mmHg$（$6kPa$）。但是美国 2008 年出版的《肺脏病学》（Fishman's pulmonary diseases and disorders）则将高碳酸性呼吸衰竭定义为 $PaCO_2 > 45mmHg$，而低氧性呼吸衰竭定义为当吸氧浓度 $\geq 60\%$ 时，$PaO_2 < 55mmHg$。2006 年 11 月美国国立心、肺、血液学会（NHLBI）和 WHO 发表的《慢性阻塞性肺疾病全球创议》（Global Initiative for Chronic Obstructive Lung Disease，GOLD）修订版中把呼吸衰竭定义如下：在海平面呼吸空气的情况下，PaO_2 小于 8kPa（60mmHg）伴有或不伴有 $PaCO_2 > 6.7kPa$（50mmHg）。

然而，必须指出：这些血气分析指标并不是硬性规定，指标是为临床服务的，应该结合患者的病史、体征和其他实验室检查结果进行综合评估。一般而言，如果患者失去对体内器官提供充分的氧合能力或通气能力的情况下，则可以认为患者可能发生了呼吸衰竭。对于发生急性呼吸衰竭的患者，临床上需要进行紧急处理，包括：紧急气道管理、机械通气治疗和稳定循环功能。其后的临床任务有：呼吸衰竭病因的鉴别诊断、根据临床和实验室结果制订治疗计划、对患者进行呼吸监护，必要时进行右心导管检查。

(二) 呼吸衰竭的病因

呼吸衰竭的病因繁多，脑、脊髓、神经肌肉系统，胸廓或胸膜，心血管，上气道、下气道和肺泡，其中任何一个环节的异常均可导致呼吸衰竭。临床上通常引起急、慢性呼吸衰竭的主要病因有：

1. 气道阻塞性疾病　①急性病：如会厌炎、喉水肿、气道内异物、细支气管炎、支气管哮喘。②慢性病：如慢性阻塞性肺部疾病，其中包括慢性支气管炎、肺气肿以及睡眠呼吸暂停综合征、支气管扩张等。

2. 肺实质浸润性疾病　①急性病：各种原因引起的肺炎、结缔组织疾病合并肺间质病等。②慢性病：结节病、肺尘埃沉着病、弥散性肺间质纤维化，包括特发性肺间质纤维化和其他各种原因引起的肺间质纤维化。

3. 肺水肿性疾病　①心源性：心肌梗死、二尖瓣或主动脉瓣疾患、左心衰竭。②肺泡－毛细血管膜通透性增加：各种原因引起的休克、海洛因中毒、吸入化学物质、败血症、急性呼吸窘迫综合征（ARDS）等。

4. 肺血管疾病　①急性病：肺血栓栓塞、空气、脂肪栓塞等。②慢性病：肺血管炎、多发性微血栓形成等。

5. 胸壁与胸膜疾病　①急性病：气胸。②慢性病：脊柱后侧凸、胸膜纤维化、胸腔积液等。

6. 神经肌肉系统疾病　①脑部：镇静药和麻醉药的应用、脑血管疾病、感染、肿瘤。②外周神经：多发性神经炎、多发性脊髓炎。③肌肉：肌萎缩症、重症肌无力、肥胖和吉兰－巴雷综合征（急性炎症性脱髓鞘性多发性神经病）等。

(三) 呼吸衰竭的分类

虽然临床上有许多疾病可以引起呼吸衰竭，按照其原发异常改变对呼吸系统的效应，通常能将上述各种疾病分类如下：

1. 中枢神经系统的异常　药物的作用、结构病变和代谢疾病对中枢神经系统的影响，均可导致中枢呼吸驱动的抑制，可产生低通气综合征和高碳酸血症，临床上可为慢性或急性呼吸衰竭的表现。麻醉药物或其他镇静药物的过量是呼吸衰竭的常见原因。最常见的是急性中毒，长期应用某些制剂（如：美沙酮），可产生慢性高碳酸血症呼吸衰竭。"结构型"的中枢神经系统异常所产生的高碳酸血症，其常见疾病有脑膜脑炎、局部的肿瘤或髓质的血管异常或影响髓质控制系统的卒中。通常呼吸衰竭伴有其他神经系统的异常临床表现。各种代谢异常通过抑制呼吸中枢而产生高碳酸血症。常见原因有：黏液性水肿、肝功能衰竭和晚期尿毒症。除此之外，中枢神经系统的 $PaCO_2$ 升高可使中枢神经系统进一步抑制，并促使 CO_2 潴留。如慢性代谢性碱中毒时，常有 $PaCO_2$ 的升高，其原因常与利尿剂的应用有关。

2. 周围神经系统或胸壁的异常　各种周围神经系统疾病，神经肌肉疾患和胸壁的异常，常伴有高碳酸血症和低氧性呼吸衰竭。这类疾病主要特征是患者不能维持适当的每分钟通气量水平以排出机体所产生的 CO_2，且常伴随有呼气肌群的损害，肺不张和吸入性肺炎。神经肌肉疾病所致高碳酸血症呼吸衰竭的常见原因是吉兰-巴雷综合征、重症肌无力、多发性肌炎、肌萎缩和代谢性肌肉病。除此之外，急性脊髓灰质炎和创伤性脊髓损伤也常伴有高碳酸血症。药物所致的高碳酸血症，其原因包括应用去极化和非去极化的麻醉制剂，尤其在应用皮质激素时，（如处理哮喘持续状态）、重症肌无力治疗时出现胆碱能危象，肌无力的患者应用氨基糖苷类抗生素等。胸壁异常是呼吸衰竭另一类常见的呼吸衰竭原因。常见有：严重的脊柱侧弯、连枷胸、广泛的胸廓成形术和重度肥胖等。

上述各种原因所致的呼吸衰竭，其共同特点为吸气肌群的衰弱或胸廓活动程度受限制，从而造成潮气量的降低。患者最初可通过增加呼吸频率来代偿潮气量的降低，以维持一定的每分通气量，但随着病情进展，最终仍导致每分通气量降低。此外，患者的叹气功能也受损，加上潮气量的减少，导致肺不张的发生和肺顺应性的降低。肺顺应性的下降则使潮气量进一步减少和呼吸功的增加。因此造成通气量下降，而另一方面由于 VD/VT 的增加（原因为肺不张等），使患者的通气需要增加。通气供应和通气需要之间产生了明显的失衡，从而造成高碳酸血症更进一步，由于延髓反射机制受损及呼吸肌群的受累，造成咳嗽功能障碍，造成吸入性肺炎和继发性的低氧血症。

除上述原因外，由于胸廓形态异常（如脊柱侧凸等）可造成呼吸功增加，造成呼吸肌群氧耗量增加，呼吸肌群的总氧耗量比例也增加。

3. 气道的异常　上气道或下气道的阻塞性疾病，均为慢性高碳酸血症的常见原因。上气道阻塞的病因有：急性会厌炎、异物吸入、气管内肿物和气管狭窄等。引起下气道阻塞的疾病有：慢性阻塞性肺疾病（COPD）、哮喘和晚期囊性肺纤维化。气道的狭窄可导致跨胸壁压力梯度的增加，从而需要吸气气流的增加。呼吸功的阻力成分增加，并伴有氧耗量的增加。此外，潮气量下降和无效腔通气增加可发生呼气肌群衰竭，其结果产生浅而速的呼吸类型。最后某些疾病中（如哮喘或 COPD 加重期），可发生气体陷闭和肺过度充气，导致膈肌扁平和膈肌功能受损。

4. 肺泡异常　这类疾病中，常见临床病因有心源性和非心源性肺水肿、弥散性肺炎、广泛的肺出血、胃内容物吸入和溺水。弥散性肺泡内充填，造成了一个大量的右向左分流，如同肺血流通过一个无通气或通气不佳的肺区。此外，伴随存在的肺间质水肿可损害肺-毛细血管膜的弥散功能，进一步损伤混合静脉血的氧合。

以肺泡内充填为特征的急性、广泛的肺疾病，通气需要明显增加，其原因有：低氧血症、VD/VT 的增加、呼吸功的弹性成分增加（因肺顺应性降低）、呼吸功的阻力成分也增加（因气道狭窄和气道反应性的增加），呼吸中枢的神经驱动增加（由于肺实质迷走神经纤维的调节）。一方面是通气需要的增加，另一方面却由于肺泡内充填、肺弹性降低、呼吸肌疲劳、膈肌功能受损而造成了通气供应的下降，这种失衡造成了高碳酸血症。

二、呼吸衰竭的分型

"呼吸衰竭"是一病理生理学诊断术语，随病因、病变性质及病程的发展阶段不同，其主要病理生理改变和血气特点有所不同。临床上根据病理生理的不同类型、有无二氧化碳潴留等，将需要机械通气治疗的呼吸衰竭患者，划分为四大类型：①低氧性呼吸衰竭，主要或全部表现为低氧血症，通常为肺内分流（Qs/Qt）增加和肺泡通气/血流（V/Q）比例失调所致。②通气衰竭，主要表现为高碳酸血症，主要是呼出 CO_2 障碍，是一种肺泡通气（VA）降低所致。③肺不张型呼吸衰竭，是一种围术期呼吸衰竭。④低灌注型呼吸衰竭，即休克型呼吸衰竭。实际上，将呼吸衰竭划分为这四种类型的呼吸衰竭，完全是人为的，但是有利于临床医师了解其相应的病理生理和常见的临床表现。也利于掌握相应的临床措施。

1. 低氧性呼吸衰竭（hypoxic respiratory failure，HRF）　通常也称Ⅰ型呼吸衰竭或换气性呼吸衰竭，血气特点是 $PaO_2 < 60mmHg$，$PaCO_2$ 正常或降低。主要病理生理机制是肺内分流（Qs/Qt）增加和肺泡通气/血流（V/Q）比例失调。重症急性呼吸衰竭患者则往往存在明显的右向左的肺内分流增加，称为急性低氧性呼吸衰竭（acute hypoxacmic respiratory failure，AHRF）。其原因主要是肺泡腔内充满水肿液或者肺泡塌陷所致，因而对氧气治疗效果不佳。弥散功能障碍只是在 $PaO_2 < 50mmHg$ 时才参与作用。其总肺泡通气量正常或增加。常见于支气管炎、肺气肿、肺泡纤维化、支气管哮喘、肺炎、心源性肺水肿、ARDS、肺泡出血综合征及肺不张等疾病。这种难治性低氧血症常常伴有肺泡通气和每分通气量（VE）的增加以及 $PaCO_2$ 降低。但是，随着病情的进展或者持续，可以发生呼吸肌群的衰竭，从而导致肺泡通气量的下降和 $PaCO_2$ 增加。

2. 高碳酸-低氧性呼吸衰竭（hypercapnic-hypoxic respiratory failure，HHRF）　也称Ⅱ型呼吸衰竭，主要是有效肺泡通气量不足，血气特点除低氧血症外，$PaCO_2 > 45mmHg$。进一步可分为两个亚型：①总肺泡通气量下降，多发生于神经肌肉系统所致呼吸动力障碍而肺实质正常的患者。②净肺泡通气下降，两上肺区灌注进一步减少，形成类似无效腔效应，不能进行正常的气体交换，尽管总通气量无改变，但有效肺泡通气量却明显减少。常见病因是慢性阻塞性肺部疾病。

3. 肺不张型呼吸衰竭　即围手术期呼吸衰竭（perioperative respiratory failure），现称为Ⅲ型呼吸衰竭，围手术期呼吸衰竭通常是肺不张所致。一般而言，这些患者中，由于异常的腹部情况使呼出气的肺容积（功能残气量，FRC）低于增加的关闭容积，因而导致肺下垂部位的肺泡出现进行性塌陷。其结果常常导致Ⅰ型急性低氧性呼吸衰竭（AHRF）。

把这一肺不张类型的呼吸衰竭，作为临床上一种特殊的呼吸衰竭类型来处理，其主要目的是为了引起临床的注意，预防在手术后发生肺泡塌陷、FRC降低以及在肺容积增加的情况下发生气道的异常关闭，从而产生呼吸衰竭。由于许多Ⅰ型和Ⅱ型呼吸衰竭患者也可能存在这一类似情况，所以设法减少肺不张所致的呼吸衰竭发生，是临床上处理所有呼吸衰竭患者时所必须考虑的问题之一。临床上常常需要采取的处理措施如下：①每1~2小时改变体位，从仰卧位转换为侧卧位；积极采取胸部理疗，勤从气道内吸痰。②保持35°~45°的端坐体位，以减少腹部的压迫。③机械通气时加用叹气（sighs）、CPAP、PEEP等模式，使呼气末肺容量高于关闭容量（CV）。④特别关注切口疼痛以及腹痛的处理，镇痛和降低腹压。

4. 低灌注状态所致的Ⅳ型呼吸衰竭　临床上某些机械通气治疗的患者并不属于上述3种类型的呼吸衰竭分类，尤其是低灌注状态的患者。Ⅳ型呼吸衰竭常见于心源性休克、低容量休克或脓毒性休克患者，而并未发生肺部病变。对这些呼吸困难的患者进行通气治疗的原因往往是为了稳定气体交换和通过减少呼吸肌群做功来降低心排出量的消耗，直到低灌注状态得以纠正为止。Ⅳ型呼吸衰竭患者的撤机相对较为简便，当休克纠正，患者恢复自主呼吸并且拔除气管插管后，即可撤机。

根据临床经过，呼吸衰竭又可分为3种情况：

1. 急性呼吸衰竭　既往无慢性呼吸道疾病患者，从中枢神经系统到肺泡之间任何急性损伤和功能障碍均可致急性呼吸衰竭，通常在数分钟到数小时内发生。同样可分为Ⅰ型和Ⅱ型。

2. 慢性呼吸功能不全发展的慢性呼吸衰竭　早期可呈Ⅰ型特点，为低氧血症和呼吸性碱中毒；晚期发展到Ⅱ型，但进展缓慢，发生在几日或更长的时间内，体内已充分代偿。除 PaO_2 进一步下降外，$PaCO_2$ 升高，HCO_3^- 增加。

3. 慢性呼吸衰竭的急性发作　多见于慢性阻塞性肺部疾病患者，在低氧血症或低氧血症合并高碳酸血症的基础上，PaO_2 进一步下降，$PaCO_2$ 明显升高，酸碱代偿机制不充分，pH改变明显，常伴有复合性酸碱紊乱。

三、呼吸衰竭的诊断

（一）呼吸衰竭的临床表现

早期轻症呼吸衰竭不易发现，中、重度呼吸衰竭诊断比较容易。根据呼吸衰竭的定义，临床表现并结合动脉血气分析，在综合判断的基础上，可以作出确切的诊断。最好包括其病因、类型和程度以及相关的肺功能、酸碱改变和氧运输等情况，以便指导治疗和估计预后，以下几方面可作为临床诊断的参考：

1. 致病因素　导致呼吸衰竭的基础疾病和临床表现。

2. 低氧血症的表现　主要为呼吸困难和发绀。呼吸困难是最早出现的临床症状，随呼吸功能的减低而加重，可以有呼吸频率及节律的改变，辅助呼吸肌参与时可有"三凹征"，也可表现为呼吸浅速、点头样呼吸等。进入二氧化碳麻醉后，呼吸困难表现可能不明显。发绀是缺氧的典型症状。

3. 神经精神症状　缺氧和二氧化碳潴留均可引起神经精神症状，急性缺氧可出现精神错乱、狂躁、昏迷、抽搐等。慢性缺氧只表现为智力、定向力障碍。二氧化碳潴留主要表现为中枢神经系统抑制。$PaCO_2 > 80mmHg$（10.7kPa）时，患者有表情呆滞、精神错乱。$PaCO_2 > 120mmHg$（16kPa）时，患者进入昏迷，对各种反射均无反应。"肺性脑病"为二氧化碳潴留的典型临床表现。

4. 循环系统症状　有心率增快、心排出量增加，血压上升，心律失常。如缺氧加重，心肌可受累，此时心排出量减少、血压下降，可导致循环衰竭。另外，二氧化碳潴留使血管扩张，皮肤温暖、红润、多汗。

5. 消化系统和肾功能的改变　缺氧可使肝细胞变性坏死，导致血清谷－丙转氨酶升高；严重缺氧和二氧化碳潴留可导致胃肠道黏膜充血、水肿或应急性溃疡，可发生呕血、便血。严重的缺氧可损害肾功能，出现少尿、无尿，甚至急性肾衰竭。

6. 值得警惕的呼吸衰竭的早期表现　①睡眠规律倒转。②头痛，晚上加重。③多汗。④肌肉不自主的抽动或震颤。⑤自主运动失调。⑥眼部征象：球结膜充血、水肿，是反映 $PaCO_2$ 升高的敏感征象。

动脉血气测定：动脉血气和酸碱指标的测定是确定诊断、判断病情轻重呼吸衰竭和酸碱紊乱类型及指导治疗的重要依据。

（二）呼吸衰竭诊断的临床途径

临床上处理呼吸衰竭患者时首先应该明确以下几个方面的问题：临床上患者有无呼吸衰竭、呼吸衰竭分型、呼吸衰竭的病情程度、呼吸衰竭的基础疾病是什么、本次发生呼吸衰竭的诱发因素是什么、患者有无伴发症和并发症及其已经进行的治疗和对治疗的反应如何等等。故临床医师必须对患者的病史、症状和实验室检查结果作一详尽分析。

1. 病史和症状　如下所述。

（1）现病史：从现病史中可发现呼吸衰竭的临床表现：如呼吸困难、发绀、烦躁不安、嗜睡或昏迷等。同时也能了解患者原发病的情况：如发热伴咳嗽、咳痰、气急，要考虑肺部炎症引起的呼吸衰竭；如果出现突发昏迷，一侧肢体偏瘫伴呼吸障碍，应考虑脑血管意外引起的急性中枢性呼吸衰竭；进食时突然呛咳、颜面发紫、呼吸困难、意识障碍，应考虑食物窒息导致急性呼吸衰竭等。病史有助区分急、慢性呼吸衰竭。如为慢性呼吸衰竭，还需了解患者缓解期的临床表现，如气急程度、活动范围、肺功能以及动脉血氧分压和二氧化碳分压值，以判断是慢性呼吸衰竭稳定期或者急性加重。还可以根据患者并发症的表现：如有无呕血、黑便等消化道出血症状，尿少、水肿等肾脏功能不全表现，以判断病情轻重。通过病史可显示诱发因素，如肺部感染诱发 COPD 加重，接触过敏源导致支气管哮喘发作，手术诱发 COPD 急性发作等。现病史还应注意经过何种治疗、治疗反应如何。

（2）既往史：既往史可显示基础疾病，详细询问患者的既往病史往往可以给呼吸衰竭的诊断带来意想不到的结果。作者既往曾经处理过一例急性呼吸衰竭的患者，患者在其他医院一直按"支气管哮喘"治疗，但疗效不佳。来急诊室时患者由于二氧化碳严重滞留，已经处于昏迷状态。仔细向家属询问病史，得知患者每次"哮喘"发作均与体位有关，故对"哮喘"的诊断发生疑问。此外查体也发现患者有典型的吸气性呼吸困难，提示上气道阻塞。后来影像学检查证实患者在气管正上方有一肿物，肿物带蒂，并可随体位活动。患者经急诊手术患者完全康复。仔细询问过去史也可发现患者伴发病的一些情况，如糖尿病、冠心病、高血压及贫血等。

（3）个人史：个人史资料可提供诊断和鉴别诊断的临床资料，如长期吸烟史要考虑 COPD 的可能，有过敏史者要想到支气管哮喘诊断的可能，接触粉尘史要考虑职业性肺病，有酗酒史要注意与肝性脑病鉴别。

2. 体征　临床上处理呼吸衰竭患者时，除了观察呼吸衰竭的体征外还要注意患者基础疾病的体征及并发症和伴发症的体征。①呼吸衰竭体征：要注意观察患者的神志改变、呼吸频率和节律，有无发绀，有无端坐呼吸、三凹征、张口抬肩等呼吸困难的表现，胸腹矛盾呼吸提示呼吸肌疲劳，呼吸不规则提示中枢性呼吸衰竭。②基础疾病体征：桶状胸常常提示患者可能患有 COPD，两肺哮鸣音则表明患者可能是支气管哮喘或喘息性支气管炎患者，一侧肢体偏瘫提示脑血管意外，下肢软瘫考虑吉兰 - 巴雷综合征。③诱发因素体征：发热伴肺部湿性啰音往往提示肺部感染，一侧胸廓饱满、叩诊为鼓音伴呼吸音低下或消失则提示气胸。④并发症体征：有无休克、心律失常、心力衰竭和肺性脑病，有无黄疸、水肿、皮肤瘀斑和脏器出血等。⑤伴发症体征：如贫血、高血压、脑梗死后遗症表现等。

3. 实验室和辅助检查　血、尿、粪常规、动脉血气、血电解质、心肝肾功能、痰培养、心电图、胸片等应视为临床上必须检查的项目。肺功能、血培养、细胞免疫、肿瘤标志物测定等可作为酌情选择项目。临床应针对不同的目的，围绕患者的诊断、基础疾病、诱发因素、病情轻重、并发症和伴发症等开展相关必要的检查项目。①为明确临床诊断：首先要明确呼吸衰竭诊断，动脉血气检查是必须的。②为发现患者的基础疾病：如胸片、肺功能检查有助于发现 COPD，而 D - 二聚体、胸部螺旋 CT 或磁共振、肺通气/灌注显像和 CT 肺动脉造影等检查有助于发现或排除肺栓塞，头颅 CT、磁共振或脑脊液穿刺检查有助于脑血管疾病等神经系统疾病的发现。③为明确诱发因素：胸部 X 线可发现肺部炎症或气胸，痰细菌培养和药敏试验可了解细菌感染及其耐药情况。④为判断病情轻重：动脉血气、胸片、血液生化等指标有助于病情轻重的判别。⑤为了解伴发症和并发症情况：酌情选择糖代谢指标、电解质、肝肾功能、出凝血功能、多导睡眠监测和心脏超声检查等。⑥为疗效评估和不良反应监测：复查血气指标、胸片、血常规，进行血药浓度监测和肝肾功能电解质的密切随访等。

（冯俊飞）

第二节　通气供应与通气需要

目前有一种有用的理论假设有助于了解高碳酸性呼吸衰竭的病理生理基础，即通气供应和通气需要（ventilatory supply versus demand）的关系。

一、通气供应与通气需要的关系

通气供应是指机体能维持最大的自主通气而不发生呼吸肌群衰竭；通气供应也称之为最大持续通气（maximal sustainable ventilation，MSV）。通气需要是指当通气需要量保持不变时，使 $PaCO_2$ 保持恒定的自主每分通气（假定 CO_2 生成量保持稳定）。

正常情况下，通气供应大大超过通气需要。因而在运动时，虽然每分通气需要量发生巨大变化，但不会产生高碳酸血症。肺部疾病时，在通气需要对 MSV 产生影响之前，已可能存在明显的异常。此后，则会发生高碳酸血症。当通气需要超过 MSV 时，$PaCO_2$ 则增加。通常，MSV 约等于最大自主通气量（maximal voluntary ventilation，MVV）的一半。体重 70kg 的成人，MVV 为 160L/min，则 MSV 为 80L/min，基础情况下，每分通气量为 6 ~ 7L/min［90mL/（kg·min）］。正常情况下，MSV 比静息状态下的每分通气量高 10 ~ 15 倍。疾病状态下，每分通气量的需要可能接近 MSV 的低值。MSV 的进一步降低则可导致通气需要超过通气供应和发生高碳酸血症。

二、通气供应降低的影响因素

(一) 通气供应降低的影响因素

呼吸中枢系统传出神经的任何损伤均能降低通气供应 (表 12 - 2)。多种疾病可影响和产生传出途径的异常 (如膈神经和呼吸肌群疾病, 有些可造成呼吸肌群的衰竭)。

表 12 - 2　通气供应降低的影响因素

因素	临床举例
1. 呼吸肌群强度的降低	
呼吸肌群疲劳	急性呼吸衰竭恢复期, 呼吸频率增加, 吸气时间增加
失用性萎缩	长时期的机械通气, 膈神经受损
营养不良	缺乏蛋白热量
电解质异常	血清磷或钾浓度降低
动脉血气异常	$PaCO_2$ 增加, pH 下降, $PaCO_2$ 降低
膈肌脂肪浸润	肥胖
膈肌长度 - 张力关系的不良变化	因过度充气引起横膈变平
2. 肌肉能量需要增加或肌肉的血流供应降低	
呼吸功的弹性因素增加	肺或胸顺应性降低, 呼吸频率增加
呼吸功的阻力因素增加	气道阻塞
横膈的血流供应降低	休克、贫血
3. 运动神经功能下降	
膈神经输出降低	多发性神经病, 吉兰 - 巴雷综合征, 膈神经横断或受损, 多发性肌炎
神经肌肉传导降低	重症肌无力, 应用肌松剂
4. 呼吸功能下降	
气流受限	支气管痉挛, 上气道阻塞, 气道内大量分泌物
肺容量减少	肺叶切除, 大量胸腔积液
其他限制性疾患	疼痛限制吸气, 因肠梗阻所致的腹胀, 腹腔积液或腹膜透析

(二) 通气需要增加的影响因素

通气需要可用下列方程式来表示:

$$Ve = K \times (VO_2 \times R_q) / [PaCO_2 / (1 - VD/V_T)]$$

式中: V 为每分通气量, VO_2 氧消耗量, RQ 为呼吸商, VD 为无效腔容量, VT 为潮气量。任何影响方程式右侧的因素均可能导致通气超过通气供应。

(冯俊飞)

第三节　急性低氧性呼吸衰竭

低氧性呼吸衰竭 (HRF) 为严重的动脉低氧血症 ($PaO_2 < 60mmHg$), 常常不能用增加吸氧浓度 (即 $FiO_2 > 0.5$) 来纠正。$PaO_2 < 60mmHg$ 和 $FiO_2 > 0.5$ 两者均为人为的水平, 但两者代表了临界生理指标。PaO_2 为 60mmHg 时, 只有 80% 的血红蛋白达到饱和, PaO_2 如再稍有下降, 动脉血氧含量将显著降低。在这种情况下, 患者的氧贮备相当少, 且容易出现临床症状。FiO_2 为 0.5, 这是患者无需用特殊面罩或气管插管, 也是患者无须入 ICU 的最高吸氧浓度, 该浓度的氧气能较容易地进入气道。此外, FiO_2 为 0.5 时, 通常也能纠正高碳酸 - 低氧性呼吸衰竭所致的低氧血症, 当然在这些病理情况下, 右向左的分流并不占主要地位。如果低氧血症能通过 FiO_2 为 0.5 来解决, 则患者的治疗就相对简单。然而在急性呼吸衰竭时较低的 PaO_2 是由大量的右向左分流分致，因而增加 FiO_2，PaO_2 的增加相当微小，结果使肺泡－动脉氧分压差 $P_{(A-a)}DO_2$ 显著增加，并且 PaO_2/FiO_2 的比率仍然很低（通常 $<200mmHg$）。实际的 PaO_2 依赖于旁路通过气体－交换部分肺血流的量、肺泡内氧分压（FiO_2）和混合静脉血氧分压。在无大量右向左分流的情况下，因心排血量下降所致 PaO_2 的改变或代谢的增加，也可导致 PaO_2 的显著下降。大部分患者中根据计算所得的右向左分流在 25% ~50% 。

一、急性低氧血症的病因和发病机制

（一）急性低氧血症的病因和分类

1. 常见疾病　急性低氧性呼吸衰竭的常见疾病如下：①急性呼吸窘迫综合征（ARDS）。②肺炎：大叶性肺炎、多叶性肺炎。③肺栓塞。④肺不张（急性、叶段性肺不张）。⑤心源性肺水肿。⑥肺创伤或肺泡出血、Good-pasture 综合征、系统性红斑狼疮合并急性狼疮性肺炎等。

2. 急性低氧性呼吸衰竭的影像学分类　这些疾病的氧合功能障碍通常可以用其放射学检查发现来进行分类，可以为诊断和处理提供重要的依据。肺部塌陷（肺不张）、弥散性或斑片状肺实质病变、肺水肿，局部或单侧肺的浸润阴影和胸部 X 线表现正常等可以为常见低氧血症类型。

（1）肺不张：肺不张有多种形态学类型和发生机制。正常人如果在低于潮气量的情况下进行浅表呼吸，局部也可以出现微小肺不张。肺部局部膨胀不全可能加重上述现象，从而造成盘状肺不张，其原因有胸腔积液或者膈肌功能障碍。微小肺不张和盘状肺不张常见于肺部的下垂部位。肺叶的塌陷通常与分泌物滞留造成的气道阻塞、气管插管位置不当或者气管内肿块等因素有关，这些原因可造成肺泡内气体吸收从而产生肺不张。某些患者可能与支气管外压迫或局部低通气相关。患者如果长期卧床以及上腹部手术后，常常可以发生微小肺不张和盘状肺不张。

急性肺不张的潜在后果是气体交换的恶化，易发生肺炎和增加呼吸功。如果支气管突然发生阻塞，则 PaO_2 可以在几分钟到数小时急剧降到最低点，但是通过低氧性血管收缩和增加局部肺血管阻力，数小时至数日后，PaO_2 可逐渐得到改善。患者低氧血症的临床表现取决于低氧性血管收缩的反应、肺不张发生的速度以及累及的肺组织的容积。如果肺不张发生的部位较小、发生速度较慢，则临床上可能无低氧血症的表现。

影像学检查很难发现弥散性微小肺不张，但是查体可发现这些微小肺不张，肺下垂部位或肺底部听诊有吸气末湿啰音，深吸气或咳嗽后湿啰音可消失。盘状肺不张查体也可以发现湿啰音，此外受累部位还可以有管状呼吸音和羊鸣音。如果由于分泌物所致的支气管阻塞而产生肺叶不张，则查体发现叩诊呈浊音，呼吸音降低。如果中心气道阻塞，往往有管状呼吸音和羊鸣音。这些临床表现与影像学检查相一致。盘状肺不张常常发生于胸膜积液之上，或抬高的一侧横膈上方。肺叶不张常见于分泌物明显增加，而且无力排出的患者。一般而言，急性肺上叶肺不张少见，因为肺上叶容易引流。而左下叶肺不张较为多见，这与左下叶邻近心脏、口径较小、支气管的走向角度较为锐利有关。影像学检查容易发现肺不张，其表现为密度增高的阴影、叶间裂移位、周围肺组织有代偿性肺部膨胀和支气管充气征消失。

（2）弥散性肺浸润和渗出性病变：肺泡内充满液体或细胞浸润，可导致严重的难治性低氧血症。间质内液体造成低氧血症，与支气管周围水肿、V/Q 比例失调和微小肺不张相关。肺泡充填的影像学改变包括：叶段分布的实变影、融合阴影、绒毛状边缘、气道充气征、玫瑰样病变和正常肺组织结构的轮廓影。通常，弥散性间质病变的影像学分布主要出现在肺基底部位，肺尖部位很少有间质改变。临床上产生这种肺部弥散性病变和低氧血症的疾病，主要有：肺炎（肺部感染和吸入性肺炎）、肺水肿、血管内液体过多和 ARDS。单从影像学的观点出发，很难鉴别这些疾病。某些特征有助于鉴别诊断。

1）水肿性肺水肿：周围肺组织浸润，主要分布在肋膈角，是一种血管病变为主要特征的肺浸润，血管分布的特征提示容量负荷增加或心源性肺水肿，水肿的重力分布与左心衰竭密切相关，常常伴有心脏扩大，周围斑片状肺部浸润阴影，如果缺乏重力分布，并且随体位改变则提示 ARDS，此外，支气管空气造影征在水肿性肺水肿的病因中相当少见，而在渗出性肺水肿（ARDS）和肺炎中则常见。

2）急性肺损伤（ALI）和 ARDS：ALI/ARDS 的发生可能与肺部直接损伤有关，如吸入、肺炎、肺淹溺、肺部挫伤和毒气吸入等，这与肺泡上皮直接损伤有关，ALI/ARDS 的发生也可以与肺部间接损伤相关，例如：脓毒血症、输血、胰腺炎伴有系统性炎症反应等产生上皮－肺泡界面创伤，损伤造成肺泡－毛细血管渗出，富有蛋白的液体进入间质和肺泡，并且抑制表面活性物质的功能，造成广泛的肺不张。

3. 低氧血症伴随胸部 X 线片正常　某些患者临床表现为严重的低氧血症，而影像学检查无明显的肺部浸润阴影。这种情况下，最可能的发病机制是隐性的分流和严重的 V/Q 比例失调。心内分流或者肺内分流，哮喘和其他类型的气道阻塞性疾病，闭合容量增加造成的肺容量降低（如患有支气管炎的肥胖患者），肺栓塞和隐性微小血管交通（肝硬化并发肝肺综合征）等常常可以伴发这种类型的低氧血症。混合静脉血氧饱和度的降低、应用血管活性药物治疗低氧性收缩（如硝普钠、钙通道拮抗剂和多巴胺）、头部创伤后发生严重的 V/Q 失调等都可能加剧低氧血症。

4. 单侧肺部疾病　影像学检查发现肺部有单侧肺浸润阴影或双侧肺部阴影明显的不对称，表明患者肯定存在某种疾病，大部分发生在某些特殊的临床疾病中。此时，应该仔细检查患者低氧血症的原因。

（二）急性低氧性呼吸衰竭的解剖结构分类

按照解剖结构也可以对急性低氧性呼吸衰竭进行分类（表 12－3）。根据原发病变的病理学改变部位，划分为肺泡腔、肺间质、心脏和肺血管、气道和胸膜五类。这一分类能够较容易判断病因，并考虑到某些疾病，如肺水肿或肺炎、过敏性肺炎、肺栓塞、支气管痉挛和气胸等。

表 12－3　急性低氧性呼吸衰竭的解剖结构分类

解剖结构	可能诊断举例
肺泡腔	心源性肺水肿、急性肺损伤（ALI）、ARDS、肺出血、肺炎
肺间质	肺纤维化（例如：Hamman－Rich 综合征）、外源性过敏性肺泡炎、病毒性肺炎或非典型肺炎
心脏/肺血管	肺栓塞、心内分流、肺内分流、充血性心力衰竭
气道	支气管哮喘、慢性阻塞性肺疾病（COPD）、黏液栓塞、右主支气管插管
胸膜	气胸、胸膜渗出

（三）急性低氧性呼吸衰竭的发病机制

呼吸生理方面，PaO_2 减低主要有几方面的原因：吸入氧气浓度（FiO_2）降低、通气不足、换气障碍等。

1. FiO_2 降低　环境中氧浓度降低，如在高原上。吸入氧浓度的降低必然引起肺泡氧分压（PaO_2）降低，因而使 PaO_2 下降。通常在高原或井下发生的低氧血症，多与 FiO_2 降低有关。

2. 肺泡通气量下降　肺泡通气量（V_A）是反映肺通气功能的一项基本指标。正常健康成人呼吸空气时，约需 4L/min 的肺泡通气量才能保持有效氧和 CO_2 通过血气屏障进行气体交换的气体分压差。肺泡通气量不足，肺泡氧分压下降，CO_2 分压增加，肺泡－毛细血管分压差减少，即可诱发呼吸衰竭。

每分肺泡通气量与每分通气量（V_E）、每分无效腔通气量（V_D）的关系，可用公式来表示：$V_A = V_E - V_D$。V_A 减低有两个原因，一是当氧耗量增加时，V_E 不能相应增加；二是 V_E 虽然没有减少，但解剖或生理无效腔增大，使 V_A 减低。呼吸频率的变化对 V_A 有很大影响，在同一 V_E 前提下，呼吸频率越快，V_D 越高。因而浅而快的呼吸比深而慢的呼吸 V_A 要小，也就是呼吸"效率"降低。

因二氧化碳的弥散能力是氧的 20 倍，$PaCO_2$ 不受弥散的影响，主要受 V_A 的影响，$PaCO_2$ 升高在二氧化碳产量不变的前提下，提示 V_A 不足。计算 $P_{(A-a)}O_2$，有助于判断 PaO_2 下降的原因。单纯 V_A 不足，不合并弥散功能障碍，通气、血流分布不均，肺内从右向左分流等时，虽 PaO_2 降低，而 $P_{(A-a)}O_2$ 保持在正常范围。V_A 下降的纠正方法是：增加每分通气量或设法减少无效腔，或通过增大潮气量减少呼吸频率的办法，来减少每分无效腔通气量。吸氧可使 PaO_2 升高，可有效地改善 V_A 减低所致低氧血症，但因 V_A 没有增加，无助于同时存在的二氧化碳潴留。机械通气是有效的改善肺泡通气的方法之一。产生肺泡通气不足的常见原因，为阻塞性或限制性通气障碍，临床上以慢性阻塞性肺部病变引起的通气障碍最为常见。

3. 弥散功能障碍　氧从肺泡向血液弥散的速率，主要取决于两个条件：①能进行弥散功能的与毛细血管相接触的肺泡面积，即弥散面积的大小。②构成血－氧屏障的肺泡膜、间质、毛细血管膜、红细胞、血红蛋白的情况，又称为弥散距离。如肺气肿时，大量肺泡、毛细血管破坏，致使弥散面积缩小，而在肺纤维化时，肺泡膜、间质增厚、弥散距离增大，均可使弥散能力下降。另外，如心率过快，使肺泡气与血液接触时间过短，也可能影响到弥散功能。轻度弥散功能下降，在静息时并不表现出明显低氧血症，但稍一活动即可表现出缺氧。因二氧化碳的弥散能力是氧的 20 倍以上，故弥散功能下降并不引起二氧化碳潴留。

4. 通气/血流分布不均　有效的气体交换除了要有足够的肺泡通气量以外，还需要肺泡通气和血流在数量上的协调、匹配，正常时通气/血流的比值为 4L/min 与 5L/min 之比，约为 0.8。所以，在理论上每个肺泡通气/血流比值都保持在 0.8 时，才能发挥肺的最大换气效率。在生理情况下因肺的各微小局部之间气流阻力与肺顺应性不尽相同，充气与排空并不完全相等，再加上重力的影响等，气体与血流在肺内的分布也并不是完全均等的。但是就整个肺部来说，大致保持在这一比例，即为 0.8。然而在病理情况下却大不相同，如①血流正常，通气障碍：如果肺叶不张，虽流经这一肺叶的血流正常，但因无气体存在，流经该部分的静脉血得不到气体交换，直接注入左心，产生了右向左血液分流效果。②通气正常，血流障碍：如果肺叶分支动脉栓塞，虽该肺叶通气正常，但进入该肺叶的气体无机会与血液进行气体交换，即产生生理无效腔样效果——"无效腔效应"。

5. 自右向左的血液分流　如某些先天性心脏病、肺血管畸形、ARDS 等，存在着自右向左的血液分流，则静脉血不经气体交换，直接混入动脉血，必然会引起 PaO_2 的下降。

二、急性低氧性呼吸衰竭的临床特征和诊断途径

（一）缺氧对机体的影响

机体的生理活动需要充分的能量供应，食物中的碳水化合物、蛋白质、脂肪借氧分子的氧化磷酸化作用转化为高能磷酸键。无氧代谢的能量转化效率很低，而且形成大量乳酸，因而可引起代谢性酸中毒。故缺氧对机体的危害比二氧化碳潴留更严重，其危害程度不仅与缺氧程度有关，也与其发生速度、持续时间长短有关。心、脑、肺等重要脏器对缺氧极为敏感。

1. 缺氧对细胞代谢、电解质平衡的影响　在缺氧条件下组织细胞释放能量的生物氧化过程无法正常进行，机体的生理功能将不能维持正常，线粒体内氧分压至少应在 2mmHg（0.27kPa）以上，氧化磷酸化过程才能正常进行，同时生成酸性代谢产物——乳酸。其结果是能量供应不足，脏器功能失调。另外乳酸的堆积可导致代谢性酸中毒，又因能量供应不足，钠泵功能失调，钾离子到细胞外，钠、氢离子进入细胞内，可产生高钾血症及细胞内酸中毒。

2. 缺氧对神经系统的影响　中枢神经系统对缺氧十分敏感，缺氧的程度和发生的缓急不同，其影响也不同。大脑的耗氧量大约为 3mL/（100g·min），较长时间停止供氧，脑组织会发生不可逆损伤。当颈内静脉血氧分压低于 2.67kPa（20mmHg）时，患者即可进入昏迷状态。大脑皮层对缺氧十分敏感，轻度缺氧表现为注意力不集中，记忆力减退，定向力差，严重缺氧则可出现烦躁不安，意识蒙眬，昏迷、抽搐等。缺氧引起的脑水肿，与能量供应不足、钠泵功能失调及细胞内酸中毒、多种酶的功能丧失有关。

3. 缺氧对循环系统的影响　心血管系统对缺氧十分敏感。心肌的耗氧量为 10mL/（100g·min）。急性缺氧早期通过化学感受器兴奋交感神经，可出现心率增快，血压升高，心排出量增加。但在老年人及原有心力衰竭患者，可不出现上述反应。缺氧早期的心排出量增加也与呼吸代偿性幅度增大，胸腔负压增大，回心血量增多有关。慢性缺氧时心排出量与周围循环变化不明显，但可使肺小动脉收缩，肺动脉压升高导致右心负荷加重，以后可逐渐发展成为慢性肺源性心脏病，右心功能不全。身体不同部位血管对缺氧反应不一，脑与冠状动脉扩张，肺血管、腹腔脏器血管、肾血管收缩，血流重新分布。缺氧对

心搏节律的影响可出现较早，原有心脏病患者在 PaO_2 接近 8kPa（60mmHg）时，即可发生心律失常。这种心脏传导系统不稳定所致的心律失常，尤其容易出现在应用洋地黄及排钾利尿剂时。

4. 缺氧对呼吸系统的影响　缺氧主要通过颈动脉窦和主动脉体的化学感受器的反射作用来刺激通气。而呼吸中枢对低氧血症时的通气量增加反应较二氧化碳潴留为低。一般来说，只有当 PaO_2 降至 8kPa 以下时，通气量才开始增加，当 PaO_2 在 5.3～4kPa（40～30mmHg）时通气量增加达高峰。吸入氧气浓度低于 12% 时通气量才会有明显增加。其原因是，化学感受器对低氧血症的敏感性较差，另外，通气量增加后二氧化碳排除增多，$PaCO_2$ 下降反而对呼吸有抑制作用，严重缺氧也可引起不规则呼吸和潮式呼吸。

5. 缺氧对血液系统的影响　慢性缺氧可刺激骨髓造血功能，红细胞体积及数量增加。一方面可增加血液的携氧能力，但另一方面也增高了血液黏滞度，使血流阻力增加，加重心脏的负担。缺氧及血液黏滞度增加也是导致弥散性血管内凝血（DIC）的原因。

6. 缺氧对肾的影响　缺氧可使肾血管收缩，肾血流量减少，如再伴有低血压、DIC 等，很易产生肾功能不全，严重时可引起肾小管变性、坏死以至引起急性肾衰竭。

7. 缺氧对消化系统的影响　低氧血症是呼吸衰竭时产生消化道溃疡与出血的原因之一。肝细胞氧的供应来自氧分压较低的门静脉血，故易受缺氧的影响，缺氧可引起肝细胞水肿，变性，甚至坏死，因而可出现谷丙转氨酶增高，个别还出现黄疸。多脏器、系统性功能衰竭的出现，是呼吸衰竭、缺氧的最为严重的并发症，可使死亡率大大增加。

（二）临床特征和诊断途径

急性低氧性呼吸衰竭患者的基础疾病不同，其临床表现也千差万别。如果患者的中枢呼吸驱动功能完好，并且患者也无呼吸肌疲劳，低氧血症的患者可表现为呼吸急促和心动过速。当血红蛋白浓度下降（去氧饱和度）大于 5g/100mL 时，患者常有口唇和舌发绀（所谓中心性发绀）。急性低氧性呼吸衰竭的鉴别诊断相当广泛，而且往往需要紧急处理，临床医师必须富有实际经验且理论知识丰富。首先需获得基础病史以鉴别患者的危险因素。如心功能不全、肺部感染或吸入性肺炎、静脉血栓栓塞以及阻塞性肺部疾病。如果胸部有创伤，则应该考虑气胸、血胸和肺部挫伤。急性低氧性呼吸衰竭的少见原因也应当考虑到。临床查体的重点是心脏和呼吸系统，以确定患者有无充血性心力衰竭、有无肺实变或胸腔积液。同样，通过仔细的临床查体也能较为迅速和满意地诊断气胸，而不是单单依靠胸部 X 线检查来诊断气胸。

在进行急性低氧性呼吸衰竭鉴别诊断的同时，应该积极治疗。通常可以用"ABC"来表示，即：气道（airway）、呼吸（breathing）和循环（circulation）。一旦"ABC"得以保证，患者应该给予氧疗（如果合并高碳酸血症，则应当仔细调节氧流量）和建立静脉通道，并且应该进行心脏监护和氧饱和度监测。

所有患者都必须进行胸部 X 线、心电图、血常规和血液生化检查，并作血气分析和计算肺泡动脉氧分压差。如果在动脉低氧血症的情况下，而肺泡－动脉氧分压差正常，则提示低通气可能是低氧血症的唯一原因。血气分析对诊断酸碱失衡同样也相当重要。根据初步检查，可以考虑进一步的检查，包括支气管镜检查、胸部 CT 和超声心动图等。如果急性低氧性呼吸衰竭患者的胸部影像学检查正常，则其后的鉴别诊断范围大大缩小。此时，临床上应该考虑到肺栓塞和右向左的分流（如心内分流或肺动静脉分流）。

三、急性呼吸窘迫综合征的发病机制和病理生理

急性呼吸窘迫综合征（acute respiratory distress syndrome，ARDS）是一种以进行性呼吸困难和顽固性低氧血症为主要特征的急性呼吸衰竭。其实质上是多种原因所引起的急性肺损伤（acute lung injury ALI）。ARDS 是在严重感染、创伤、休克等之后出现的肺实质损伤为主要病因；以顽固的低氧血症、呼吸频速以及胸部 X 线上显示有双肺斑片状阴影为临床特征；以肺内分流增加、肺顺应性下降等肺功能改变为病理生理特征；以肺毛细血管内皮细胞和肺泡上皮损伤而导致的广泛肺水肿、微小肺不张等病理

改变为特征的一组临床综合征。

（一）发病机制

ARDS 为多种原发疾病或病因所引起的，是一组具有病理和临床表现相似的综合征，其发病机制难以用一种效应细胞或介质予以解释，常常是多种因素在不同的环节下共同作用的结果。近年对 ARDS 发病机制的主要认识为：ARDS 的病程实质上是一种肺的炎性反应过程。炎性反应通常在严重创伤或感染后出现。许多效应细胞和炎性介质在组织损伤中起了不同的作用。总之，ARDS 的发病机制有如下特征：①感染、创伤等所引起的全身炎症反应，在 ARDS 的发生过程中起重要作用。②ARDS 时，各种效应细胞通过释放多种炎性介质参与 ARDS，介质之间可以相互刺激诱发，及生物活性的相互影响，构成一个极其复杂的调控机制。今后尚需确定在何种条件下，何种介质起主导或启动作用，需要探讨调控炎性介质合成与释放的机制。③中性粒细胞（PMN）等效应细胞激活释放氧自由基、血小板活化因子（PAF）、白三烯（LT）等介质损伤肺泡毛细血管膜，还可通过上述介质激活补体、凝血、纤溶和激肽系统及刺激巨噬细胞和肺血管内皮细胞，诱导其他介质释放，产生级联反应，出现恶性循环，这是 ARDS 难以治愈的原因之一。④ARDS 损害肺脏的气体交换和代谢功能，后者又可加剧 ARDS 的病变进展。⑤治疗、处理不当可加重 ARDS，如长时间持续吸入高浓度氧、机械通气使用较大潮气量或过高的气道压等。

（二）病理生理

1. 非心源性肺水肿和肺表面活性物质减少　ARDS 时由于肺泡上皮细胞毛细血管内皮细胞受损，肺泡毛细血管膜通透性增加，含蛋白的液体渗出血管外至肺间质和肺泡腔内，形成 ARDS 的特征——非心源性肺水肿。肺泡 II 型上皮细胞受损，肺泡血液灌流不足，肺泡水肿、出血渗液的稀释破坏，加之高浓度氧的吸入，机械通气等因素均可影响肺表面活性物质，可使肺泡早期关闭，容量变小，导致广泛分布的肺不张，功能残气减少。

2. 气体交换　发病初期，ARDS 患者的突出临床表现为严重的心动过速和低氧血症。ARDS 时的低氧血症主要是由于广泛的右向左的肺内血流分流所致，常常占心排出量的25%～50%。由于经过分流的血液不与肺泡气体相接触，故几乎没有氧补充，这也说明低氧血症的顽固性。ARDS 时的分流是由肺不张和充满液体的肺泡产生的持续灌注所造成的。通常，缺氧性的肺血管收缩能减少通往通气不佳肺区的血流灌注，因而可减少通气不佳肺区的分流。但是，在某些 ARDS 患者中，低氧性的血管收缩可能是无效的或缺少的，因此实际上增加了分流量。

生理无效腔通气和肺内分流的增加，与心动过速和每分钟高通气有关，每分通气量的增加可使 ARDS 患者有效地排出 CO_2。无效腔通气量增加的另一个原因是，仍正常或相对正常的肺泡单元过度通气。这种通气可因机械通气而增加，由于应用 PEEP 或其他措施而使平均气道压力增加，造成肺泡单元过度充气，也可使无效腔通气增加。无效腔/潮气量之比的正常值为 0.3，但是在 ARDS 时，这一比例可增加到 0.6～0.9。换句话说，在严重的 ARDS 患者，90% 的潮气量是"浪费"的，这一潮气量不参加气体交换。结果，每分钟通气量为 30L 或更高，才有可能维持血中正常的 CO_2 分压，而正常人每分通气量才 8L。

如果 ARDS 患者好转较快，那么每分通气量和无效腔通气减少，并伴随用氧合的改善。如果 ARDS 病情进展，如发展为肺纤维化，这时尽管氧合状态有所改善，但是每分通气量仍然可很高。假定肺纤维化继续进展，许多血管将发生闭塞，这样也可使无效腔通气增加，即使肺泡性肺水肿和肺内分流有所好转。

3. 肺顺应性　ARDS 时由于肺间质和肺泡水肿、充血，（肺表面活性物质减少）肺容量变小，肺顺应性下降，从而增加了呼吸功，耗氧量增加。呼吸浅而速，潮气量减少，有效的肺泡通气量降低，缺氧加剧。

ARDS 患者接受通气治疗时，如果应用常规潮气量，那么总可以发现气道压力升高，这与肺顺应性的下降有关。如对于正常人来说，潮气量为每 kg 体重 8mL，其肺部顺应性，大于 $100mL/cmH_2O$，因而，如用机械通气且不伴有呼气末正压，在这一水平的潮气量下，静态扩张压力应小于 $6cmH_2O$。但是在 ARDS 时，其静态扩张压力通常要大于 $28cmH_2O$（也就是，顺应性 $<20mL/H_2O$）。为反应肺组织的实际弹性性质，顺应性可从充气的肺部计算而得。ARDS 时，由于肺泡中充满了液体造成了肺水肿，肺的充气容量常常下降。ARDS 时的肺泡表面活性物质也是异常的，此时，肺部充气容量的下降，部分也与肺不张有关。所以，此时肺扩张压力的增加实际上也反映了肺水肿量的多少和肺不张的程度，而不是反应肺损伤本质。只有在发生肺纤维化后，肺实质的弹性发生改变，导致肺顺应性实质上的降低。ARDS 患者机械通气时，气道峰压（peak airway pressure）也增加，有时其增加程度超过了静态扩张压的增加。这表明气道阻力也是增加的。气道分泌物、水肿和各种介质的存在，可激发支气管痉挛，这些与气道阻力的增加有关。此外，气道阻力的增加也与气管内插管有关，插管可增加气道阻力，有关医疗的机械通气装置也在不同程度上增加了气道阻力。

4. V/Q 比例严重失衡，肺内分流量增加　上述原因可致巨大低 V/Q 区的存在。肺间质水肿，进入这些面积血管分支血流减少，加之缺氧，血液流速增快，而肺泡毛细血管膜增厚，气体交换弥散时间缩短，流经肺泡的静脉血得不到充分氧化，使肺内分流量增加，是低氧血症形成的重要机制。肺内小血管栓塞，血液灌流减少，可致生理无效腔增加，晚期患者可因生理无效腔增加，肺泡通气量下降而发生二氧化碳潴留而形成高碳酸血症。

5. 呼吸功　由于 ARDS 时肺功能改变，ARDS 患者的呼吸功也是增加的。ARDS 时呼吸功的耗氧量占全身耗氧量的 25%~50%。为维持这一水平的呼吸功，必须提供一定的能量，因而相应的血流必然从其他重要生命器官中分流出去。ARDS 时，应用机械通气辅助呼吸有利于降低患者的呼吸功，并使血流重新分布到重要生命器官中去。

6. 血流动力学改变　ARDS 时血流动力学改变并非特异性，随着急性肺损伤的进展、条件不同、血流动力学也有各种变化。实际上，血流动力学在各种特异类型的 ARDS 患者中的变化，主要反映其基础疾病本身。

然而，当有肺水肿存在时，较低的肺动脉楔压，则有力地支持非心源性肺水肿。但是，由于常常有液体容量过量，肺动脉楔压也可增加，其他并发症（如心肌功能不全）也可使临床表现不典型。一般而言，肺微血管压力大于 18mmHg（2.4kPa）时，静水压力升高后，才会发生肺水肿，这一水平的压力（18mmHg）常用于诊断 ARDS。许多 ARDS 的研究表明，ARDS 的肺动脉楔压比较低。18mmHg 可作为诊断 ARDS 的一个标准。

目前，ARDS 时的血流动力学的另一引人注目的特征为肺动脉高压。通常肺血压力只是轻到中度升高，但有些患者可发生右心室衰竭。肺血管阻力显著增加的患者，其预后较差。

ARDS 时，肺循环压力的增加是多因素的。如由于低氧血症所致的肺血管收缩以及某些血管活性物质的作用，如血栓素，血小板栓塞所致的血管管腔阻塞，血管周围水肿，肺组织发生纤维化后造成的血管闭塞等等。最初几天，血管活性物质的作用和血小板栓塞可能是最重要的因素。降低通向损伤肺区的血流，来改善通气/血流比值和降低肺泡内水肿液的蓄积，可以达到较好的效果。在晚期阶段、持续和继续恶化肺循环高压，可能反映了肺纤维化的程度。ARDS 后期的肺循环高压意味着预后不良，也直接表明了纤维化的程度。由于周围组织中，氧摄取的异常、ARDS 患者的耗氧量和氧输送量也是受损的。

7. 肺血管改建与肺纤维化的机制　ARDS 时除肺泡 - 毛细血管受损外，常常可发生肺血管改建，尤其可发生于存活较久的患者。肺泡管和肺泡伴行的细动脉出现平滑肌细胞前体，并发生肌化，肌型和部分肌型细动脉中膜增厚，管腔变细，甚至阻塞闭锁，以致肺血管的数目减少。闭锁的血管有时可再通。较大的肺动脉也可发生中膜与外膜增厚。肺动脉结构改建可能为 ARDS 患者肺血管阻力和肺动脉压增加的重要原因。ARDS 的病因如败血症等均可引起肺血管改建。

ARDS 时肺间质改变可继发于肺微血管和上皮细胞损伤，而发生弥散性的病变。肺泡 - 毛细血管的基底膜可完整或成复层。除水肿出血外，基质中胶原增加、胶原类型改变，Ⅰ型增多，Ⅲ型与Ⅰ型之比显著下降，弹性蛋白、蛋白多糖和糖蛋白也有变化。间质内炎性细胞增加，间质细胞增生肥大，有的发生表型的改变；如在成纤维细胞间出现肌成纤维细胞（myofibroblast）。ARDS 发病 2 周后就可出现纤维化，慢性期肺间质增厚，肺泡－毛细血管膜被大量纤维组织所代替，肺泡腔与肺泡管内渗出物机化，发生间质与肺泡纤维化。

纤维化的发生机制可能为：①胶原、弹性蛋白、纤维连接蛋白等对成纤维细胞和单核细胞有趋化作用，可吸引成纤维细胞进入肺泡腔，肺脂质过氧化产物也可引起成纤维细胞浸润。②肺泡巨噬细胞和淋巴细胞产物、内毒素、纤维连接蛋白可影响成纤维细胞的代谢，促进其增殖，纤维连接蛋白又是成纤维细胞附着和生长的良好支持，成纤维细胞被激活后生成的前胶原增加，转变为胶原沉积。③血小板黏附于损伤组织，释放 PDGF 与表皮生长因子，促进成纤维细胞在损伤部位聚集增殖。④肺泡巨噬细胞表达特异性内源性纤溶酶原激活物的抑制物（plasminegen activator inhibiter，PAI）增加，正常肺内富含尿激酶，PAI 可调节其活性，ARDS 时 PAI 合成与释放增加，可抑制纤维蛋白溶解，可能为促进纤维蛋白机化的一个原因。⑤抑制胶原酶活性的因子多于增进其活性的因子，沉着与降解处于动态平衡状态，肺急性损伤改变其代谢，使修复反应不适当，胶原合成加快或降解缺陷，肺泡及间质胶原过度沉积，控制失调而导致愈合异常，发生肺纤维化。

（冯俊飞）

第四节　高碳酸－低氧性呼吸衰竭

高碳酸－低氧性呼吸衰竭（HHRF）为一种威胁生命的严重病理状况，伴有 CO_2 的大量滞留，故也称为通气衰竭（ventilatory failure）。根据方程式：$PaCO_2 = K (V_{CO_2}/V_A)$，$PaCO_2$ 与肺泡通气（V_A）成反比关系，而 $PaCO_2$ 与单位时间内二氧化碳产量成正比。引起二氧化碳产生增加的原因有：体温升高、感染、败血症、癫痫等引起的肌肉抽搐以及不适当大量补充高二氧化碳负荷的营养物质（如葡萄糖）。相反，昏迷等致肌肉活动减低，物理降温及人工冬眠后二氧化碳产生减少。肺泡通气量为每分通气量与每分无效腔通气量之差，因而每分钟通气量减少或生理无效腔增大，均可发生高碳酸血症。

二氧化碳产量（V_{CO_2}）稳定状况下，每分钟生成的 CO_2 通常由患者的代谢所决定的。因而，$PaCO_2$ 水平的增加，通常是由肺泡通气的降低或低通气所致。CO_2 排出障碍，其机制随病情的不同而变化。在 COPD 或哮喘中，常常有严重的气流障碍（阻塞）、通气中枢改变（镇静药过量）或神经肌肉疾患。

HHRF 通常由 $PaCO_2$ 的水平来定义，然而找到一个绝对正确的数值来表示呼吸衰竭是相当困难的，因为这不仅取决于患者病情恶化的原因，而且与患者原发疾病有关。在 COPD 中，$PaCO_2 > 55mmHg$，如原先 $PaCO_2$ 正常，即可考虑呼吸衰竭。但是在急性哮喘、药物过量或神经肌肉疾病患者，$PaCO_2 > 45mmHg$ 就相当重要。对于已知有慢性高碳酸血症的患者，尚没有一个确切的 $PaCO_2$ 来提示病情的恶化。由于肾脏的代偿和剩余碱过量，动脉血 pH 总不能实际反应 $PaCO_2$ 的上升。25% 的急性呼吸衰竭患者在住院时，由于 V_A 的短暂增加，pH 可得到代偿。在低通气期间，$PaCO_2$ 和 PaO_2 的水平几乎以相等数量互换位置，而肺泡－动脉氧分压差并无明显增加。

例如，正常情况下：$PaCO_2$（40mmHg）＋PaO_2（90mmHg）＝130。如果 $PaCO_2$ 的改变数量不等于 PaO_2 的变化数量，除了单纯的低通气外，可能还有其他的低氧血症的原因。继发于 COPD 和哮喘所致的 HHRF，其低氧血症的主要机制为通气障碍的肺区灌注或通气－血流（V/Q 失衡）。$PaCO_2$（60mmHg）＋PaO_2（40mmHg）＝100，通过吸入 100% 的纯氧，可以发现较低的 V/Q 比值。

一、高碳酸－低氧性呼吸衰竭的病因和分类

（一）高碳酸－低氧性呼吸衰竭的病因

通常，临床上可将 $PaCO_2$ 升高所致的高碳酸血症原因归纳为以下几种：①通气驱动力下降所致的急性通气衰竭。②神经肌肉疾患和呼吸肌疲劳等产生的通气频率减慢、幅度缩小，而致每分通气量绝对不足。③限制性肺疾患所致的急性通气衰竭。④阻塞性通气障碍时，无效腔通气量增加，但因气道阻力增加，呼吸功增大，呼吸肌疲劳，每分通气量得不到足够地代偿性增加，而发生每分通气量相对不足。

⑤血管疾患造成的急性通气衰竭。⑥各种原因所致二氧化碳产量增大，而肺泡通气量不能得到相应提高，在呼吸衰竭经机械通气治疗好转，脱离通气机之初，如补充大量高二氧化碳负荷的营养物质，使二氧化碳产量增高，因此时患者通气功能增加有限，往往可发生高二氧化碳血症，又需要机械通气。

（二）高碳酸－低氧性呼吸衰竭的分类

1. 通气驱动降低所致的通气衰竭　如下所述。

（1）药物所致：药物引起的通气驱动的降低相当常见，阿片是最强有力的通气驱动抑制剂，既能抑制缺氧所致的呼吸驱动，又能抑制高碳酸血症所致的呼吸驱动；但其他药物，如各种镇静药物、催眠药和抗焦虑药，只要服用剂量足够大，均可发生通气驱动的抑制。当药物从体内得以清除，患者可以逐渐恢复自主呼吸。

（2）疾病所致：肥胖低通气综合征，其特点为对低氧血症和高碳酸血症反应迟钝，某些情况下，患者首先出现的临床症状是急性通气衰竭，常常合并有严重的高碳酸血症和呼吸性酸中毒。患者典型的临床表现：体重增加、显著的水潴留和肺心病的临床特征。由于胸壁顺应性降低、心脏肥大和大量胸腔积液等因素，患者呼吸功的增加，可进一步加重低氧血症，这些也与呼吸肌群疲劳有关。黏液性水肿、因性腺功能减退而应用外源性睾丸激素治疗的患者，由于通气功能低下，同样也可以出现低氧和（或）高碳酸血症。急性卒中是引起急性通气衰竭的另一个通气驱动性疾病。

（3）原发性肺泡低通气（primary alveolar hypoventilation，PAH）所致：PAH为一种原因不明的低通气疾病，其特征为慢性高碳酸血症和低氧血症，诊断原发性肺泡低通气时，需除外各种神经系疾病，呼吸肌衰竭或通气功能障碍所致的低通气。该疾病的发生可能与代谢性呼吸控制系统衰竭有关，使之产生中枢性呼吸驱动作用下降。大多数患者中，在睡眠时低通气更为加重，常有呼吸暂停的表现。因为PAH患者的自主呼吸控制系统是完整的，PAH患者能应用过度通气来降低$PaCO_2$至正常水平。PAH是一种代谢性呼吸控制系统的病变，往往与化学感受器功能障碍或脑干神经元的功能不全有关，而并不是呼吸肌或通气功能障碍所引起的疾病。

2. 神经肌肉损伤所致的急性通气衰竭　如下所述。

（1）颈脊髓束损伤：颈脊髓束上部损伤可以损伤脑干呼吸中枢的呼吸信息传递到膈肌和其他呼吸肌群。因为供应膈肌的膈神经根起源于C_3到C_5的脊髓段，在这一水平造成的急性损伤患者，通常需要机械通气治疗。在$C_1 \sim C_2$脊髓水平造成的损伤，患者需要终身机械通气治疗；而在$C_3 \sim C_4$水平造成的损伤，患者最终可能部分依赖呼吸机。C_4以下水平的损伤，患者可能不需要机械通气，除非患者还有其他并发症，如胸内创伤或者精神状态的损伤。

脊髓束损伤的病理效应，在初期有肺容积的丧失，患者不能深呼吸（易产生肺不张），不敢咳嗽（易发生肺炎和其他并发症）和损害低氧性血管收缩，如果伴有肺不张或发生肺炎，易出现严重的和常常为难治性低氧血症。尽管患者的短期内病程与脊髓损伤的部位相关，但是，回顾性研究发现脊髓损伤的患者，如果和脊髓损伤的水平向比较，其死亡率和住ICU的时间与发生肺炎以及其他呼吸系统并发症更为相关。

（2）影响膈神经的损伤或疾病：膈神经损伤可以导致膈肌麻痹，其原因大都为膈神经损伤，通常发生在单侧膈神经，往往与心脏手术有关。临床表现差异很大，轻者仅仅在放射学检查时被发现有异常，而无临床症状；重症患者则需要长期机械通气治疗。

双侧膈肌麻痹是急性通气衰竭的罕见原因，某些患者可能既无创伤也无手术治疗的病史，也不能发现系统性疾病或者某些特异的病因。神经肌肉疾病的最初表现可能为通气肌群无力，例如重症肌无力和肌萎缩性（脊髓）侧索硬化。

（3）神经肌肉疾病：急性麻痹和神经肌肉通气衰竭最常见的原因是急性炎症性脱髓鞘性多发性神经病（吉兰－巴雷综合征），患有此综合征的患者，约1/3可发生急性通气衰竭。血浆交换免疫球蛋白治疗能改善患者的预后，但仍然有3%～8%的患者死亡，存活的患者中，5%～10%可能仍然合并有严重的残疾。重症肌无力所致的急性通气衰竭相对而言较为少见。肌萎缩性（脊髓）侧索硬化和其他运动神经元疾病可以出现进行性的球麻痹和通气肌群无力，其临床表现和进展情况各有异同。典型肌萎缩性（脊髓）侧索硬化病例在确诊之初，即可有通气肌群的无力。然而，呼吸困难或急性通气衰竭也可能是运动神经元疾病的最初临床表现。此外，肉毒杆菌中毒仍然是急性通气衰竭的重要原因。皮肌炎也可造成呼吸肌群的无力，如病情严重同样会伴发急性通气衰竭。

（4）重症患者伴有神经肌肉无力：重症患者伴有神经肌肉功能不全常常是难以撤离呼吸机的重要原因。以下几种情况常见：①长期使用神经肌肉阻断剂：机械通气患者中有时在应用镇静剂的同时，还应用神经肌肉阻断剂以降低氧耗量，如果患者有肝功能不全，尤其存在肾功能不全，则大部分神经肌肉阻断剂排出会变慢，这种清除延缓的后果常常可以造成长期的肌无力。②危重症疾病合并多发性神经病变和肌病：住入 ICU 的患者常常合并全身性炎症反应综合征（SIRS），如果进行神经生理检查可以发现患有危重症疾病合并多发性神经病变和肌病，临床上患者表现为严重的神经肌肉无力，并长期依赖呼吸机治疗，这种情况在没有控制的高血糖症患者中更易发生，神经传导试验或肌电图检查可以明确这一疾患。③急性四肢瘫痪性肌病：发生急性肌病后，患者表现为严重的衰弱，需要长期机械通气治疗，这种情况见于重症哮喘患者在使用皮质激素治疗的同时，也应用神经肌肉阻断剂，通常患者应用较大剂量的皮质激素，但是也可见于没有使用皮质激素和神经肌肉阻断剂的患者，这些患者的近端和远端肌群均可受到影响，包括膈肌，肌电图或肌活检可协助诊断。④呼吸机诱发膈肌功能不全：机械通气本身可以诱发膈肌功能不全，动物实验表明：3~10 日的控制机械通气，如果无自主呼吸则膈肌的收缩能力会发生时间相关性降低。

3. 限制性通气功能障碍所致的急性通气衰竭　如下所述。

（1）胸壁和胸膜疾病：严重的脊柱后侧凸所致的肺部受限和通气肌群功能不全，常常可导致进行性呼吸功能障碍，可以表现为急性或慢性通气功能障碍急性发作。脊柱后侧凸的患者合并急性呼吸衰竭时，其肺和胸壁的功能均有功能不全的表现。胸腔积液或气胸也可能参与急性呼吸衰竭的发作，但患者往往存在限制性或阻塞性通气功能障碍。肥胖低通气综合征伴有失代偿性肺心病是慢性呼吸衰竭急性发作的另一种类型，常常表现为限制性通气功能障碍。

（2）肺实质疾病：特发性肺间质纤维化（IPF）和其他肺实质限制性疾病往往伴有高通气，而不是低通气。但是，在这些疾病的晚期阶段可并发急性通气衰竭，可以为原发疾病过程的临床表现，或者是合并肺炎，也可能是外科手术及患有其他伴随疾病的缘故。晚期 IPF 患者可以出现严重的肺部僵硬和阻力增加的表现，伴有急性通气衰竭和低氧血症，往往需要机械通气治疗。这些晚期肺间质疾病患者，如果出现通气衰竭，则预后相当差。

4. 气道阻塞所致的急性通气衰竭　如下所述。

（1）上气道阻塞：上气道阻塞偶尔可以引起急性通气衰竭。患者发病常常急剧发生，例如：外来异物阻塞声门，急性会厌炎造成会厌水肿等。病程亦可呈隐匿性，发病过程需要数月，例如：气管内肿物。进行性上气道狭窄，患者往往在静息时尚可以耐受，但是当气道直径狭窄至 5mm 时，为狭窄的最低限度，则易发生急性通气衰竭。当然，狭窄的部位和狭窄的变异程度也决定其临床表现。病理生理上，上气道阻塞引起急性通气衰竭的主要原因是气道阻力的增加，此时呼吸肌群不能再维持适当的每分通气量和二氧化碳的动态平衡。

（2）慢性阻塞性肺疾病（COPD）：COPD 急性加重是急性通气衰竭的最常见原因，细菌感染或病毒感染是最为常见的诱因，其他原因还有急性肺炎、充血性心力衰竭、肺栓塞、气胸和环境因素等。诱因破坏了呼吸系统通气储备与代谢需要之间的平衡，将导致 COPD 患者急性通气衰竭的发生。急性通气衰竭是呼吸肌群承受的高吸气负荷与既已存在的解剖和（或）生理异常相互作用的结果，是神经肌肉代偿能力与呼吸系统所承受的机械负荷之间的一种失衡，这种失衡触发了继发于呼吸肌疲劳的通气衰竭。其病理生理如下：

1）呼吸系统所承受的负荷增加：急性通气衰竭的各种诱因可通过减少胸壁和（或）肺的顺应性而增加弹性负荷，也可通过引起气道病变而增加非弹性负荷。另外，中枢驱动力的降低或神经肌肉的异常可降低呼吸泵功能，从而造成肺泡通气不足。

2）呼吸系统力学异常：气道阻力增加是 COPD 最重要的特征，所有其他病理生理异常都起因于气道阻力的增加。COPD 患者在呼气相时气道阻力增加明显，在高肺容量时，呼气相阻力与吸气相阻力之比为 2：1，而在低肺容量时上升到 10：1。低肺容量时气道阻力的显著增加与呼气时小气道的塌陷有关，其原因主要是肺泡壁和周围支持结缔组织结构的破坏。这些支持结缔组织可在呼气时，当周围压力超过气道内压力时，维持气道的开放。这些结构的丧失使气道在呼气相时发生塌陷，甚至在较高肺容量时也可发生，从而造成气流阻塞和气体陷闭。如果呼气时增加呼气力量，只能使已塌陷的气道更趋于闭塞，并不能增加呼气流速，这种现象有时被称为气流限制性"阻塞点"。COPD 急性加重期的机械通气治疗原则正是基于呼气气流受限这一概念。气道阻力的增加及呼气气流受限会妨碍肺泡充分排空，从而增加动态过度充气及内源性 PEEP（PEEPi）。PEEPi 是指呼气末肺泡内所产生的正压。肺脏不能回到功能残气位—对抗弹性力量的平衡点，于是肺的弹性回缩力就产生了一种正压。"动态过度充气"是指肺部气体排空延缓而引起呼气末肺容量增加，是产生 PEEPi 的原因。从本质上看，PEEPi 的发生与肺部完全排空所需时间超过呼气时间有关。产生肺部排空延缓或呼气时间缩短的因素见表 12 – 4。在呼气末，如果呼气肌群持续收缩，也可发生 PEEPi。这与腹内压升高传递到肺部有关。PEEPi 与外源性 PEEP 不同，并不能从外界随意调节，但是 PEEPi 对呼吸功和血流动力学的影响与外源性 PEEP 类似。在机械通气时，PEEPi 也称为隐性 PEEP，因为 PEEPi 的存在不能为常规压力测定技术所检测到。

表 12 –4 PEEPi 的产生原因：肺部排空延缓或呼气时间缩短

排空延迟	呼气时间缩短
气道阻力增加	呼吸急促
动态萎陷	吸气时间延长
支气管痉挛	反比通气
气道水肿	
分泌物增多	
肺顺应性增加	
气管插管口径小	
外源性 PEEP（无动态过度充气时）	
较高的 VT	
呼气时吸气肌群工作	

急性通气衰竭患者气流受限和被动性及动态性过度充气的总的结果是：维持正常肺泡通气所需的呼吸功将增加 2~3 倍，这使吸气肌负担加重。有人对机械通气的 COPD 患者吸气功的增加成分进行了分析，并与健康人比较，发现吸气功的静态成分和动态成分均增加，吸气功中所有的静态成分及吸气功总增加量的 57% 是由 PEEPi 引起的。COPD 患者在自主呼吸时，PEEPi 为 13 ~ 15cmH$_2$O，而在机械通气时，可高达 20cmH$_2$O。大部分动态功的增加是由高气道阻力引起，肺和胸壁的黏弹性行为以及时间常数的不等在动态功的增加中也起一定作用。

3）呼吸肌群功能异常：如前所述，许多诱因可引起呼吸肌群肌力的降低，COPD 患者呼吸系统的异常也能改变吸气肌的功能。肺容量增加使膈肌低平，肌小节平均长度变短、产生最大收缩力的能力下降。按照 Laplace 定律，横膈的曲度半径增加时，肌张力变大，使血流受阻。横膈和胸壁之间的并行空间缩小，使横膈对肋骨的束缚作用受限。由于胸壁的过度膨胀，使辅助吸气肌参与呼吸，增加了呼吸氧耗，与增加的血流阻力一起，使能量供求失衡，导致呼吸肌疲劳。

COPD 急性加重期，气道阻力增加，在特定肺容量时的气流下降。由于呼出气流在急性加重期之前已处于最高水平，患者只能在更高的肺容量下进行呼吸以维持气流。这样进一步加重了呼吸肌疲劳，导致急性呼吸衰竭。

4）血气异常：COPD 患者合并急性通气衰竭时，低氧血症是一个普遍的现象，高碳酸血症也很常见，尤其在严重急性通气衰竭时更为显著。V/Q 比例失调是引起低氧血症的主要因素，心排出量改变导致的混合静脉血氧分压的改变也是引起 PaO$_2$ 降低的原因之一。肺泡水肿或肺炎时肺内分流的存在，使生理无效腔与潮气容积比（V_D/V_T）增加，机体通过增加每分通气量以使静息时 $PaCO_2$ 接近正常。当 V_T 保持不变时，每分通气量的增加是通过增加呼吸频率（RR）实现的，与正常人相比，RR 增加了 50%～100%。V/Q 分布的不均一性也会导致高碳酸血症。浅快呼吸、氧疗、使用镇静剂及呼吸肌群的疲劳都能引起肺泡通气不足，从而引起高碳酸血症。

呼吸力学的异常、血气的改变、呼吸肌群过度负荷及呼吸肌功能异常之间相互作用，形成恶性循环，使呼吸功增加，呼吸泵的有效性丧失。纠正这些异常的唯一办法是治疗病因以减少呼吸肌群的负荷，或进行通气辅助治疗使呼吸肌群暂时处于无负荷状态。

5）心血管系统功能异常：肺气肿可造成肺毛细血管床丧失、肺血管横断面积减少。持续性低氧血症和呼吸性酸中毒可引起肺血管收缩。两者共同作用导致肺动脉高压的发生。血液黏稠度的增加和呼气气流阻塞所造成的胸内压增加在促进肺动脉高压的发生中也起一定作用。长期肺动脉高压可引起右心结构和功能紊乱。尸检发现约50%的COPD患者存在右心室肥厚。右心室射血分数有明显下降者达53%。即使在静息状态下右心室功能正常者，活动后也会出现心功能的异常。COPD患者左心室功能也受到影响，这是由于右心房压力增加和胸内压增加使静脉血回流减少以及右心室的扩张效应使左心室射血功能降低所致。肺脏的过度充气也会对心脏产生直接压迫作用。

6）睡眠－病态呼吸：重症COPD患者有很高的睡眠－病态呼吸发生率，估计阻塞性睡眠呼吸暂停在COPD患者中的发生率为10%～15%，高于一般人群的3%～4%。而且COPD患者经常出现与呼吸暂停无关的氧饱和度下降，有时非常严重，这在快速眼运动（REM）睡眠期间最易发生。醒时较低的 PaO_2 可提示这一点。这种现象至少部分是由于低通气所致，因为据报道氧饱和度下降时经皮 $PaCO_2$ 升高。部分患者的氧饱和度下降被认为与通气血流比例失调有关，因为不是所有的病例均能以低通气解释。这种夜间气体交换紊乱扰乱了COPD患者的睡眠，使REM睡眠减少，总睡眠时间缩短，睡眠质量差。

（3）哮喘：哮喘所致的急性通气衰竭不常见。一般而言，只要哮喘患者坚持应用糖皮质激素吸入治疗、监测峰流速和按照峰流速率选择治疗方案，患者不会发生呼吸衰竭。但是，如果哮喘触发因素持续存在，呼吸道感染，糖皮质激素使用不当，水、电解质紊乱和酸中毒，精神因素，阿司匹林或其他非甾体类抗炎药物的不适当使用或出现严重的并发症，患者可以出现重症哮喘。通常，重症哮喘是指哮喘患者虽经吸入糖皮质激素（≤1 000μg/d）和应用长效 $β_2$ 受体激动剂或茶碱类药物治疗后，哮喘症状仍持续存在或继续恶化，或哮喘呈爆发性发作，从哮喘发作后短时间内即进入危重状态。这类哮喘患者可能迅速发展至急性呼吸衰竭并出现一系列的并发症，既往也称之为"哮喘持续状态"。重症哮喘对常规治疗反应较差，与其特异的病理生理机制有关。重症哮喘发病机制中，支气管黏膜水肿和黏液栓塞比支气管痉挛起了更为重要的作用，因而其哮喘症状难以缓解且对支气管扩张剂反应欠佳，故哮喘持续状态是支气管哮喘临床上的危重症，可严重地影响气体交换，如病情不能得到有效的控制，可危及患者的生命。重症哮喘临床上可以分为两种类型：急性重症哮喘和急性窒息性哮喘。

1）急性重症哮喘：本组女性最为常见，约70%的患者发展为呼吸衰竭。患者病情往往难以控制而导致中到重的气流受阻。还有部分患者由于呼吸困难的主观感觉下降，对于慢性的气流阻塞有很大的耐受性，因而这部分患者发生重症哮喘甚至致死性哮喘的危险性更大。此外，由于这部分患者常规使用 $β_2$ 受体激动剂，较少发生支气管痉挛，然而治疗反应慢，即使系统使用糖皮质激素效果也不好。但清除气道分泌物可大大改善患者的病情。

2）急性窒息性哮喘：有少数年轻重症患者从首次哮喘发作到呼吸停止往往不到3小时，发作前症状很轻甚至无症状，但气道反应性很高。该类型哮喘可能与某种特异性变应原刺激有关，但具体是何种过敏源目前尚不明了。此种哮喘发作与急性支气管痉挛和中性粒细胞浸润有关，而与嗜酸性粒细胞无关。对于这部分患者若积极地使用支气管扩张剂往往能收到很好的效果。即使需要气管插管或机械通气治疗，也可能在短时间内改善病情。

重症哮喘的病理和病理生理机制：重症哮喘的气体交换、血流动力学均有明显的异常，气道的阻力明显升高。重症哮喘的组织学特点是气道壁水肿、黏液腺肥大、黏稠的分泌物广泛地阻塞大小气道。分泌物的成分包括黏液、脱落的上皮细胞、嗜酸性粒细胞、纤维蛋白原和其他血浆蛋白。黏液的嵌顿、细胞浸润、支气管黏膜和黏膜下水肿以及气道平滑肌的收缩导致了气道阻力在吸气和呼气时均大大增加。以上气道的病理学改变也引起了肺泡通气/血流比例的失调（在某些肺泡区 V/Q 比值降低）以及氧的弥散距离增大。在重症哮喘患者常见中度低氧血症，但此种低氧血症易被高流量的氧疗所纠正。采用多价惰性气体研究重症哮喘患者低氧血症的原因，结果表明低氧血症的发生并非真性分流所致，而是由于肺的大部分灌注区域 V/Q 比例失调，低氧血症的严重程度与肺活量异常的严重程度的关系不大。

小气道阻塞可导致肺泡过度充气以及相应区域毛细血管的灌注减低；灌注减低而通气正常会导致无效腔的增大，使有效通气量降低。哮喘急性发作时，多数患者表现为过度换气，通常动脉血 $PaCO_2$ 降低。若动脉血 $PaCO_2$ 正常或增高，临床医师应高度警惕呼吸衰竭的可能性或是否已经发生了呼吸衰竭。

气道阻塞可大大增加呼吸功。哮喘急性发作时，吸气相跨肺压可达 $50cmH_2O$（正常呼吸时吸相跨肺压为 $5cmH_2O$），此时呼气相也变成主动过程，患者用力呼气，将肺内残气排出狭窄的气道，但是此时的呼气流率明显降低，呼气时间延长，肺内残气量增加。肺的代偿性变化为过度充气，在这种情况下，呼出气流量超过肺容量，但最终可造成吸气肌肉起始收缩时的静息长度变短，吸气肌肉的收缩力下降。在肺内残气不能完全排空时，内源性呼气末正压（PEEPi）增大，导致吸气功耗增大。

哮喘持续状态时，也存在血液循环的紊乱。胸内压增高可降低静脉回流，虽然静脉回流的降低可通过增强吸气来代偿，但是随着右室充盈的增加，室间隔移向左室，导致舒张功能受损以及充盈不完全。吸气时胸内负压的增大可降低心室肌肉的收缩力，进而增加左心室的后负荷，肺动脉压力可因肺的过度充气而增高，肺动脉压的增高又可增加右心室的后负荷。以上病理生理改变最终将导致每搏量和收缩压的下降（收缩压在吸气和呼气末的变化更为明显）。重症哮喘时，若脉搏反常超过 $10mmHg$ 提示 $FEV_1 < 1L$。

肺过度充气会加重吸气肌的负荷，降低肺的顺应性。PEEPi 也是增加呼吸肌肉负荷的一个重要因素，肺过度充气时膈肌血流减少。哮喘持续状态患者若血清肌酐和乳酸水平升高可能提示呼吸肌的疲劳，此时若气道阻塞不迅速解除，潮气量将进行性下降，最终将会发生呼吸衰竭。

5. 血管疾病所致的急性通气衰竭　患有肺血管疾病时，由于生理无效腔的增加，相对于每分通气量而言肺泡通气量是下降的。在这种情况下高碳酸血症可能发生，但是稍增加总通气量即可预防，肺血管疾病患者很少发生急性通气衰竭。如肺血栓栓塞时，患者如果没有并发其他疾病（重症 COPD 或药物诱发的通气驱动低下），高碳酸血症很少见。肺循环疾病，如肺静脉空气栓塞，可能发生急性通气衰竭，但这种情况很罕见。此时，患者有高碳酸血症，动脉血二氧化碳水平和呼出气二氧化碳水平之间可有显著差异。

二、高碳酸-低氧性呼吸衰竭的临床特征和对机体的影响

（一）高碳酸-低氧性呼吸衰竭的临床特征

如果通气需要超过患者的通气供应能力（泵衰竭）或者由于患者的呼吸驱动不足，肺泡通气与二氧化碳生成相比较，就显得不足。尽管急性通气衰竭是一种肺泡通气衰竭，也常常存在低氧血症。按照气体交换方程式：$PaO_2 = PIO_2 - (PaCO_2/R)$，可以解释肺泡低通气时出现动脉血氧分压下降的机制。应用方程式也能获得肺泡 PO_2，从而计算肺泡-动脉氧分压差。通过计算，能够分辨两种不同的低通气，一种为单纯的低通气，其肺泡-动脉氧分压差正常；其二是通气-灌注比例降低和右向左的分流。

如果气体交换严重恶化，高碳酸血症也可为低氧性呼吸衰竭的一个临床表现。ARDS 患者右向左的分流和通气-灌注比例降低，根据 Bohr 方程式，V_D/V_T 可以增加，从而影响二氧化碳的排出并造成高碳酸血症。急性 HHRF 可见于原先健康的正常人或原有基础肺部疾病的患者，常见原因见表 12-5。

表 12 - 5 低氧性和高碳酸 - 低氧性急性呼吸衰竭的临床特征

	低氧性呼吸衰竭	高碳酸，低氧性呼吸衰竭
生理	大量的右向左分流，低通气	COPD：因显著无效腔通气所致的低通气，V/Q失衡伴 P（A-a）O₂ 增加 神经肌肉疾患：每分通气量降低所致，P（A-a）O₂ 正常
解剖	广泛的肺水肿、肺不张或肺实变	支气管炎：黏液腺增生；肺气肿：肺泡壁破坏；哮喘：支气管平滑肌增厚和黏液栓塞，上气道阻塞
年龄	任何年龄	任何年龄，COPD 通常大于 55 岁
既往病史	无心脏病和高血压等病史	慢性气短、喘、憋气史
现病史	与目前严重病情（如：休克、败血症、创伤、胸痛等）有关的急性呼吸困难	近期上呼吸道感染，逐渐加重的气短、咳嗽、多痰、喘息，新近发生或逐渐增加的肌无力
查体	急性疾病的表现，呼吸急促（>35 次/分），低血压，弥散性啰音（crackle），肺实变的表现	呼吸急促（<30 次/分），心动过速，呼气延长，呼吸音降低，喘息，下肢肿，肌力下降，意识改变
胸部 X 线	肺容量降低，白肺，多发性斑片状阴影，弥散性浸润，肺不张或实变	肺过度充气，肺透光度增加，肺大疱，肋间隙增宽，COPD 或哮喘常伴有肺纹理增加，药物过量或神经肌肉疾病：肺低通气，"小而黑"的肺
心电图	窦性心动过速，急性心肌梗死；左心室肥厚	右心室肥厚，肺性"P"波，低电压
实验室检查	非特异，血红蛋白低于正常，呼吸性碱中毒，代谢性酸中毒，BUN 上升	血红蛋白正常或升高，呼吸性酸中毒，混合性代谢和呼吸性酸中毒，低钾

1. HHRF 继发于每分通气量的下降 继发性的每分通气量下降所致的 HHRF 见于多种情况和疾病。每种疾病或病情情况，从症状、体征到基本病理改变都有其本身的特征。

呼吸衰竭可表现为急性发作，如：高位脊髓受损伤或肉毒中毒；亚急性发作可见于：多发性神经炎或重症肌无力；缓慢发生的呼吸衰竭常见于甲状腺低下和呼吸肌群的萎缩。脊柱侧突所致心肺疾病和肥胖-低通气综合征、睡眠-呼吸暂停综合征，到发生呼吸衰竭，常需数十年的时间。许多慢性神经肌肉或骨骼肌肉疾病中，一些微小的呼吸系统病变也许就能加重呼吸衰竭，如重症肌无力患者，发生吸入性肺炎等。

呼吸中枢受影响时，呼吸衰竭的程度与患者的意识水平并不一定相平行。这里最好的例子就是巴比妥和吗啡过量，巴比妥常导致昏迷，但并无 CO₂ 的潴留，而吗啡中毒时，常常有明显的高碳酸血症而只有中等程度的意识障碍。对于所有患意识障碍和感觉迟钝的患者，都应怀疑呼吸衰竭的可能性，对于患有神经肌肉疾患的患者也如此。诊断呼吸衰竭应该依靠动脉血气分析的数据。所有患神经肌肉疾病的患者，都应定期测定其肺活量和负压吸气力。如当肺活量小于 1L 或吸气力不能超过 15cmH₂O，应该考虑到急性呼吸衰竭，应将患者转移到 ICU 密切观察。

2. HHRF 继发于下呼吸道疾病 COPD 和哮喘是急性 HHRF 的主要原因。许多患者常有急性发作的病史或过去曾有急性呼吸衰竭的病史。查体可发现患者有呼吸困难、焦虑和呼吸频率增加，发绀明显，但如无明显发绀也不能排除严重的低氧血症。偶可有视神经乳突水肿，球结膜水肿，多见于昏迷的患者，但也可为呼吸衰竭的突出症状。严重的 COPD 患者常见室性心律失常和右心衰竭的症状。胸像可以发现慢性肺部病变或急性肺部浸润性改变，然而，许多 HHRF 患者的胸像帮助不大，白细胞增多意味着感染。

（二）高碳酸血症对机体的影响

PaCO₂ 升高对机体的危害程度与 PaCO₂ 的绝对值有关，但主要与 PaCO₂ 增高的速度有关。如 COPD 患者长期逐步形成的二氧化碳潴留，机体通过各种代偿机制已慢慢耐受，并不对机体产生大的危害。相反，如在短时间内 PaCO₂ 迅速升高，则对机体危害更大。高碳酸血症对机体的影响来自二氧化碳本身的直接作用及氢离子浓度升高两个方面，慢性二氧化碳潴留因机体代偿，pH 往往在正常范围，故对机体影响较少。

1. 对神经系统的影响 高碳酸血症对神经系统的影响包括以下几方面。

（1）对脑血流的影响：$PaCO_2$ 的升高可引起脑血管扩张，因而脑血流量增加，$PaCO_2$ 每升高 0.133kPa（1mmHg），脑血流量增加约 4%。脑血流过度增加可产生头痛、颅内压升高。

（2）对脑脊液的影响：与 H^+、HCO_3^- 相比二氧化碳较容易透过血脑屏障，在急性通气衰竭时，数秒钟内脑脊液 pH 即可发生改变。再加上二氧化碳本身的作用，呼吸中枢兴奋，通气量增加，并产生相应的细胞代谢改变。

（3）对意识的影响：二氧化碳潴留对中枢神经有类似氧化亚氮（笑气）的麻醉作用，出现所谓的"二氧化碳麻醉"，患者可出现嗜睡、昏迷，但也可表现为扑翼样震颤、抽搐等。

（4）对周围神经的影响：刺激交感神经，肾上腺、神经末梢，使儿茶酚胺分泌增多。

2. 对循环系统的影响 $PaCO_2$ 升高可使心率减慢、心肌收缩力下降，但这些作用可被儿茶酚胺的释放作用所掩盖，其结果是血管阻力轻度下降，心排出量增加，血压轻微升高。$PaCO_2$ 升高使血管平滑肌松弛，血管扩张，而继发的儿茶酚胺增多则引起血管收缩，其结果与单纯缺氧相类似，心、脑、皮肤血管扩张，血流量增加，肺、肾、腹腔脏器血管收缩，血流量减少。急性二氧化碳潴留也可引起心律不齐，有的呼吸衰竭患者在行气管插管时，偶可发生心脏骤停，可能与 $PaCO_2$ 升高加强了迷走神经对心率的抑制作用有关。

3. 对呼吸系统的影响 二氧化碳是强有力的呼吸兴奋剂 $PaCO_2$ 增高兴奋呼吸中枢，增加通气量，吸入 15% 以下二氧化碳时，$PaCO_2$ 每增高 0.133kPa（1mmHg）每分通气量可增加 2L，但 COPD 患者因长期二氧化碳潴留，中枢对二氧化碳反应并不敏感。$PaCO_2$ 升高引起肺小动脉轻度收缩，二氧化碳对支气管平滑肌的直接作用是使其松弛，但它也通过刺激迷走神经使平滑肌收缩。因 $PaCO_2$ 升高肺泡气二氧化碳分压（$PaCO_2$）相应升高，$PaCO_2$ 相应下降，PaO_2 亦可有一定程度下降。$PaCO_2$ 升高使血红蛋白氧解离曲线右移，有利于组织细胞对氧的利用。

4. 对肾及电解质的影响 轻度高碳酸血症对肾小球滤过率影响不大，当 $PaCO_2$ 大于 60mmHg（8kPa），pH 明显下降时，肾血流量可减少，引起少尿。为代偿呼吸性碱中毒近端肾小管回收碳酸氢钠增多，但当二氧化碳高度潴留时，这种能力可能会减弱。$PaCO_2$ 升高直接影响到 pH，可产生呼吸性酸中毒，继而钠离子和氢离子进入细胞内，钾离子转到细胞外，肾代偿性减少碱的排出，使碳酸氢根增多，并可因此产生低氯血症。

（冯俊飞）

第五节 急性呼吸衰竭的并发症

急性呼吸衰竭的并发症大致分为呼吸系统、心血管系统、胃肠道、肾脏、感染、营养和其他几个方面。

1. 呼吸系统 急性呼吸衰竭时的肺部并发症包括：肺栓塞、肺部气压伤、肺纤维化和应用机械通气后产生的直接并发症。监护病房中 1/4 以上的急性呼吸衰竭患者可发生肺栓塞，这种情况下，诊断较为困难，因为患者有广泛的肺部疾病，异常的气体交换，其临床表现、影像学检查以及病理生理改变，与肺栓塞有相似之处。肺部气压伤，是指患者接受机械治疗之后，正常情况下不含有气体的组织结构内，出现了肺泡以外的气体。常见于 ARDS 的患者。肺部气压伤的表现有肺间质气肿、气胸、纵隔气肿、气腹、皮下气肿和胸膜下含气囊肿等。急性肺损伤伴发 ARDS 之后，常出现肺纤维化。此外，应用高浓度氧吸入之后可加速肺纤维化的发生。临床上常用的检查方法，如肺动脉漂浮导管、气管插管和气管切开等也可产生某些肺部并发症。

2. 心血管系统 ARDS 患者的心血管系统并发症，包括高血压、心排出量下降、心律失常、心包炎和急性心肌梗死等。这些并发症常常与患者的基础疾病过程、机械通气或应用肺动脉漂浮导管有关。

3. 胃肠道 急性呼吸衰竭时主要的胃肠道并发症有：胃肠道出血、腹胀、肠梗阻、腹泻和气腹。

急性呼吸衰竭时"应激性"溃疡相当常见，其相关的危险因素有创伤、各种原因所致的休克、脓毒血症、肾衰竭和肝病。

4. 感染　医院内感染是急性呼吸衰竭的一个常见并发症。其中以肺炎、脓毒血症和泌尿系统感染最为常见。这些感染常发生在应用某些医疗器具之后，包括气管插管和气管切开，应用中心静脉和肺动脉导管和导尿管等。医院内获得性肺炎在 ICU 内的发生率为 70%，尤其好发于 ARDS 患者。长时期机械通气往往是发生医院内获得性肺炎的先兆因素。呼吸衰竭患者如长期住在内科 ICU 也易发生医院内获得性肺炎，且有较高的死亡率。

5. 肾脏　10% ~ 20% 的急性呼吸衰竭患者可发生急性肾衰竭。急性呼吸衰竭患者如发生急性肾衰竭，其预后较差且病死率较高。发生急性肾衰竭的原因相当多，其中包括因低血压和应用肾毒性药物所致的肾前性氮质血症和急性肾小管坏死。

6. 营养　急性呼吸衰竭患者营养方面的并发症，包括营养不良及应用经肠营养或肠外营养的各种并发症。经肠营养的并发症有经鼻胃管所致的鼻窦炎和吸入性肺炎。此外，呕吐、腹胀和腹泻也较为常见。肠外营养的并发症有静脉插管时发生气胸、感染（如导管相关的脓毒血症）或代谢的异常（如代谢性酸中毒、高血糖、高渗性昏迷和低磷血症等）。经肠营养或肠外营养所诱发的高碳酸血症可使通气储备受限的患者治疗更为困难。

（唐华平）

参考文献

[1] 赵建平. 呼吸疾病诊疗指南. 北京：科学出版社，2016.

[2] 李万成，姜铁. 微创呼吸病学. 成都：四川科学技术出版社，2016.

[3] 胡成平，罗百灵. 呼吸科临床心得. 北京：科学出版社，2016.

[4] 刘又宁. 呼吸内科学高级教程. 北京：人民军医出版社，2015.

[5] 罗彬. 呼吸系统疾病诊疗技术. 北京：科学出版社，2014.

[6] 蔡柏蔷，李龙芸. 协和呼吸病学. 北京：中国协和医科大学出版社，2011.

[7] 白学春，蔡柏蔷，宋元林. 现代呼吸病学. 上海：复旦大学出版社，2014.

[8] 钟南山. 呼吸病学. 北京：人民卫生出版社，2014.

[9] 邓青南，郭振辉. 老年呼吸系统急危重症学. 北京：人民军医出版社，2009.

[10] 钟南山. 呼吸病学新进展. 北京：人民军医出版社，2015.

[11] 梁群. 呼吸重症疾病的诊断与治疗. 北京：人民卫生出版社，2014.

[12] 阎锡新，蔡志刚，宋宁，张宵鹏. 呼吸内科急症与重症诊疗学. 北京：科学技术文献出版社，2013.

[13] 曾勉，谢灿茂. 呼吸治疗与临床应用. 北京：科学出版社，2011.

[14] 甘辉立. 肺动脉栓塞学. 北京：人民军医出版社，2015.

[15] 杨晶，刘欣，陈英芳，韩晓雯. 支气管哮喘. 北京：科学技术文献出版社，2011.

[16] 北京协和医院. 呼吸内科诊疗常规（第2版）. 北京：人民卫生出版社，2012.

[17] 黄雯，陈东宁. 内科学基础教程：呼吸系统疾病. 北京：中华医学电子音像出版社，2015.

[18] 钟南山，王辰. 呼吸内科学. 北京：人民军医出版社，2014.

[19] 王浩彦. 实用临床呼吸病学. 北京：科学技术文献出版社，2012.

[20] 林江涛. 呼吸内科学科进展报告. 北京：人民卫生出版社，2014.

[21] 何权瀛. 呼吸内科诊疗常规. 北京：中国医药科技出版社，2012.

[22] 韩颖萍，李俊，刘勤社. 实用呼吸病临床手册. 北京：中国中医药出版社，2016.

[23] 杨岚，沈华浩. 呼吸系统疾病. 北京：人民卫生出版社，2015.

[24] 吴丛山，李勋光，顾锋，等. 呼吸系统疾病的检验诊断与临床. 上海：上海交通大学出版社，2016.

[25] 苏惠萍. 呼吸疾病安全用药手册. 北京：科学出版社，2015.

[26] 王辰. 呼吸与危重症医学. 北京：人民卫生出版社，2015.

[27] 胡建林，杨和平. 呼吸疾病鉴别诊断与治疗学. 北京：人民军医出版社，2015.

[28] 林典义. 呼吸内科疾病诊疗新进展. 西安：西安交通大学出版社，2015.

[29] 许光兰，陈平. 呼吸内科中西医结合诊疗手册. 北京：化学工业出版社，2015.

[30] 朱惠莉，任涛，贝政平. 呼吸系统疾病诊疗标准. 上海：上海科学普及出版社，2014.

[31] 李云霞，王静. 呼吸系统疾病. 北京：人民卫生出版社，2014.

[32] 王红阳，李球兵，刘飒. 呼吸内科并发症诊疗学. 北京：科学出版社，2013.

[33] 吕坤聚，等. 现代呼吸系统危重症学. 北京：世界图书出版公司，2013.

[34] 朱毅. 最新呼吸科疾病诊疗指南荟萃. 南京：东南大学出版社，2013.